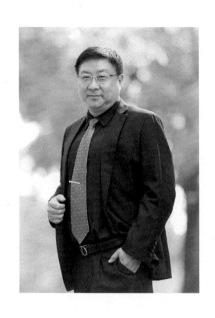

主编简介

高建青，博士，浙江大学求是特聘教授，博士生导师，九三学社社员。浙江大学药物制剂研究所所长，药物制剂技术国家地方联合工程实验室副主任，浙江大学李达三·叶耀珍干细胞与再生医学研究中心副主任，浙江大学（杭州）创新医药研究院副院长，大阪大学客座教授。兼任中国药学会药用辅料专业委员会委员，浙江省药学会药剂专业委员会主任委员，浙江省药学会药学教育专业委员会副主任委员，国家药品监督管理局审评专家。

研究领域包括基于干细胞的组织再生研究，干细胞作为基因靶向传递系统，基于纳米技术的肿瘤靶向递送系统，透皮/外用制剂的研发。发表SCI收录论文300余篇，连续7年入选爱思唯尔（ELSEVIER）发布的"中国高被引学者"；主持包括国家重点研发计划项目课题、国家自然科学基金区域创新发展联合基金重点项目、国家自然科学基金国际（地区）合作与交流项目重点合作研究项目等10余项国家项目。担任SCI期刊 *Asian Journal of Pharmaceutical Sciences* 副主编，《中国现代应用药学》副主编，以及国内外其他6本杂志的编委；主编/副主编或参编《药剂学》《工业药剂学》《生物药剂学与药物动力学》《药剂学与工业药剂学实验指导》等教材或专著20部。

国家科学技术学术著作出版基金资助出版

药剂学前沿系列专著

干细胞治疗与干细胞制剂

高建青　主编

科学出版社

北　京

内 容 简 介

　　干细胞治疗是近年来兴起的一种新型细胞治疗技术,有着重要的科学研究价值和广阔的临床应用前景。干细胞制剂研发是干细胞治疗的最终一环,在提高干细胞治疗的有效性和安全性,以及其用于各类疾病的治疗、预防中扮演着关键角色。本书立足于干细胞治疗,致力于编写一本干细胞制剂及其治疗应用的学术专著。本书以干细胞在各类疾病中的应用为主体,分为干细胞治疗和干细胞制剂两条主线。通过综合吸收国内外最新相关文献并结合干细胞相关临床试验,为广大干细胞领域学者提供参考。本书分为六篇章,分别从干细胞治疗与干细胞制剂概述、干细胞治疗在疾病治疗中的应用、干细胞制剂技术及应用、干细胞制剂的优化和改良、干细胞制剂的工业化生产和质量管理、干细胞治疗及其制剂的相关政策法规汇总等方面系统地阐述了干细胞治疗的理论基础和应用方向及干细胞制剂的类型和改良方向,同时对干细胞的工业化生产也进行了系统总结,并对相关法规进行了汇总以方便读者全面深入理解干细胞制剂及其治疗应用。

　　本书的出版可以为科研工作者、高校师生、医师和药师及药企和相关监管机构学习这一新兴治疗技术及相关制剂提供专业的参考,满足当前社会对干细胞制剂专业知识的迫切需求。

图书在版编目(CIP)数据

干细胞治疗与干细胞制剂 / 高建青主编. —北京:
科学出版社,2024.1
(药剂学前沿系列专著)
ISBN 978-7-03-076815-5

Ⅰ.①干… Ⅱ.①高… Ⅲ.①干细胞-应用-疾病-治疗②干细胞-生物制品 Ⅳ.①R4②R977

中国国家版本馆 CIP 数据核字(2023)第 205744 号

责任编辑:周　倩 / 责任校对:谭宏宇
责任印制:黄晓鸣 / 封面设计:殷　靓

科学出版社 出版
北京东黄城根北街 16 号
邮政编码:100717
http://www.sciencep.com

南京展望文化发展有限公司排版
广东虎彩云印刷有限公司印刷
科学出版社发行　各地新华书店经销

*

2024 年 1 月第　一　版　开本:B5(720×1000)
2024 年 11 月第三次印刷　印张:22 1/4　插页:1
字数:380 000

定价:160.00 元
(如有印装质量问题,我社负责调换)

药剂学前沿系列专著
专家指导委员会

（以姓氏笔画排序）

《干细胞治疗与干细胞制剂》
编委会

主　编　高建青

副主编　张志平　冯世庆　方攀峰

编　　委(按姓氏笔画排序)

方攀峰　宁波希诺赛生物科技有限公司

孔　丽　华中科技大学

冯世庆　天津医科大学总医院

牟春琳　华域生物科技(天津)有限公司

李黎明　康复大学(筹)

张志平　华中科技大学

张添源　浙江大学

陈　晓　浙江大学

姜虎林　中国药科大学

徐永胜　天津长和生物技术有限公司

高建青　浙江大学

黄莹之　宁波希诺赛生物科技有限公司

廉姜芳　宁波市医疗中心李惠利医院

前　言

随着细胞治疗的蓬勃发展和临床试验的大量开展,各种新兴的细胞治疗药物给各类疾病治疗领域带来了质的飞跃。截至 2022 年 9 月,全球肿瘤免疫治疗在研管线中有 2 756 种细胞治疗药物,相比 2021 年的 2 031 种细胞疗法药物,有 36% 的增长。近年来,我国在政策上高度重视细胞治疗技术的发展,《"十四五"国家战略性新兴产业发展规划》《"健康中国 2030"规划纲要》将细胞治疗纳入其中,同时国家药品监督管理局食品药品审核查验中心正式发布了《细胞治疗产品生产质量管理指南(试行)》。

干细胞作为一类多能细胞,可以分化为人体组织、器官。干细胞治疗作为细胞治疗的最重要的分支,在临床方向有着更广阔的应用前景。近年来,随着干细胞基础科研和临床研究持续快速发展,干细胞治疗的临床转化和应用相关的技术指南和监管政策也在不断完善。在"十三五"期间,"干细胞及转化研究"作为国家重点研发计划受到了国家的高度重视,投入了大量的科技研发资金,并出台一系列有利于细胞产业的政策和规范。干细胞临床研究备案机构和项目也不断增加,加速了干细胞临床转化的发展进程。2021 年,《"十四五"国家重点研发计划"干细胞研究与器官修复"重点专项 2021 年度申报指南(征求意见稿)》发布,推动干细胞转化应用和药物研发成为焦点。随着政策的不断支持,我国干细胞治疗研究与转化必将取得更大突破。

干细胞治疗,也被称为再生医学,自 2010 年以来强劲发展,成为现代医学中十分具有前景的治疗方法。从 1957 年第一例骨髓移植发展至今,干细胞疗法为多种严重及难治性疾病,如糖尿病(diabetes mellitus, DM)、骨关节炎(osteoarthritis, OA)、肝病、溃疡性结肠炎(ulcerative colitis, UC)、移植物抗宿主病(graft versus host disease, GVHD)、自身免疫病、心力衰竭等带来治疗希望。大多数干细胞治疗相关研究集中在创伤、神经学、心脏病学和免疫学领域,着重于以下几个临床问题:① 心肌梗死后的心肌损伤;② 脑卒中后的脑损伤;③ 脊髓机械损伤;④ 视网膜老年性黄斑变性(age-related macular degeneration, AMD);⑤ 糖尿病;⑥ 大面积皮肤烧伤;⑦ 肝脏受损;⑧ 帕金森病(Parkinson disease，PD）。迄今，一些以间充质干细胞（mesenchymal stem cell，MSC）为基础的药物在一些国家已经获得批准并商业化生产。截至 2023 年 12 月，国家医学研究登记备案平台合计通过 141 家干细胞机构备案及 127 个干细胞临床研究备案项目。我国已申报、注册的干细胞研究项目，已超过 860 个，排名世界第二位。

为了适应各类疾病治疗、预防的需求，进一步提高干细胞治疗的有效性和安全性，合理选择、开发多样的干细胞剂型是干细胞治疗的最终一环。干细胞制剂的研究可以在干细胞种类、功能不变的情况下，提高干细胞的病灶靶向性、扩大干细胞的应用场景、降低干细胞的给药频次、提高患者依从性。而不同的干细胞制剂意味着从干细胞的采集、分离、纯化、扩增、细胞系建立到培养基、辅料和包材的选择标准和使用都可能存在着差异。因而功能丰富的制剂形式意味着更复杂的制备工艺及更多的辅料添加，这无疑对制剂的安全性、可应用性提出了更高的要求。强调在制剂生产过程中关注干细胞"干性"和"活性"的维持，考虑生产原辅料使用的必要性、安全性和合理性。

除常规的干细胞注射剂外，以实现增效减毒为主要目的的干细胞靶向制剂是当下研究热门。靶向制剂大多围绕着对干细胞或其载体进行靶向抗体、多肽、核酸适配体的修饰：一方面，这种修饰方案是多样的，包括物理、化学偶联，以及干细胞基因编辑；另一方面，修饰带来的结果是改善了干细胞的体内分布，当携带其他药物时，促进药物作用于靶细胞、靶通路。制剂类型决定了给药方式，而不同的给药方式能极大影响干细胞的归巢能力。与系统给药相比，局部给药能提高干细胞治疗的安全性和可应用性。包载干细胞的凝胶制剂、支架埋入制剂及微针制剂很好地提供了干细胞局部给药的载体形式，它们能以生物相容性好的材料负载干细胞，保持其长时间的活力，而缓慢释放的行为降低了大剂量干细胞系统注射带来的免疫冲击。

干细胞制剂的开发有 3 个要点，包括干细胞库与工作细胞库建立、干细胞制剂工艺开发与药学研究、干细胞制剂冷链运输和稳定性研究。干细胞制剂的开发过程服从《药品生产质量管理规范》（Good Manufacturing Practice of Medical Products，GMP）原则，但应充分考虑活细胞类药物与传统药物的区别。依照 GMP 要求，质量控制将贯穿细胞制备的整个流程，质量研究应选取代表批次及生产各阶段细胞，对其特性、功能性、纯度和安全性等进行分析。为了给治疗方案的安全性和有效性提供支持和依据，干细胞制剂的临床前研究必须更加充分，包括在动物身上进行一般药理学、毒理学、药物代谢动力学等研究。若在人体应用时，建议安全剂量及剂量递增的方案，终止潜在的不成功的开发计划，优化给药方案。

本书的宗旨：立足于干细胞治疗，从干细胞治疗的理论基础出发，以基础研究到工业转化的角度对"干细胞治疗的应用—制剂优化改良—工业化生产"进行全面阐述。以"坚持面向世界科技前沿、面向经济主战场、面向国家重大需求、面向人民生命健康"为指导,致力于编写一本干细胞治疗的学术专著,帮助相关专业人员深入理解干细胞治疗及其制剂的社会与经济价值,以及其局限与前景,推动我国干细胞治疗的蓬勃发展,助力我国抢占生物经济产业的战略高地,提升生物技术产品的国际竞争能力。期望通过本书对干细胞治疗和干细胞制剂发展现状的系统介绍和梳理,为我国高端医学和药学人才培养提供相关参考书籍,助力加快推进我国干细胞治疗技术的创新和产业化应用,满足人民群众日益增长的美好生活需要。

本书以干细胞在各类疾病中的应用为主题,分为干细胞治疗和干细胞制剂两条主线。通过综合吸收国内外最新相关文献并结合干细胞相关临床试验,力求做到创新和实用兼具,同时具备一定前瞻性,为广大干细胞领域学者提供参考。本书分为六篇,分别从干细胞治疗与干细胞制剂概述、干细胞治疗在疾病治疗中的应用、干细胞制剂技术及应用、干细胞制剂的优化和改良、干细胞制剂的工业化生产和质量管理、干细胞治疗及其制剂的相关政策法规汇总系统性阐述了干细胞治疗的理论基础和应用方向及干细胞制剂的类型和改良方向,同时对干细胞的工业化生产也进行了系统总结,并对相关法规进行了汇总以方便读者全面深入理解干细胞治疗及其制剂。

本书第一篇为"干细胞治疗与干细胞制剂概述",主要介绍干细胞治疗和干细胞制剂的科学定义、发展历程、研究现状及前景、干细胞分类和治疗机制,以及干细胞治疗总的研究准则等,以让读者对干细胞治疗和干细胞制剂有基本了解,并对这一领域的丰富内容起到提纲挈领作用。

第二篇为"干细胞治疗在疾病治疗中的应用"。该篇共5章,系统介绍了干细胞治疗在骨骼肌肉系统疾病、神经系统疾病、心血管系统疾病、消化泌尿系统疾病,以及其他如皮肤、眼科和肺部疾病、衰老和免疫疾病中的治疗应用实例。该篇可以让读者了解干细胞在一些主要疾病治疗应用中的现状和存在的挑战。

针对上述干细胞治疗中必须使用的干细胞制剂,专辟第三篇"干细胞制剂技术及应用"。该篇共4章,主要介绍了干细胞制剂的一般使用方法、存在的问题、发展战略与前景;干细胞注射液;干细胞靶向制剂;其他干细胞制剂,包括包载干细胞的支架埋入制剂和微针体系等。同时,对上述制剂存在的问题及发展策略等进行介绍。

第四篇为"干细胞制剂的优化和改良",该篇共2章,主要介绍了干细胞制剂最前沿的基础研究现状和应用,包括干细胞培养体系、基因重组和基因编辑技术、干细胞的示踪和可视化技术、细胞膜表面修饰技术及干细胞衍生膜囊泡技术和基于氧化铁纳米粒技术的干细胞改良。该篇章可以让读者了解干细胞制剂发展的代表性前沿技术。

除了基础研究，本书在第五篇和第六篇还详细介绍了干细胞制剂的生产、质量管理及相关政策法规。其中，第五篇为"干细胞制剂的工业化生产和质量管理"。该篇共2章，主要介绍了干细胞制剂的生产和管理，包括干细胞制剂的工业化生产，以及干细胞制剂的质量管理。该篇可以为读者就干细胞制剂在实际工业生产中的要求和规范等提供参考。

本书最后一篇为"干细胞治疗及其制剂的相关政策法规汇总"。该篇汇集了我国目前出台的关于干细胞治疗研究和干细胞制剂制备与研究的相关法律、法规及规范条例等，可以为读者就干细胞治疗和干细胞制剂的现行法规提供手册参考。

考虑到本书的应用对象主要是医药领域的专业人士，本书在编写中提出若干原则：① 兼顾科研成果与临床实例，全方位介绍干细胞治疗在不同疾病治疗中的应用；② 面对现有干细胞制剂，进行总结并提出改良发展策略；③ 重视实用性，提出干细胞制剂的工业化生产和质量管理策略。

本书内容涉及范围广，与当前研究方向前沿科学问题联系紧密，具有较高的可读性和参考价值。编写过程中，编委认真地参阅了国内外最新教材及相关著作，力求形式创新，内容新颖，特点突出。因而本书具有科学性、逻辑性、先进性、实用性的特点，可供高等院校药学及相关专业作为教材使用，也可供医药科研单位的技术人员作为科研参考书使用。

由于水平有限和时间仓促，本书难免有错误和疏漏之处，谨请专家指正。

高建青

2023 年 6 月

目 录
Contents

第三篇　干细胞制剂技术及应用

第四篇　干细胞制剂的优化和改良

第五篇　干细胞制剂的工业化生产和质量管理

第六篇　干细胞治疗及其制剂的相关政策法规汇总

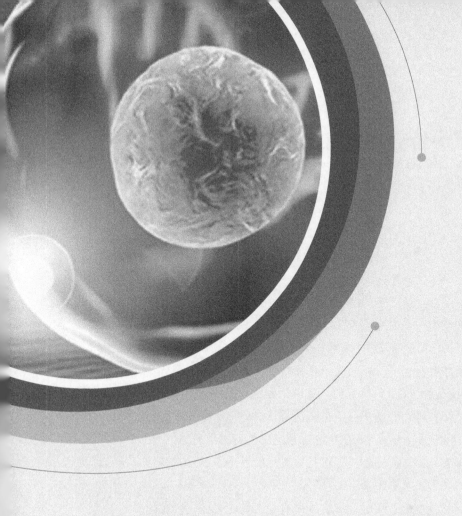

第一篇
干细胞治疗与干细胞制剂概述

干细胞治疗是近年来兴起的一种新型治疗技术。其利用干细胞的一些特殊生理特性，如旁分泌、免疫调控及干细胞分化等实现对疾病的有效治疗。干细胞治疗已经在一些重大和难治性疾病的治疗中体现了不可替代的优势，为许多疑难杂症的治疗带来了新的希望。以干细胞治疗为代表的一系列生物治疗策略的涌现也标志着现代医药学步入了"细胞药物治疗"的新纪元。随着干细胞治疗的不断发展，对其配套的干细胞制剂技术也提出了很高的要求，如何实现干细胞制剂规范的制备、检验、质量研究、储存和运输等是现代药剂学面临的一个新挑战，也是未来发展的新机遇。干细胞制剂已经显示了良好的市场应用前景和巨大的社会经济效益。

本篇将首先概述干细胞治疗的基本概念、发展历程、治疗机制与分类及研究准则等。在此基础上将进一步介绍干细胞制剂的概念和种类与特性。同时，简述干细胞制剂在国内外的发展现状，以及不同干细胞制剂的特点与应用。最后，本篇还将就干细胞治疗面临的一些挑战和安全问题，以及发展干细胞制剂的迫切性和良好前景进行简要介绍。通过本篇可以让读者快速了解干细胞治疗和干细胞制剂。

第一章

干细胞治疗概述

第一节 干细胞治疗的基本概念、诞生与发展

一、干细胞治疗的基本概念

干细胞(stem cell)是指来自胚胎、胎儿或成人体内在一定条件下具有无限制自我更新与增殖分化能力的一类细胞,可分为胚胎干细胞(embryonic stem cell, ESC)和成体干细胞(adult stem cell, ASC)。干细胞存在于从胚胎到成体的几乎任何组织器官中,干细胞既能分化为特化的细胞以构成机体组织、器官,同时还能通过旁分泌作用影响其他细胞的生物学特性。干细胞在肿瘤、器官移植、心血管疾病及其他疾病领域均具有巨大应用潜力[1]。

干细胞治疗是指把人自体或异体来源的干细胞当作"药物制剂"植入或输入人体,用以修复受损的组织或器官,从而达到治疗疾病的目的。已有大量研究表明,干细胞治疗在临床上展现较好的治疗效果,对传统治疗方法疗效较差的疾病如白血病,采用干细胞移植治疗,多有较好的效果;而对于某些发病机制尚不明确的疾病,采用干细胞治疗往往也达到了较好的治疗效果。目前用于干细胞治疗的干细胞来源主要包括 ASC、ESC 及诱导多能干细胞(induced pluripotent stem cell, iPSC)。

（1）成体干细胞(adult stem cell, ASC)是指存在于各种已分化组织器官中的未分化细胞。这种细胞能够自我更新并在特定条件下分化形成组成该类型组织的细胞,保持组织和器官生长及衰退的动态平衡。成年个体组织中的 ASC 在正常情况下大多处于休眠状态,在病理状态或外因诱导下可以表现出不同程度的再生和更新能力。ASC 是目前在干细胞治疗领域里普及度最高的细胞,其中骨髓造血干细胞(bone marrow hemopoietic stem cell, BM-HSC)移植已被广泛用

于白血病治疗[2]。

（2）胚胎干细胞（embryonic stem cell，ESC）是从早期胚胎（原肠胚期之前）或原始性腺中分离出来的一类细胞，具有体外培养无限增殖、自我更新和多向分化的特性[3]。不同于 ASC，ESC 无论在体外还是体内都能被诱导分化为机体几乎所有的细胞类型。但目前研究人员还不能精确控制 ESC 的定向分化与增殖。并且获取 ESC 需要破坏人类胚胎，因此在伦理上存在较大的争议[2]。同时大量研究表明，ESC 具有潜在的致瘤性，可能在治疗过程中导致畸胎瘤的产生。由此可见，临床上普及应用 ESC 的前提是解决 ESC 在伦理与安全性等方面存在的大量问题。

（3）诱导多能干细胞（induced pluripotent stem cell，iPSC）是通过导入特定的转录因子将终末分化的体细胞重编程为多功能干细胞[4]。iPSC 与 ESC 类似，同样具备自我更新与分化的能力，但与经典的 ESC 技术和体细胞核移植技术不同的是，iPSC 技术不使用胚胎细胞或卵细胞，因此没有伦理学问题。此外，iPSC 技术可使用患者的体细胞制备具有高度特异性的多功能干细胞，从而大大降低了治疗过程中免疫排斥反应发生的可能性。但利用现有方法制造 iPSC 的过程中，可能会导致 iPSC 的致癌突变，转变为癌细胞，其致瘤倾向是利用 iPSC 治疗过程中不能忽视的问题。并且当前技术手段诱导产生 iPSC 的效率很低。因此，iPSC 向临床的转化还需要更多、更长期的基础研究来修正，才有可能应用于临床，依旧任重而道远。

二、干细胞治疗诞生与发展

1. 干细胞治疗的探索　干细胞治疗的探索始于 20 世纪 50 年代研究人员对骨髓移植的探索。1957 年 Thomas 等首次在一对双胞胎之间完成了 BM－HSC（属于 ASC）移植手术用于白血病的治疗，这是世界上第一例干细胞移植手术，标志着干细胞治疗的诞生。1969 年 Thomas 等完成了世界上第一例异体造血干细胞（hematopoietic stem cell，HSC）移植并获得成功。1988 年 Hollands 等首次利用脐带血干细胞（umbilical cord blood stem cell，UCBSC）移植手术治疗儿童范科尼贫血（Fanconi anemia）获得成功。目前 BM－HSC 移植仍然是临床上治疗白血病的主要手段，但存在骨髓捐献者与接受者之间免疫系统配型概率很低、患者接受移植手术后普遍存在较强移植物抗宿主反应、需要配合免疫抑制剂治疗等问题，使得 BM－HSC 移植的成功率只有 60%～70%[5]。因此，大量研究者将目光投向了非成体干细胞。1984 年 Evans 等首次从小鼠囊胚中分离出 ESC，1998 年 Thomson 等成功分离到人胚胎干细胞（human embryonic stem cell，hESC），并建立了人类 ESC 系[6]。2006 年 Takahashi 和 Yamanaka 等利用逆转录病毒载体将 4 种转录因子转入终末分化的小鼠成纤维细胞中,首次制造出了类似 ESC 的 iPSC,随后在 2007 年 Takahashi 和 Yamanaka 等又根据已有的 ESC 相关基础研究设计出了人诱导多能干细胞(human induced pluripotent stem cell, hiPSC),随后世界各地不同科学家陆续发现其他方法同样也可以制造 iPSC[7]。2021 年研究人员以小鼠干细胞为基础,首次在培养皿里构建了完整的胚胎模型,为推进人类胚胎学研究提供了有价值的模型。

2. 干细胞制剂的研发　在临床应用方面,干细胞治疗相关的新药临床试验自 2000 年以来呈逐渐增加的态势,但如今只有少数干细胞制剂上市。2010 年 10 月美国食品药品监督管理局(Food and Drug Administration, FDA)批准了 Geron 公司研究性新药 GRNOPC1(源自 hESC 的少突胶质前体细胞)用于治疗急性脊髓损伤的 I 期临床安全性研究申请,这是全球开展的首例 ESC 人体临床试验[8]。2012 年 5 月 17 日加拿大食品药品管理局批准了美国 Osiris 公司的干细胞药物 Prochymal[骨髓间充质干细胞(bone marrow mesenchymal stem cell, BM-MSC)]用于治疗儿童急性移植物抗宿主病(graft versus host disease, GVHD)[9],随后该药物又获得了新西兰药品和医疗器械安全管理局与瑞士医药管理局的批准,这是世界上首款人造干细胞治疗药物,具有里程碑式意义。2015 年欧洲药品管理局批准了首款干细胞药物 Holoclar(离体扩增的人角膜上皮干细胞)用于治疗边缘干细胞缺乏症及眼部化学灼伤。2016 年欧洲药品管理局批准全球首款干细胞基因治疗药物 Strimvelis(转染表达腺苷脱氨酶的自体 CD34+ HSC)用于治疗儿童腺苷脱氨酶(adenosine deaminase, ADA)缺乏性重度联合免疫缺陷症(ADA-SCID)[3]。总体来说,目前干细胞的临床研究数量呈逐年增加的态势。

近年来,干细胞治疗成为生物医学领域的研究热点。尽管干细胞治疗在细胞来源、精确分化、免疫排斥、致瘤性、伦理等方面仍存在许多问题有待解决,但相信随着理论研究的不断完善和实验技术的快速发展,干细胞治疗必将在临床治疗中发挥更大的作用。

第二节　干细胞治疗的机制与分类

一、干细胞治疗的机制

干细胞具有自我更新、定向迁移、分化及调节其他细胞的独特的生物作用。

干细胞治疗作为细胞治疗的重要组成部分,在先天性缺陷、创伤和衰老等疾病的治疗中具有广阔的应用前景,以干细胞为基础的治疗方法是最有希望有效治疗各种人类疾病的方法之一[10]。在过去的几十年里,干细胞生物学的发现和发展为治愈各类疾病提供了新的潜在方法。细胞工程技术的出现促进干细胞治疗进入了一个新的发展阶段,极大地扩展了干细胞治疗的效用和临床适用性。干细胞在器官修复和组织再生中的作用主要归功于干细胞的归巢性质、低免疫原性、细胞分化和免疫调节等特性。干细胞种类繁多,其治疗机制也不能一概而论。在干细胞临床治疗中,并非只涉及一种治疗原理,各类分子机制也不是完全独立的,而是以某种机制为主导,多方面因素协同一起发挥效应,促使干细胞在治疗各类疾病中发挥效果。干细胞治疗主要机制包括以下几个方面。

(一)干细胞分化疗法

干细胞分化疗法(differentiation therapy)主要是利用干细胞本身的干细胞特性[简称干性(stemness)],即可分化生长出新的组织细胞,弥补组织细胞的衰老、死亡、损伤,使病变的组织细胞恢复,从而达到治疗疾病的目标[11]。干细胞分化疗法可分为体内分化疗法和体外分化疗法。

1. **体内分化疗法** 将干细胞在体外进行分离和纯化后,直接注入病变组织,干细胞与组织微环境相互作用,可以引发复杂的再生反应,生长出新的细胞和组织,以修复损伤部位。HSC 是目前人们最了解的 ASC,可进行自我复制及多向分化。临床上 HSC 主要用于放疗/化疗之后重新恢复患者的血液或免疫功能,主要机制是 HSC 注射进入人体后,通过血液循环进入骨髓造血微环境,增殖并分化成为造血和免疫系统中的各类细胞,进而重塑整个造血系统和免疫系统。

2. **体外分化疗法** 干细胞在体外被纯化、大量扩增并诱导分化,转变成为特定的功能细胞后注入病变组织,对损伤组织进行修复。临床治疗中使用 ESC 主要是在体外特定条件下将 ESC 诱导分化成相应的前体细胞或功能细胞,再注入人体治疗特定疾病。自 2009 年以来,美国 FDA 已批准了 hESC 治疗脊髓亚急性损伤、老年性黄斑变性(senile macular degeneration)及 1 型糖尿病(type 1 diabetes)等的临床试验。

(二)干细胞分泌效应疗法

不同于组织修复中干细胞的直接分化,一些干细胞进入体内并不会分化成损伤部位的细胞,而是通过分泌各种蛋白质、酶及其他有助于组织恢复和内源性修复的分子乃至细胞外囊泡(extracellular vesicle, EV)进行免疫调节或促进组织修复[12]。通常来说,间充质干细胞(mesenchymal stem cell, MSC)通过静脉输注后,一开始大部分都会滞留在肺部,随着时间的推移,部分细胞会迁移至其他组织及损伤部位,并伴随释放各种活性因子发挥治疗功能。MSC 可分泌多种白细胞介素(如 IL‐3、IL‐6、IL‐7、IL‐8 等)和多种神经营养因子[如神经生长因子、脑源性神经营养因子(brain-derived neurotrophic factor, BDNF)和神经胶质细胞源性神经营养因子][13]。此外,MSC 还可分泌许多细胞因子和生长因子,如白血病抑制因子、血管内皮生长因子(vascular endothelial growth factor, VEGF)、肝细胞生长因子(hepatocyte growth factor, HGF)、基质衍生因子、干细胞因子、巨噬细胞集落刺激因子、碱性成纤维细胞生长因子(basic fibroblast growth factor, bFGF)、胰岛素样生长因子结合蛋白等。

干细胞治疗领域的另一个进展是干细胞衍生膜囊泡(stem cell-derived extracellular vesicle, SC‐EV)用于各类疾病的治疗。干细胞衍生膜囊泡通常以旁分泌的方式发挥作用,通过影响远端细胞信号通路来调节生物细胞间的相互作用或调节内分泌,从而调节细胞行为和改变组织代谢[14]。有研究证明,MSC 在注射后会快速凋亡,凋亡的 MSC 可释放凋亡小体(apoptotic body),释放的凋亡小体可快速被巨噬细胞吞噬,并在转录水平上以一种胞质依赖性的方式诱导巨噬细胞重编程,促进肝脏中巨噬细胞向抗炎表型转化[15]。存活的 MSC,通过旁分泌效应分泌活性因子,激活损伤组织的内源性干细胞,促进其增殖分化成新的组织,从而达到损伤修复的目的[16]。截至 2022 年,全球 MSC 临床试验已经超过 1 300 项,用于治疗各种退行性和炎性疾病,如溃疡性结肠炎(ulcerative colitis, UC)、骨关节炎(osteoarthritis, OA)、系统性红斑狼疮(systemic lupus erythematosus, SLE)、糖尿病足(diabetic foot)等。

（三）干细胞免疫治疗

干细胞免疫治疗(immunotherapy)主要强调通过修复人体免疫细胞来治疗各种疾病,主要机制是调节细胞因子、修复受损组织细胞、细胞间相互作用和产生细胞因子,从而抑制受损细胞的增殖和免疫反应,发挥免疫重建的作用[12]。MSC 已被证明具有免疫调节特性,可用于各种疾病的免疫抑制治疗,这是其生物学中最有趣的方面之一。MSC 明显抑制 T 细胞的活化、增殖和细胞因子分泌,上调抑制性 Treg 细胞比例,抑制 NK 细胞的功能,影响树突状细胞的成熟等[17]。另外,MSC 还可借助直接接触、分泌可溶性因子而作用于体内免疫细胞,或趋化至炎症部位发挥免疫调节作用,呈现出强大的抗炎效应。

（四）干细胞基因疗法及基因编辑

1. 基因疗法　基因疗法(gene therapy)旨在为患有遗传突变疾病的患者提

供功能正常的基因替代物[18]。目前,基于 HSC 的基因疗法是临床研究的重点领域,可作为治疗遗传性血液病、原发性免疫缺陷和脑白质病变等疾病的可选途径。通常做法是,将患者自体 HSC 分离后用含有野生型基因的病毒载体进行转染,再将改造后的 HSC 转移回患者体内,可为患者的遗传缺陷提供长期功能纠正并减轻疾病症状。2016 年,由葛兰素史克公司(GSK)开发的 Strimvelis 是第一个被欧洲药品管理局批准的干细胞基因疗法。该产品是一种以自体 CD34+ HSC 为基础的治疗方法,通过被一种编码腺苷脱氨酶的逆转录病毒对 HSC 进行转染改造,重输回体内后最终分化成正常 T 细胞用于治疗免疫系统缺陷病 ADA－SCID。除 HSC 外,治疗其他遗传性疾病的干细胞的基因疗法目前也在探索中。

2. 基因编辑　基因编辑(gene editing)在干细胞治疗领域具有很高的潜力,从作用机制上分为两类:一类是获得功能(gain of function),即对干细胞的非正常内源基因进行靶向编辑以纠正遗传突变,进而获得或恢复某种功能。获得功能最为典型的案例是针对地中海贫血症和镰状细胞贫血的基因治疗。目前,通过对 iPSC 进行基因编辑纠正致病性遗传突变的项目都仍处于临床前研究阶段。基于 HSC 的基因编辑已有多个项目进入临床试验阶段,其中有 3 项 I／II 期试验正在进行中,其做法是对自体来源的 HSC 中的 *BCL11A* 基因(胎儿血红蛋白 *HbF* 基因的转录抑制因子)表达进行破坏,*BCL11A* 表达关闭诱导 HbF 重新表达,从而治疗 β 地中海贫血和镰状细胞贫血患者。

基因编辑另一类策略是缺失功能(loss of function),即通过破坏特定基因表达,消除某种不利功能,来改善机体功能。出于各种目的,干细胞也被编辑以破坏内源性基因的表达。例如,目前正在测试趋化因子受体 5(chemokine receptor, CCR5)编辑自体 HSC,作为一种阻止艾滋病病毒(human immunodeficiency virus, HIV)感染其造血后代的方法。CCR5 是人类细胞感染 R5 型 HIV－1 所需的共受体,CCR5 的缺失可使细胞对嗜 R5 型 HIV－1 感染产生抗性。因此,研究者开发了一种利用锌指核酸酶(zinc finger nuclease, ZFN)干扰 HSC 中 *CCR5* 基因组序列的策略,以获得无 HIV 感染的造血系统。另一类常见的缺失功能的应用是通过基因编辑降低干细胞治疗的免疫原性。多能干细胞(pluripotential stem cell, PSC)的免疫原性一直以来都是再生医学的一个主要障碍,它极大地阻碍了很多源自干细胞可被作为成品使用的细胞疗法的应用。多项研究表明,降低 PSC 中的人类白细胞抗原(human leucocyte antigen, HLA)I 类及 II 类分子的表达可以大大降低 hESC、iPSC 及其分化后细胞的免疫原性。另外,还可通过干预其他辅助性基因的表达进一步增强 PSC 逃避免疫检测的能力,如过表达 CD47

可避免巨噬细胞诱导的吞噬,以及表达 CTLA－4－Ig 或 PD－L1 等免疫检查点抑制分子可提高机体对干细胞的免疫耐受度。

（五）干细胞作为药物递送载体

干细胞具有向受损部位趋附的特点,这也是细胞治疗的基础,因此也让干细胞作为药物递送载体成为可能[18,19]。干细胞具有天然趋向肿瘤的特性,同时具有免疫原性低的特点。研究者们将抗癌药物负载于干细胞内,使药物更易进入肿瘤或趋近肿瘤,同时也降低了抗癌药物的全身毒性。目前,神经干细胞(neural stem cell, NSC)和 MSC 已被广泛应用于递送抗肿瘤药物。这些干细胞会根据肿瘤分泌的化学引诱剂、血管生成因子或炎症信号向其迁移,从而达到精准高效的治疗效果,同时又可降低全身毒性。目前,最有前景的方法当属通过干细胞装载前药转化酶(prodrug-converting enzyme)、凋亡诱导剂(apoptosis-inducing agent)或溶瘤病毒(oncolytic virus, OV)来治疗肿瘤。这些干细胞包括各种来源的 MSC(自体骨髓来源、脂肪来源等)、NSC、HSC 等,而且均已进入了临床试验。目前以 EV 形式递送的 microRNA、蛋白质和可溶性介质也已获得极大关注,特别是对于 MSC 等特定类型的干细胞。

在开发过程中,细胞工程技术对于干细胞药物递送疗法的临床转化至关重要,如病毒转导技术和 CRISPR－Cas 等基因编辑技术。这些新技术的出现将加快干细胞药物递送疗法向临床转化的速度,大大扩宽干细胞治疗用途。此外,工程化改造的干细胞能够分泌细胞外囊泡(extracellular vesicle, EV),可被作为一种用于递送药物的新途径。作为一种非细胞途径,由于不涉及干细胞生长,EV 的使用避免了肿瘤产生风险。

二、干细胞治疗的分类[20]

（一）按干细胞分化潜能分类

1. 全能干细胞　全能干细胞(totipotential stem cell, TSC)能够分化成所有可能的细胞类型(形成胚胎细胞和外胚胎细胞),即一个细胞可形成一个完整的生命个体。对人体来说,只有受精卵到桑椹胚时期的细胞才属于 TSC。

2. 多能干细胞　多能干细胞(pluripotential stem cell, PSC)可以在体外无限扩展,具有广泛的分化能力,能够分化成几乎所有细胞类型,如 ESC 和来自中胚层、内胚层和外胚层的细胞。来自内细胞团的 ESC 能够分化形成任一胚层中的细胞,但不能形成胎盘、脐带等附属支持组织。

3. 专能干细胞　专能干细胞(unipotent stem cell)分化能力较 PSC 低,只能分化成密切相关的细胞谱系的细胞,如 HSC 可分化为红细胞、白细胞或血小板等细胞。

4. 寡能干细胞　寡能干细胞(oligopotential stem cell)可分化成少数细胞,如成人淋巴细胞和髓系干细胞。

5. 单能干细胞　单能干细胞(monopotent stem cell)只能产生自己类型的细胞,但具有自我更新的特性,如成人肌肉干细胞。

（二）按干细胞所处的发育阶段分类

1. 胚胎干细胞　胚胎干细胞(embryonic stem cell, ESC)是从发育阶段的胚胎中提取的,是一种高度未分化细胞,具有发育全能性,可被诱导分化成机体几乎所有细胞类型,因此,它们在组织再生治疗中具有很重要的作用。

2. 脐带血干细胞　脐带血中普遍含有不同于骨髓和成人外周血的干细胞,脐带血干细胞(umbilical cord blood stem cell, USBSC)可以分化为神经元细胞和肝细胞,具有多能性。USBSC 不会与异体细胞产生排斥反应,为异体非配型性干细胞治疗提供了方案。此外,脐带胶质(Wharton's jelly)被认为是 MSC 的来源。

3. 成体干细胞　成体干细胞(adult stem cell, ASC)是从成熟组织中提取的干细胞,也称组织特异性干细胞,是未分化的多能细胞。ASC 是存在于已分化组织中的未分化细胞,遍布机体的各种组织器官,如 HSC、MSC、NSC 和表皮干细胞等。ASC 通常产生某种细胞的前体(又称前体细胞或祖细胞),其分化潜能远不如 ESC,只能分化成其所在组织的特化细胞,ASC 在生物体内通过细胞分裂繁殖来补充死亡的细胞和再生受损的组织,是组织器官的"后备军"。一些成熟组织中 ASC 的来源仍在研究中。

4. 诱导多能干细胞　通过操纵某些基因的表达与重编程因子(oct4, sox2, klf4 和 myc),"重编程"体细胞回到多能状态。iPSC 通过重编程技术,具有类似于 ESC 的性质。

（三）按干细胞治疗种类分类

可以分为干细胞移植治疗与干细胞注射治疗。骨髓移植本质上就是干细胞的移植治疗;干细胞治疗软骨修复,就是干细胞的注射治疗,以后干细胞的注射治疗是一种趋势。

（四）按治疗目的干细胞来源分类

1. 自体干细胞　自体干细胞(autologous stem cell, ASC)指从患者体内一个位置收集干细胞并移植到另一个位置。

2. 同基因干细胞　同基因干细胞(syngeneic stem cell)指从一个人的同卵双胞胎的一个位置收集干细胞或组织或器官,并将其移植到患者体内。

3. 同种异体干细胞　同种异体干细胞(allogeneic stem cell)指从供体的一个部位收集干细胞并移植到另一个同一物种的体内。

4. 异种干细胞　异种干细胞(xenogeneic stem cell)指从供体的一个部位收集干细胞并移植到另一个物种体内。

第三节　干细胞治疗的研究准则

本节研究准则来自国际干细胞研究学会(International Society for Stem Cell Research，ISSCR)发布的2021版《干细胞研究和临床转化指南》(*Guideline for Stem Cell Research and Clinical Translation*)。该指南和完整的翻译版本可在 https://www.isscr.org/guidelines 上获得。

一、基本伦理原则

(一) 研究诚信

干细胞研究的首要目标是促进科学进步,以解决未满足的医疗和公共健康需要。此类研究应该由有资质的研究人员进行监督,并进行相互协调,从而使大众对干细胞研究充满信心。确保所获信息的可信性、可靠性和可获得性,并对科学不确定性予以回应。

(二) 患者福利为先

临床医生与研究者对患者或研究受试者负有主要责任。研究者永远不可将弱势的患者置于过度的风险当中。临床试验永远不能因对患者的未来受益承诺,而无视当下研究受试者的福利。在正式研究之外进行的基于干细胞的医学干预应接受独立的专家评议,并保证患者获得最大利益。在对基于干细胞治疗的安全性和有效性进行严格和独立的专家评议之前就推向市场和提供给大量患者是违反医疗职业道德的。

(三) 尊重研究受试者

无论是干细胞研究或是干细胞治疗,对于具有完全自主能力的研究参与者(人类受试者),研究人员、临床医生和临床机构应该赋予他们必要的知情同意权。若参与者缺少上述能力,则应获得监护人同意。人类受试者应受到严格保护,使其不会接受高风险的非治疗性程序。

(四) 透明原则

为了加强准确的科学信息交流,无论研究结果如何,参与干细胞研究的研究人员和临床医生都应立即公布试验和临床前研究的结果。研究人员应努力推进各种思路、方法、数据和材料的开放及快速共享。

（五）社会公正

临床转化研究的成果应该公平广泛地分配，着重解决尚未满足的医疗和公众健康需求。临床试验在招募受试者时应招募能体现多样性的群体。要证明干细胞治疗的安全性与有效性，其费用不应由医疗保健系统、政府、医疗保险提供者和患者来承担。在将干细胞治疗引入临床应用时，其应用应与坚实的证据发展紧密相连。

二、人类胚胎干细胞和胚胎的实验研究及相关研究活动

干细胞研究在提升我们对人类发育和疾病的理解方面有巨大前景。要研究人类早期发育相关的问题和建立某些类型的 PSC 系，就必须研究人类胚胎。

ISSCR 认为，在严格的科学和伦理监管下，对胚胎着床前的科学研究在伦理上是允许的，特别是当涉及人类发育、遗传和染色体疾病、人类生殖和新型疾病治疗方法等领域。

（一）审查流程

1. 监管　涉及胚胎着床前阶段、人类胚胎或从胚胎获取的细胞；通过受精来检测人类配子或用人类配子来创造胚胎时及需要体外产生人类配子的所有研究均应通过专门的人类胚胎研究监管（embryo research oversight，EMRO）流程，并受到审查、审批和持续监测。对于通过遗传学的方法从体细胞获取 PSC，只要该研究不产生人类胚胎，也不涉及人类 TSC 或 PSC 的研究应用的敏感问题，就只需要对受试者进行审查，而不需要专门的 EMRO 流程。

EMRO 审查必须包含如下内容的评估。① 方案的科学原理和优点：用人类胚胎或从胚胎获取的 TSC 或 PSC 进行的研究要求对科学目标和方法进行详细审查，以确保科学严谨，以及为使用特殊试验材料进行研究提供合适的科学理由。② 研究人员的相关专业知识：为了确保研究材料得到最佳使用，必须保证研究人员具备相应的专业知识并对研究人员进行相应的培训。要建立从人类胚胎获取的新细胞系，或要开展涉及使用人类胚胎的试验，相关专业知识应包括在各种动物系统中进行胚胎培养和干细胞获取的相关知识储备及实验技能。对从胚胎获取的细胞系进行建系的研究人员应该有一份翔实且记录在案的计划，用于新细胞系的表征、储存、建库和调配。③ 伦理及依据：研究目标必须在一个伦理框架内进行评估，以确保研究以透明而负责的方式进行。项目方案应该包括对各种备用方法的讨论，并提供一个使用相应人类材料的理由及使用胚胎的数

量、使用的方法,并说明确实需要在人类系统而不是动物模型中进行实验。

2. 研究审查和监管主体的构成　EMRO 流程应该由不直接参与待评研究项目人员、伦理学家及社区成员来执行。对 EMRO 流程参与人员的遴选应基于他们在相关领域的科学或临床专业知识、伦理和研究政策专业知识,与待评研究项目没有政治或经济利益冲突。负责研究审查和监管职能的人必须了解可能影响研究审查公正性的潜在的经济和非经济利益冲突。每一个涉及人类胚胎研究的机构,无论是学术还是商业机构,都需要一个合适的 EMRO 流程。通过这个流程,它们的研究人员将服从独立的针对其人类胚胎研究的审查、审批和监测。EMRO 参与者应该满足以下条件:① 有相关专业知识的科学家或医生,包括与待评研究不直接相关的科学家代表,相关专业知识包括干细胞生物学、辅助生殖、发育生物学和临床医学领域;② 有能力解释待评研究的道德理由和可能影响的伦理学家;③ 熟悉当地监管该研究的法律章程的成员或顾问;④ 与待评机构无雇佣或其他利益关系的社区成员,需要不偏不倚并相当熟悉可能受益于干细胞研究的研究受试者、患者和患者社区的想法和需要。

（二）人类多能干细胞系的建立、建库和调配

应该由具有专业技术的科学家对建立新的人类 ESC 系的试验方案进行科学的评判,这些科学家拥有优先的权力执行建系,同时也有义务将这些细胞系分配给研究界;建系方案应该包含针对新细胞系建库和公开获取的清晰而详细的提纲,新的 PSC 系应在建立及第一次公开发表后尽快全面供应;为了促进干细胞系更容易地交换和推广,细胞库的制定应尽量符合地方法和标准。至少,每个干细胞库都应该建立自己的指南,并使其对公众可及。细胞库必须有明确且容易获取的材料转移协议,有权拒绝调配不符合他们标准的细胞系。细胞库对 PSC 系及相关生物材料的入库、储存、调配也必须有简明的公开可及的方法。

1. 干细胞系的来源　若干细胞系将被科学研究广泛使用,其来源的文件记录就十分重要,因此干细胞系起源要能够通过查阅相关的知情同意书及其基因组和功能性鉴定的原始数据而轻易地被确证。

2. 研究材料的使用权　从事干细胞研究的机构,无论是公立还是私人、学术或是非学术的,都应该制定一个程序,借此来保证研究人员没有被过度的财政紧缩和官僚政治所阻碍,可以在这些指南和适用法律的保障下,以合理和道德的目的去使用这些研究材料。

（三）执行机制

在人类胚胎和干细胞研究中,通过深思熟虑的、公开透明的意见交换来获得

的道德标准和实践中的一致性是一个至关重要的"催化剂",以此来促进国际合作继续保持相互信任,以及来自世界上任何地方的研究都被科学界和伦理界认为是正当合法。这些标准和实践代表了对该领域内所有研究人员行为适用的综合规范。

三、干细胞临床转化研究

(一)细胞的加工和生产

在绝大多数的国家和地区,医疗细胞类产品的使用受到政府相关机构监管,这样可以在确保患者安全的同时,资源也得到合理的使用,最终使干细胞疗法可以更广泛地造福人类。虽然这些细胞和干细胞作为基础的产品在现今已经被批准应用于人体,但更多的仍在研究阶段。针对各类疾病的新式细胞类产品不断涌现,使得细胞类产品在其加工及生产过程中都必须秉承严谨专业的态度,进行独立审查和监管,以确保最终用于患者的细胞的安全稳定。如在体外对细胞产品进行修饰,即使极小的操作仍有可能额外增加病原体污染的机会。另外,长期的细胞培养和传代也可能导致细胞在基因组及表观遗传上的不稳定,这些不稳定均有可能改变细胞的功能甚至使细胞发生恶变。如今很多国家已经建立了相应的监管机制来监管患者细胞移植,但对于PSC衍生物和许多随之而来的细胞疗法的细胞加工优化标准操作程序、鉴定方案及放行标准仍需完善。

鉴于干细胞及其子代细胞独特的增殖与再生能力,以及其在治疗过程中还不完全明确的内在特性,使得目前干细胞相关治疗的监管部门面临特殊挑战,很难根据规范指南来预知现有的产品是否在未来产生分线,因此在涉及细胞加工和生产时应特别注意。

1. 材料的供应源

(1)捐赠者知情同意书:对于进行同种异体使用的细胞捐赠,捐赠者需要签署书面的合法有效的知情同意书,而且同意书应包含:在合适条件下潜在研究和治疗的应用、意外发现的反馈、研究成果潜在的商业应用及其他问题所适用的条款。研究人员应该确保捐赠者或其监护人能够充分理解他们参与的干细胞研究的特殊性。在最初从人类捐赠者处获得组织的过程中,并不要求一定需要良好生产规范[《药品生产质量管理规范》(Good Manufacturing Practice of Medical Products, GMP)]证明,具体取决于所在地区,但是一定要遵循《良好实验室规范》和人体组织获取相关的规范指南,还要维持普通预防措施,以保证尽量防范和降低污染、感染、病原体侵染的风险。

（2）捐赠者筛查：与血液和实质器官捐赠一样，捐赠者应接受相关传染病和其他危险因素的筛查，遗传疾病则视情况而定。

2. 细胞生产　通过组织产生的细胞衍生物被视为制成品，受多种规章的约束。一般来说，应给准备参与细胞产品生产的所有研究人员提供良好的生产规范程序。

（1）生产和加工过程的监管：细胞生产和加工方案的监管和审查力度应与以下因素相称，包括细胞操作引起的风险、细胞的来源和用途、临床研究的性质、相应的研究受试者的数量。PSC 有潜在的风险，这主要是因为它们的多能性。它们能够在体外长期培养过程中获得基因突变、生长或分化为其他有害的细胞类型，形成良性或恶性肿瘤。因此必须给出适当的监测方法，以尽量提高干细胞衍生产品的安全性。细胞移植过程中许多因素都会给受试者带来风险，包括移植细胞的增殖和分化潜能、来源及遗传操作的类型，在受试者体内的长期存留，细胞类型的种属特异性水平，细胞能否如同预期整合到组织和器官中。在细胞来源充足的情况下，全基因组和表观遗传水平的综合分析与功能评估都应进行，这些必要条件由一组独立的专家组来评审并确认。在低温或其他方式的长期保存过程中，每一个步骤对细胞产品的影响都应被确认。有较高风险的人类材料更应被严格检测以保证其安全性质量。一些基于细胞的产品被认为只经过最低限度的操作并因此免受监管，在这种情况下，执业者有责任和义务邀请专业人员对细胞操作流程进行审查，以便独立、公正的专家可以确定监管的适当水平。一般来说，若细胞在后期临床研究中在执业环境中被使用或被应用于多名患者，则对细胞生产和加工的审查应更为严格。

（2）细胞培养和保存中所用的组分：在细胞培养和保存过程中所使用的动物源组分都应尽最大可能地使用人源组分或化学成分明确的组分来代替。动物源组分往往充满变数，有可能转移病原体或含有其他不需要的生物材料。若研究员要驳回这一建议，则应该明确表明确实没有可行的替代者，或用文件记录使用动物源组分的风险和益处。

（3）放行标准：必须设计人用细胞放行标准，以尽量减少培养获得性异常所带来的风险。需要进行最终产品的检验和工序内检验，才能进行产品放行，而且应在审查过程中明确这些检验的情况。基于 PSC 所具有的特性及其潜在致畸性和成瘤性，在 hESC、iPSC 及其分化衍生物的应用过程中，需要特别注意肿瘤发生的潜在可能，在相关检测过程中，评估核型是否稳定、整体基因组和表观遗传学因素是否正常。

（4）细胞库和数据库：资助机构、企业和监管部门，应该建立一个公开的临床级别的细胞库和数据库，包括详细的相关信息，以此来证明某种产品可以被用于某种特殊疾病的治疗。一些干细胞产品只需要最低限度的操作，且可以立即使用，而另一些产品由于可能在将来才会使用，所以必须进行保存。现有两类干细胞库：① 私人细胞库，目的是将从某些个体收集的细胞在未来应用于该个体或其特定家庭成员；② 公共细胞库，其包括获取、加工、保存和按照基于需求的优先列表将细胞用于或匹配给相关患者，其模式类似于血库。随着越来越多的干细胞产品的有效性被证实，细胞库将因此得到发展，并受到公众关注。公共细胞库应该确保其细胞基因的多样性，以此促进社会的公正和造福于更多的患者。细胞库的设计应该严格遵循相关标准，促进细胞库对所适人群开放的同时，也要保证相关信息的隐私。由于建立统一保存的干细胞库并不现实，因此建立一个全球性的权威机构就显得尤为重要，类似于骨髓库和血库协会，从而可以保证储存标准的统一性，促进统一的标准操作程序的建立。

（二）临床前研究

临床前研究的目的有两个：① 提供产品安全性的证据；② 建立治疗有效性的原理证据。国际研究的伦理准则如《赫尔辛基宣言》和《纽伦堡守则》强烈鼓励临床试验前应先进行动物研究。在开始人类干细胞临床研究前，研究人员应该提供强有力的证据，证明体外和动物实验都是有效的。开展临床前研究一个最基本的原则是：临床前研究应该有严谨的设计、详细的记录报告、独立的评估系统，并且在开始临床试验前受到严格的监管，这有助于确保试验符合科学和医学的要求。

基于细胞的疗法对临床前研究是一个独特的挑战。在许多情况下，同源细胞在相同物种中不能获得；免疫抑制动物模型虽然有用，但是却让人无法了解免疫系统在所移植细胞中所起的作用。细胞移植在体内的反应是非常复杂的，并且在移植后可能通过某种无法预测的方式发生改变。因此，将用于动物模型的细胞疗法应用到人类身上，比小分子产品更具挑战。

1. 一般考虑事项

（1）动物福利：干细胞治疗临床前研究需要大量的动物模型，因此研究人员应该严格遵循 3R 原则：减少（reduce）数量，优化（refine）操作方案，并尽可能地用体外或非动物试验平台来代替（replace）动物。需要指出的是，若需要做重复试验，或为了获得相应的统计学功效，此建议同样适用。事实上，为了确保动物实验可以支持有力的结论，以上所述均为关键步骤。

（2）临床前研究目标：在临床前研究中，早期研究应该把安全性和有效性放在优先位置。临床试验对临床前研究证据的要求要与预期试验的风险、责任和伦理敏感性相称。有效性研究为推动人体试验提供科学依据。遇到下列情况我们需要更严格的试验设计和报告标准：计划试验涉及病情并不严重的人类研究受试者；预计要采用侵入性给药方法；细胞产品带来更大的风险和不确定性。然后，对科学资源的谨慎使用意味着，若人类研究受试者病情严重，或风险适度，研究应依赖于可靠而科学的预期疗效证据。

（3）研究有效性：检测安全性和有效性的所有临床前研究均应以相应的方式设计，以支持具有临床应用前景的严谨、详细、公正的措施。特别是设计用于预示试验启动的各项研究应具有较高的内部效应。这些研究应能体现所要建模的临床方案，同时这些研究应被重复。

2. 安全性研究 人源细胞应根据细胞的生产和加工所描述的条件进行。应特别注意细胞群的鉴定，包括可能被不需要的细胞类型污染，还应特别注意采取适当的安全保障来控制细胞产品的增殖或异常分化。细胞在培养过程中，可能会产生相应特性和异常，如非整倍体或 DNA 重排、缺失，或其他遗传变化或表观遗传变化，这些可能容易引起细胞的各种病理表现，如肿瘤形成。

（1）细胞鉴定：用于临床试验的细胞必须首先在体外研究中严格分析其潜在毒性，即在动物身上进行可能的临床条件和组织生理特性检测。除了在造血系统和已经明确的上皮系统及其他已知的和可以预期的风险外，对细胞移植的毒性知之甚少。细胞介入疗法存在的风险只有通过试验才能被发现。由于动物模型并不能重复出所有与细胞介入疗法相关的毒理检测，因此在进行临床前分析时就必须格外小心。

（2）致瘤性研究：任何干细胞产品都必须进行严格的致瘤风险分析，特别是对于那些经过培养过程中大规模操作的细胞、经过基因改造的细胞和多能细胞。初步试验之前，必须审查并审批致瘤风险评估计划。对于 PSC 获取的产品，在最终产品里都应把未分化的细胞保持在最低水平，并且要证明这些细胞在长期的动物实验中没有致瘤性。

（3）生物分布研究：对于所有的细胞产品，不管是局部注射还是全身注射，研究人员都应该对细胞进行详细而全面的生物分布研究。因为细胞有在体内持续存在或增殖的潜能，在进行全身注射时，研究人员必须了解这些细胞在全身的分布、组织滞留、增殖和分化情况。研究细胞的生物分布主要通过灵敏的技术对移植细胞的定位和迁移进行追踪和取证，这对于解释细胞移植的有效性和无效性是很有必要的。一些体型较大的哺乳动物和人类有相似的生理功能,因此,一个新的细胞治疗在检测生物分布和毒性时,应至少使用一种体型较大的哺乳动物模型。

（4）辅助治疗组分:在启动高风险临床试验研究之前,研究人员应该先确保涉及的辅助材料和治疗手段是安全的,如一切设备或手术方法等。细胞疗法往往会涉及细胞本身以外的辅助材料和治疗方法,如生物材料、组织工程支架和仪器设备。同时也会涉及如手术、组织获取程序和免疫抑制等方面。这些增加了额外的风险,并且彼此之间也存在相互联系。若用到可移植的器件,那么就需要单独检测这些器件的毒性,同时也要保证细胞和器件结合的产品也是安全的。细胞治疗研究往往会用到免疫抑制剂或其他药物,这些也会和细胞发生作用。若是要求很高的安全标准,在这种情况下,研究人员应该检测它们之间的相互作用。

（5）长期安全性研究:临床前研究应采取措施以解决长期安全风险,并发掘新的和不可预测的安全问题。鉴于移植细胞存在长期持续性的影响,并且有些细胞治疗具有不可逆性,故应当推动在动物模型中对细胞移植的长期影响进行评估,并且要进行长期随访。随访的时间长短应当取决于参与试验的患者群的生存预期。针对毒理学的干细胞潜能:研究人员、监管者和审查人员应该充分挖掘干细胞系统的潜能,提高临床前毒理研究的预测价值。干细胞科学在细胞系统或人造器官的毒性检测方面有很好的应用前景,它比动物模型能更真实地模拟人体的生理学特征。尽管这种方法不能完全替代动物实验,但是可以降低在动物实验上的安全检测风险,并提高临床前安全研究的预测准确性。

3. 有效性研究 鉴于干细胞干预措施的治疗目标,临床前研究应针对研究的临床症状和组织生理学,在相关动物模型中证明治疗的有效性。利用从动物模型或患病的人类组织分离和培养的细胞进行机制研究是非常关键的,可以确定细胞治疗的生物学特性。然而,完全清楚干细胞移植后的生物学机制并非是开始试验的先决条件,尤其是当该试验涉及严重的和无法医治的疾病,而且该试验的有效性和安全性已经通过相关的动物模型或使用相同的细胞资源在人体进行定性研究所证明的情况下。

（三）临床研究

临床研究包括干预性实验研究,对细胞治疗的转换应用至关重要,尤其需要权利和福利受到充分保护的受试者的积极参与。临床研究还会产生指导患者、医生、临床研究人员、申办者和政策制定者做出决定的重要信息。因此临床研究数据的完整性、可信性必须得到充分保障。

1. 监管　监管的重要目的是保证研究的安全性、保护受试者权益、确保研究具有科学和医学价值,并保证临床研究的设计和实施方案合理,最终产生可信的数据,促进对科学和医学的认知。

(1)预审查:所有干细胞治疗的临床试验研究必须接受独立的人类受试者审查委员会预审查、同意和持续监督。无论资金来源如何,对于有人类受试者参与的临床研究,独立的预审查和监管对保障伦理至关重要。充分的审查能将利益冲突(经济和非经济方面的)可能导致的试验结果偏倚最小化,并最大限度地根据受试者权益来调整试验目标,并促进有效的知情同意。其他群体也可以对临床研究实施独立的评估,包括出资单位及同行评议、胚胎和干细胞研究机构与数据和安全监督委员会。尤为重要的是,这些机构都应具备科学、医学和伦理上的专业性,能够执行必要的审查和监督。要开展干细胞临床研究,研究人员必须遵循国家及地方监管和审批流程。

(2)临床研究的专业审查:对于干细胞临床研究的审查过程应当保证这些方案是由具备评估能力的专家从以下两个方面进行审查。① 进入临床研究前的体外和体内临床前研究证据;② 试验设计,包括预计观察重点的适当性、统计方法及设计受试者保护的疾病特异性等问题。

2. 临床研究实施的标准

(1)证据的系统性评估:要启动临床试验,应对支持干预措施的相关证据进行系统评估,应对可用的科学证据进行系统审查,以决定是否继续进行既定的研究工作。该审查至少应当包括系统性地对已发表的和可获得的未发表的动物体系干预实验研究内容的综合评估。对于早期试验阶段,系统审查主要涉及将基础研究和临床前研究综合起来;对于晚期实验研究,系统审查应当包括临床相关证据,还应查看并综合涉及相似干预策略检验的结果,从而告知系统审查情况。

(2)风险收益分析:应当明确可能的风险并使其最小化,识别未知风险,并评估对于受试者和社会的潜在益处,研究必须达到风险与收益的良好平衡。应采用有效的设计,使风险最小化,并用最小数量的受试者来回应当前的科学问题,考虑到潜在的并发症可能增加风险或改变收益风险比。为了使风险最小化,应该构思许可前阶段的合格标准,在不对受试者造成额外负担的情况下,应开展相关研究,保证尽可能多地获得实验手段的安全和有效信息。

(3)不具备知情同意能力的研究受试者:对于这部分受试者,研究过程的风险应当被限制在最小风险基础上,除非预期治疗收益超过该试验所带来的可能风险。

（4）试验目的：基于干细胞的临床试验必须旨在最终临床上达到或超过已有治疗手段，或满足特定的治疗需求。要具备临床竞争力，需要合理证据证明现有治疗方法在本质上存在某种缺陷，且在保证干细胞的治疗安全有效的情况下可以克服该问题。

（5）受试者选择：参与干细胞研究的个体应能从本研究中受益的人群中募集，在没有合理的理由时，不得剥夺任何个人或群体参与临床干细胞研究的机会。只要理论上可行，试验对象应当包含女性、男性和少数种族及各种人种的成员。把设计好的临床试验及有效的干细胞治疗方法提供给患者，不应与患者经济条件、保险责任范围或支付能力关联。在干细胞治疗的临床试验中，申办者和主要研究人员应努力保证提供充足的资金，从而确保符合条件的人不会因为不能负担费用而无法登记受试。基于当前的科学认知，鉴于干细胞临床研究对胎儿有潜在的风险，应当排除孕妇的参与。同样，若某个试验不会对最终结果评估能力产生不利影响，临床研究通常应挑选有知情同意能力的受试者登记，而非无能力者。然而，这样的决定随着对特定试验的风险和收益认知增加应当被重新评估。当试验晚期或批准后试验时，研究人员应对试验进行计划、设计、分析和报告，检测治疗反应与性别、人种或种族的关系。

（6）隐私：研究团队必须保护受试者隐私。在许多场合下隐私保护都非常重要。而且在治疗和临床研究中，保密是长期而专业的义务。鉴于许多干细胞治疗的临床试验容易引人注目，对研究团队而言采取措施保护受试者隐私格外重要。

3. 晚期临床试验需特别考虑的问题　晚期临床试验旨在为临床应用提供决策性的证据。要采取有力的临床措施，通常有更多的受试者，在一个更长、与临床更加密切相关的时期内检测临床试验的反应。为了得到关于临床效果的真实有效的结论，晚期试验通常需要设定对照组，并遵循随机原则。对照组的选择对于干细胞治疗提出了独特的伦理挑战。

（1）对照物的选择：临床研究应该将干细胞治疗与当前人们可获得的最佳治疗方案进行对比。国际干细胞协会认为干细胞研究需要全世界的共同努力，而各地的医疗标准相差甚远，要在某一地区提供更好的治疗，应适当考虑法律因素对当地可行的医疗方式的影响。在国外开展的临床试验不能仅仅只让申办机构本国的患者获益。同样，不应仅为了避免严格监管而在国外进行试验。测试性治疗一旦批准，理论上应使在现行医疗体系下参与本试验的人群或与本试验有长期关联的人群有机会受益。此外，临床研究应响应所在国家的医疗需求,如临床研究应将干细胞治疗与当前本地区人群可接受的最佳治疗方案进行对比。

（2）安慰剂和假性对照物：若某种疾病尚无证实有效的医疗手段,而进行基于干细胞的治疗涉及侵入性给药,在前期经验能够证实其可行性和安全性的前提下,可以用安慰剂和假性对照物为参照进行测试。对干细胞研究进行严格有效的评估需要随机试验,要设置对照组。然而对照试验对受试者来说是一个负担,他们并不会得到直接利益。合理的对照设置必须满足以下条件：① 该试验是必需的,对照对于验证试验本身的有效性是必不可少的；② 研究人员尽可能地减少侵入性操作使副作用最小化；③ 此外,研究人员应该确保对照试验的有效性优势不受试验方案缺陷的影响。

4. 研究受试者随访和试验监测

（1）数据监测：临床研究需要有独立的数据监测计划。应在预定时间或根据需求提供更新,此类更新应包括不良事件报告和正在进行的统计分析。数据监测人员和委员会应该和研究团队相互独立。

（2）长期随访：考虑到细胞移植产品体内的长期存活,以及干细胞研究试验的本质,干细胞临床研究应该对受试者实施长时间的健康监测。持续地跟踪受试者的研究,受试者的个人隐私应该有额外的保护措施,受试者的参与应该遵循促进生理和心理福利的原则。

（3）尸体解剖：为了尽量促进科学进步,应要求干细胞干预研究的受试者同意在发生死亡时接受部分或完整的尸检,从而获得细胞植入信息和功能性结果。要求尸检必须考虑文化和家族等敏感性,研究人员应该把尸体解剖试验的预算考虑在内,并在必要的长时间范围内确保这些基金是可用的。

（四）临床应用

干细胞产品临床转化在其临床试验后进行,为了实现干细胞产品的全部潜能,我们需要收集更多安全性和有效性的证据,限制有些缺少确切证据支持的临床应用,并为干细胞产品定价,使其能够为患者和医疗保健系统创造价值。

监管审批。新产品临床转化中,监管审批是一个关键的枢纽点。国家和监管机构应保持严格的审核途径,以确保干细胞产品符合循证医学的最高标准。即使最高标准的临床研究已证明干细胞治疗的安全性和有效性,且通过监管部门批准,仍必须密切关注并确保已进入常规或商业化临床应用的干细胞治疗的安全性和有效性,并按照当地法律法规要求、道德标准、循证医学的方式确保该疗法的公平性。这些标准包括正在进行的安全性和结果的监测,并确保最有临床需求的患者可以得到该种疗法的治疗。

（1）生物和药物警戒：基于干细胞的干预措施的开发者、生产者、供应者和监管者应持续系统地收集和报告安全性、有效性及进入临床应用后的效果等数据。

（2）患者登记：特定患者人群的登记可以提供人群干细胞治疗相关的安全性和疗效的宝贵资料，但不适用于标准疗法之前的临床试验的严格评估。

（3）适应证外的使用：考虑到干细胞治疗的不确定性，干细胞治疗在适应证外使用应采用特别措施。临床医生可能会将干细胞治疗用于已被证明是安全性和有效性之外的患者，这种适应证之外的治疗将会成为细胞治疗医学实践中的一个重要组成部分。尽管如此，适应证以外的治疗将会为干细胞治疗提出不同的挑战。第一，根据规定，干细胞治疗不被授权于一些免除管理的特殊应用，这限制了医生获得有效应用的可靠信息。第二，活细胞复杂的生物学特性和细胞治疗有限的临床经验导致了长期的安全性和有效性的不确定，所以医生应当对适应证外的干细胞治疗应用给予特别措施。

参考文献

第二章

干细胞制剂概述

第一节 干细胞制剂的概念和种类与特性

干细胞制剂(stem cell-based medicinal product)是指用于治疗疾病或改善健康状况、以不同类型干细胞为主要成分、符合相应质量及安全标准且具有明确生物学效应的细胞制剂[1]。当前,干细胞制剂主要包括成体干细胞(ASC)制剂和多能干细胞(PSC)制剂。

一、成体干细胞制剂

成体干细胞(ASC)制剂是指以 ASC 为主要成分的一类干细胞制剂,包括各种组织来源的 HSC、MSC、NSC 和各种类型的祖细胞。目前,临床应用或研究较为广泛的 ASC 包括 HSC 和 MSC 等(图 2 - 1)。

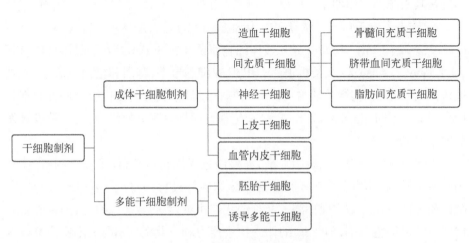

图 2 - 1 主要的干细胞制剂种类

1. 造血干细胞　造血干细胞(hematopoietic stem cell，HSC)是血液系统中的 ASC，是一个异质性的群体，具有长期自我更新的能力和分化成各类成熟血细胞的潜能。HSC 是最早被人们研究的一类 ASC，也是目前研究得最为清楚、应用最为成熟的 ASC。在临床上，HSC 被广泛应用于血液系统疾病及自身免疫病的治疗[2]。

2. 间充质干细胞　间充质干细胞(mesenchymal stem cell，MSC)是一类来源于人体中胚层、存在于多种组织(骨髓、脐带、胎盘、脂肪组织等)、具有多向分化和自我更新潜能的非造血类 ASC。早在 1974 年，MSC 被 Friedenstein 等从骨髓中发现[3]。近年来的研究显示，MSC 不但具有多向分化的潜能，还具有特殊的免疫调控特性、靶向归巢特性和旁分泌特性等，因此已经被广泛用于多种疾病的临床前和临床治疗研究，也是当前研究最多的一类干细胞制剂。

二、多能干细胞制剂

多能干细胞(PSC)制剂是指以 ESC 和 iPSC 为主要成分的一类干细胞制剂(图 2-1)。

1. 胚胎干细胞　胚胎干细胞(ESC)是从早期胚胎(原肠胚期之前)或原始性腺中分离出来的一类细胞，它具有体外培养无限增殖、自我更新和多向分化的特性。通过添加特定因子或小分子调控干细胞内信号通路，将 hESC 定向分化为各类型细胞，如神经元细胞、胶质细胞、肝细胞、胰岛细胞、心肌细胞等其他类型的细胞。ESC 是研究最早也是目前研究最成熟的一类干细胞制剂，已经在临床上被用于如骨组织修复等的疾病治疗。当前，ESC 在临床治疗中面临的主要问题是其来源和应用的伦理问题[2]。

2. 诱导多能干细胞　诱导多能干细胞(iPSC)是通过将 4 种转录因子基因：*Oct3/4*、*Sox2*、*c-Myc* 和 *Klf4* 导入成体细胞而诱导成的 PSC。其最早由日本京都大学 Shinya Yamanaka 教授报道[4]。iPSC 在细胞形态、基因和蛋白质表达、表观遗传修饰状态、细胞增殖能力、类胚体和畸形瘤生成能力、分化能力等方面都与 ESC 相似。同时，与 ESC 相比，iPSC 在伦理方面具有明显的优势，是一种极具发展前景的 PSC 制剂[5,6]。

干细胞制剂在用于临床治疗前，需要经过组织材料获得、干细胞制备、体外细胞质量检测、体内动物试验评价和临床试验等过程，进行严格的细胞质量、安全性和生物学效应等方面检测。ASC 的获取相对容易，致瘤风险低，为目前研究比较多的干细胞制剂，但 ASC 的体外扩增能力和分化潜能有限，限制了 ASC 制剂的规模化生产和临床适应证的选择。PSC 具有体外无限扩增和分化为所有三胚层细胞的能力,因此,在临床转化中比 ASC 更具有应用价值。因 PSC 具有致瘤性,一般需要将其诱导分化为功能细胞进行临床应用。与 ESC 相比,iPSC 中不同个体细胞的重编程能力和增殖分化能力差异较大,其生产工艺参数范围的优化面临着较大挑战。hESC 来源的功能细胞制备过程相对更易于实现标准化,有利于干细胞制剂的规模化生产,并形成质量稳定的产品,因此,hESC 来源的功能细胞可能是目前最具有成药潜能的细胞[2,5,7,8]。

第二节　干细胞制剂的发展现状

当前,干细胞制剂的研发还处于起步阶段。自 2009 年 10 月欧洲药品管理局批准首款干细胞制剂用于膝关节软骨治疗以来,全球范围内已有 10 余款干细胞药物上市,涉及的适应证包括急性心肌梗死、骨修复、移植物抗宿主病(graft versus host disease, GVHD)、克罗恩病(Crohn disease)、阿尔茨海默病(Alzheimer's disease, AD)、血栓闭塞性动脉炎等(表 2 − 1),欧洲、美国、加拿大、韩国、日本均已有干细胞药物上市。已上市制剂的细胞来源主要包括不同组织来源的自体 MSC、HSC 等,异体来源细胞较少,其中大多数为条件性批准。我国目前干细胞监管政策实行"双轨制": ① 作为医疗技术,向国家卫生健康委员会(以下简称国家卫健委)申报医疗机构/项目备案;② 作为药品(治疗用生物制品),报国家药品监督管理局(以下简称国家药监局)申请上市。目前,我国还未有干细胞产品获批上市[8]。

表 2 − 1　目前已批准上市的部分干细胞制剂及适应证

商 品 名	国　家	批准时间(年)	适 应 证	细 胞 类 型
Osteocel	美国	2005	骨修复	异体 BM − MSC①
Prochymal	美国	2009	移植物抗宿主病	异体 BM − MSC
ChondroCelect	欧盟	2009	膝关节软骨缺损	自体软骨细胞
AlloStem	美国	2010	骨修复	异体 AD − MSC②
CardioRel	印度	2010	心肌梗死	自体 MSC
MPC	澳大利亚	2010	骨修复	自体间质前体细胞
Grafix	美国	2011	急性/慢性伤口	异体胎盘膜 MSC
Hemacord	美国	2011	造血系统疾病	异体 HSC
Hearticellgram − AMI	韩国	2011	急性心肌梗死	自体 BM − MSC

商品名	国家	批准时间（年）	适应证	细胞类型
Cellentra VCBM	美国	2012	骨修复	骨基质异体 MSC
Cartistem	韩国	2012	膝关节软骨损伤	UCB－MSC③
Cuepistem	韩国	2012	复杂性克罗恩病并发肛瘘	自体 AD－MSC
Prochymal	加拿大	2012	儿童急性移植物抗宿主病	骨髓干细胞
Trinity ELITE	美国	2013	骨修复	骨基质异体 MSC
OvationOS	美国	2014	骨修复	骨基质异体 MSC
NeuroNATA－R	韩国	2014	肌萎缩性侧索硬化	自体 BM－MSC
Holoclar	欧盟	2015	中重度角膜缘干细胞缺陷症	自体干细胞分化角膜上皮细胞
Temcell	日本	2016	移植物抗宿主病	BM－MSC
Stemirac	日本	2018	脊髓损伤	自体 BM－MSC
Alofisel	欧盟	2018	复杂性克罗恩病并发肛瘘	异体 AD－MSC
RNL－AstroStem	日本	2018	阿尔茨海默病	自体 AD－MSC
Stempeucel	印度	2020	血栓闭塞性动脉炎	骨髓混合 MSC
Alofisel	日本	2021	克罗恩病并发肛瘘	异体 AD－MSC

① 骨髓间充质干细胞：bone marrow mesenchymal stem cell（BM－MSC）；② 脂肪间充质干细胞：adipose-derived mesenchymal stem cell（AD－MSC）；③ 脐带血间充质干细胞：umbilical cord blood mesenchymal stem cell（UCB－MSC）。

虽然目前已经上市的干细胞制剂仅有 10 余款，但全球范围内的干细胞制剂的临床试验却正在迅速开展。截至 2022 年 4 月，美国 ClinicalTrials 网站（https://www.ClinicalTrials.gov）注册干细胞相关临床研究就有 6 900 余例，其中美国 3 318 例，中国 631 例，德国 278 例，英国 230 例，日本 62 例，其他 2 381 例。在这些干细胞制剂中，ASC 占大部分，hESC 和人诱导多能干细胞（hiPSC）来源的细胞产品也分别有百余项正在进行或已经完成的临床研究。截至 2023 年 2 月 28 日，我国共有 30 家企业（不含子公司）的 47 款产品通过新药注册申报获批进入临床研究，涉及的适应证包括慢加急性（亚急性）肝衰竭、重度慢性斑块型银屑病、重度狼疮性肾炎、失代偿期肝硬化、炎症性肠炎、特发性肺纤维化、难治性急性移植物抗宿主病、类风湿性关节炎（rheumatoid arthritis, RA）、膝骨关节炎、缺血性脑卒中、糖尿病足溃疡（diabetic foot ulcer, DFU）、新型冠状病毒肺炎引起的急性呼吸窘迫综合征（acute respiratory distress syndrome, ARDS）等。细胞来源大部分是不同组织来源的 MSC,以及 hESC 来源的 M 细胞、自体成体肺干细胞、脂肪来源间充质祖细胞等[5,8,9]。

　　近年来,我国为了推进干细胞制剂的研究和临床转化,相继出台了一系列支持干细胞技术研发与转化的政策及技术指导文件,如《干细胞制剂质量控制及临床前研究指导原则(试行)》《干细胞临床研究管理办法(试行)》《干细胞制剂制备质量管理自律规范》等。一些主要的干细胞政策及指导文件将在本书第六篇中介绍。自 2012 年起,相关干细胞制剂技术的专利在全球范围内呈现快速增长的趋势,其中美国在干细胞相关领域的专利申请数占全球专利申请总量的19.16%。我国当前的专利申请数目位居全球第二,呈现了良好的发展势头[8,10]。截至 2022 年 4 月,在国家知识产权局可以检索到的干细胞相关技术专利多达14 463 件。但是,目前绝大多数的干细胞相关专利技术集中于干细胞基因编辑技术、细胞重编程方法及干细胞的增殖、分化等基础专利技术。以"干细胞制剂"为关键词检索可得的相关专利仅为 266 件,表明现阶段在干细胞制剂相关方面的研究和技术进展仍有较大的发展空间。未来随着干细胞制剂研究的不断深入和应用的不断深化,以及干细胞治疗研究相关政策法规的不断完善,干细胞制剂将为解决众多临床难治性疾病的治疗带来新的希望。

第三节　不同干细胞制剂的特点与应用

　　目前,研究较为成熟的干细胞制剂包括 ESC 制剂、MSC 制剂、NSC 制剂和iPSC 制剂。本节将以上述干细胞制剂为例,具体介绍不同干细胞制剂的特点。

一、胚胎干细胞制剂

　　胚胎干细胞(ESC)具有高度未分化的特性,可以用于多种不同疾病的治疗。是一类理想的干细胞制剂。但是,ESC 的伦理问题也极大限制了其相关干细胞制剂的研发及相关治疗研究的伦理批件获得。当前,hESC 制剂主要用于一些慢性退化性疾病的治疗,代表性药物为美国 Geron 公司研发的 GRNOPC1 和美国ACT(Advanced Cell Technology) 公司研发的 MA09－hRPE。GRNOPC1 在 2009年 1 月获得美国 FDA 批准用于脊髓损伤的临床治疗实验,这也是美国首例获批的 hESC 制剂。除了用于脊髓损伤治疗,GRNOPC1 也被用于阿尔茨海默病和多发性硬化等神经疾病的治疗。此外,该公司的其他 hESC 制剂也已经用于心肌梗死和多种肿瘤的治疗。ACT 公司研发的 MA09－hRPE 是美国 FDA 批准的一款孤儿药,主要用于重建视网膜色素上皮细胞以治疗隐形黄斑营养不良引起的少儿失明[5,8]。

二、间充质干细胞制剂

间充质干细胞(MSC)作为一种ASC,具有来源广泛、收集过程简单、易在体外大量扩增等优点。尤其相比hESC制剂,MSC制剂不存在伦理问题,而且不需要遗传学上的操作,具有稳定的基因组。并且,MSC具有较低的免疫原性,可以实现异体间的干细胞移植[11]。上述这些特点使得MSC成为一种理想的商品化干细胞制剂来源。目前,以MSC制剂为代表的ASC制剂已经占据整个干细胞市场份额的八成以上。MSC可以从骨髓、脂肪、表皮、血液等组织中分离得到。当前主要的MSC制剂来源于骨髓、脂肪、胎盘绒毛和脐带血。由于MSC可生成骨、软骨、脂肪、血液细胞的前体细胞和纤维结缔组织,已经被广泛用于移植物抗宿主病、骨髓移植及糖尿病性溃疡的治疗。此外,MSC制剂也已经被用于类风湿性关节炎、糖尿病(diabetes mellitus, DM)、缺血性心脏病、骨关节炎和肌肉损伤等的临床治疗研究。Prochymal是由美国Osiris公司研发的MSC制剂,是目前市场上较为成熟的干细胞制剂。其为BM-MSC,已经被用于移植物抗宿主病和克罗恩病、1型糖尿病的胰岛细胞修复和肺部疾病的临床治疗实验。此外,该公司的Chondrogen也已经被用于关节炎的临床治疗试验。当前,MSC制剂的主要问题是其体外增殖能力受限,不利于规模化生产,且不同供者细胞的特性差异大,生产工艺及质量标准难以统一[2,12]。

三、神经干细胞制剂

神经干细胞(NSC)制剂是治疗中枢神经系统疾病的主要干细胞制剂,其在向神经元和神经胶质细胞进行特异性分化方面具有优势。目前用于疾病治疗的NSC最主要来源之一为胎儿大脑组织中提取的干细胞,这大大限制了干细胞的获取并且会带来免疫排斥及伦理上的问题。

虽然已发现可通过体外诱导ESC、PSC获得NSC,但是这一耗时过程会对NSC活性造成影响进而影响疗效。已有文献报道,NSC存在致瘤风险,这对NSC用于疾病治疗带来安全隐患[13]。目前市场上较为成熟的NSC制剂为美国StemCells公司的hCNS-SC,其是来源于胎儿脑部的高度纯化的hNSC。hCNS-SC已经被用于神经元蜡样脂褐质沉积症、脑中叶硬化及幼儿髓鞘异常等的干细胞治疗。NSC制剂也被普遍用于阿尔茨海默病、脑卒中和帕金森病(Parkinson disease，PD）等中枢神经系统疾病的治疗。例如，ReN001 是英国 ReNeuron 公司研发的 NSC 制剂，主要用于治疗受脑卒中影响而致残的患者[2,13]。

四、诱导多能干细胞制剂

iPSC 制剂是利用人体已分化的体细胞诱导成的类似 ESC 的干细胞制剂。其相比 ASC 具有高度分化潜能和更强的增殖能力等优势，相比 ESC 制剂又具有较少的伦理争议等优势。iPSC 制剂具有技术操作上相对容易、生产成本较低的明显优势。当前，iPSC 制剂还处于早期发展阶段，相比其他干细胞缺乏相对成熟的干细胞制剂产品。已经临床注册的 iPSC 制剂主要有日本 Heartseed 公司研发的 HS－001，主要用于心力衰竭治疗；澳大利亚 Cellular Dynamics International 公司研发的 CYP－001，主要用于呼吸衰竭和移植物抗宿主病治疗；美国 Fate Therapeutics 公司研发的 FT500－001，主要用于实体瘤治疗[2,14]。

参考文献

第三章

干细胞治疗与干细胞制剂的发展概述

第一节　干细胞治疗的安全性

干细胞治疗是把健康的干细胞移植到患者体内,以达到修复病变细胞或重建功能正常的细胞和组织的目的。干细胞是组织再生的源泉和基础,是再生医学研究的前提,被医学界称为"万能细胞"。近年来,干细胞治疗快速发展及在临床获得显著疗效,使其成为医学界关注的热点。

干细胞治疗作为再生医学的重要手段与研究核心,涵盖了基础与临床医学多个领域。充分了解干细胞生长、迁移、分化的调控机制,有助于研究其再生机制和促进再生的方法。在临床应用上,利用干细胞的多向分化潜能,构建各种组织和器官,并将其作为移植的来源,是干细胞的一个重要应用方向。干细胞可以用于肿瘤、移植和心血管疾病及其他人类疾病资源的研究或治疗,在生命科学、新药实验和疾病研究三大领域中具有巨大研究和应用价值。近年来,干细胞已广泛应用于医药再生细胞替代治疗和药物筛选等领域,成为世界关注的焦点。

自 20 世纪 90 年代,造血干细胞(HSC)移植技术飞速发展,已成为治愈多种良性、恶性血液病与遗传性疾病的重要手段,治愈的病种也在不断地扩大。长期以来,一直认为干细胞仅在造血系统存在,但随着干细胞研究的不断深入,研究者在几乎所有组织、系统中都发现了干细胞的存在。干细胞生物学和干细胞生物工程已成为继人类基因组大规模测序之后最具活力、最具影响力和最具应用前景的生命学科。截至 2023 年,干细胞治疗的临床研究正在全球范围内广泛开展,在美国 ClinicalTrails.gov 网站上登记的关于干细胞相关研究的临床数超 7 000 个。2011 年 7 月 1 日,韩国食品药品管理局批准了世界首例干细胞治疗药物上市,用于治疗心脏病;2012 年 1 月 19 日,韩国食品药品管理局又批准了第二款异基因干细胞药物,用于治疗关节退行性改变和关节软骨缺损;2012 年 5 月

17 日,由 BM－MSC 制备的干细胞治疗药物 Prochymal 获得加拿大卫生部批准上市,用于治疗对激素类药物无效的儿童急性移植物抗宿主病,之后 Prochymal 还获得了新西兰药品和医疗器械安全管理局和瑞士医药管理局的批准。

一、干细胞治疗的安全性因素

干细胞治疗已经成为心血管系统疾病、血液系统疾病、神经系统疾病、肝脏疾病等重大疾病的一种新的治疗选择。在干细胞为人类疾病治疗带来新希望的同时,干细胞治疗的安全性也成为大家关注的重点问题。安全性是生物资源应用于人体时的重要考量,也是治疗正规化的首要标准。干细胞治疗对于患者来说是一把双刃剑,既能为疾病的控制带来福音,又可能造成难以预测的安全性问题,同时受试者的异质性也是需要考虑的因素。

（一）干细胞制剂的致瘤性

干细胞具有自我更新、分化潜能和多能性的特点,在一定条件下可以分化为多种细胞,因此其致瘤性风险较高。iPSC 是通过导入特定的转录因子将终末分化的体细胞重编程为 PSC[1]。与 ESC 技术不同的是,iPSC 技术没有使用胚胎细胞或卵细胞,不涉及伦理学问题。此外,iPSC 技术可以用患者自己的体细胞制备专有的干细胞,大大减少了免疫排斥反应的发生[2]。2009 年,*Nature* 和 *Cell Stem Cell* 杂志报道利用 iPSC 囊胚注射得到存活并具有繁殖能力小鼠的研究,首次在世界上证明了 iPSC 的全能性。从此,关于 iPSC 的临床前和临床研究层出不穷。但由于 iPSC 是通过重编程得到的干细胞,其致瘤风险性比其他类型的干细胞更高。iPSC 被植入体内后,可能分化为不可预见的谱系或不受控制地向周围扩散,使宿主体内出现畸胎瘤[3]。此外,供体细胞若存在遗传畸变或在体外进行扩增过程中受到污染,都可能导致移植后出现畸胎瘤[4,5]。

ESC 是早期胚胎(原肠胚期之前)或原始性腺中分离出来的一类细胞。无论在体外还是体内环境,ESC 细胞都能被诱导分化为几乎所有的机体细胞类型。ESC 在基础研究方面主要应用于基因功能、细胞分化和个体发育的研究,在实际应用方面主要是作为组织工程中重要的种子细胞,应用于损伤和病变组织的修复、替代等治疗研究。由于 ESC 来自胚胎,而胚胎是人体尚未成形时在子宫中的生命形式,因此 ESC 研究被认为存在严重伦理问题。同时,ESC 产品的制造工艺、离体操作及长时间的细胞传代等因素都可能导致最终产品被污染(如残留未分化的干细胞),或培养过程中产生恶性转化细胞/突变及遗传不稳定性,大大增加了其移植进入体内后致瘤性的风险。1998 年时,研究者将分离出的 5

个 ESC 系分别注射到免疫缺陷小鼠体内,结果在小鼠身上均长出了畸胎瘤[6]。因此,iPSC 和 ESC 作为两种研究较多的干细胞,它们的致瘤性是不容忽视的。

（二）干细胞制剂的免疫原性

免疫原性(immunogenicity)是指能够刺激机体形成特异性抗体或致敏淋巴细胞的能力。免疫原性是影响干细胞产品安全性的主要因素之一。自身来源干细胞免疫排斥反应通常较低。但在体外培养过程中,外部环境的改变有可能改变干细胞的某些特征,进而引起宿主免疫反应。免疫原性受多种因素的影响,包括同源或非同源治疗、干细胞给予部位、细胞的成熟状态、反复给予和免疫性疾病等。主要组织相容性复合体(major histocompatibility complex, MHC)编码同种异体移植物排斥反应的主要分子靶点,供体和受体之间 MHC 相关的不相容性导致了几乎所有的急性排斥反应[7]。

人间充质干细胞(human mesenchymal stem cell, hMSC)的免疫原性较低,且具有免疫调节作用[8],当机体免疫过低时,MSC 能促进炎症。相反,免疫过度激活时,MSC 抑制炎症进而避免自身攻击。当 MSC 移植进入体内后,通过抑制分裂素、异种抗原的 T 细胞增殖反应,诱导初始 T 细胞无能,抑制调节性 T 细胞扩增,抑制对同种异体细胞的 T 细胞毒性从而抑制 T 细胞功能[9]。但是,免疫原性较低不意味着具有免疫特权,有研究比较了 UCB－MSC 和成年 BM－MSC 的免疫原性,结果显示人 UCB－MSC 的 HLA－I 表达更低,TGF－β 和 IL－10 生成更多,细胞增殖更快。BM－MSC 对异体淋巴细胞激活和体内免疫活化能力更强,而人 UCB－MSC 免疫识别能力更弱。BM－MSC 在完全免疫小鼠显示出更快的排异反应[10]。因此,MSC 虽然具有免疫抑制作用,但仍具有一定的免疫原性。MSC 异体移植时需注意免疫排异反应,其免疫排斥反应与组织来源、分化状态密切相关。

ESC 在早期也被认为是低免疫原性细胞,又因分化能力最强,可作为异体移植的候选者。但在 2005 年,研究者使用鼠源 ESC 的移植模型表明,将 ESC 输入到同种异体小鼠的心肌中,会产生严重的炎症反应和免疫系统中先天性和适应性成分的细胞浸润[11]。因此,即使是被认为免疫原性低的干细胞也存在不同程度的免疫原性,在进行干细胞治疗的时候免疫原性是不可忽略的安全性问题。

（三）干细胞制剂的稳定性

干细胞制剂的稳定性同样对其安全性具有较大的影响。欧洲药品监督管理局出台的《关于干细胞的医疗产品的反思报告》(*Reflection paper on stem cell-based medicinal products*)中,对细胞治疗产品无污染、活力、生长曲线、细胞鉴定、纯度、效力和遗传稳定性做了详细的管理规定,特别强调遗传稳定性问题是主要的安全担忧。我国发布的《干细胞制剂质量控制及临床前研究指导原则》中也明确提出,要确定干细胞制剂的稳定性及有效期[12]。干细胞在制备过程中的"干性"主要受到扩增传代次数、培养条件、保存环境的影响,具体分为以下几方面:① 干细胞扩增可降低 DNA 聚合酶和 DNA 修复效能进而导致细胞遗传突变、表观遗传学改变、DNA 双链断裂。干细胞传代次数的增加会促使干细胞衰老,表现为衰老相关蛋白 P53 和 P21 表达增加,明显高于低传代次数干细胞,不仅影响细胞形态,还会影响其增殖分化能力[13]。② 与一般成熟细胞相比,干细胞的体外培养条件要求相对苛刻,因为它在体外培养条件下会发生自然分化而失去干细胞的基本特性。有研究者评价了高糖、缺血、缺氧、饥饿等不同培养条件下人脐带和胎盘来源的 MSC 的遗传稳定性,发现突然降低氧浓度可增加核泡(干细胞性质不稳定的标志物)数量,减少细胞增殖,而在高糖、缺血及低氧血清饥饿条件下 MSC 遗传保持稳定[14]。③ 细胞培养密度会影响干细胞特性,因此研究者检测了细胞培养密度对牙髓间充质干细胞(dental pulp-derived mesenchymal stem cell, DP-MSC)特性的影响。与稀疏条件相比,以细胞融合时的密度培养 DP-MSC 会轻微降低一些 MSC 标志物的表达[15]。④ 干细胞的储存主要影响细胞活力,研究者将干细胞在液氮条件下保存不同时间后,发现随着储存时间的延长,表达 CD34 细胞凋亡标志物的细胞百分比显著增加。另外,将储存于液氮中的干细胞转移至−80℃保存,细胞的存活率明显降低[16]。干细胞产品的稳定性影响着干细胞的"干性"和疗效,为保证干细胞制剂的安全性,在干细胞制剂的开发中应当严格遵照国家食品药品监督管理总局(以下简称国家食品药品监管总局)发布的相关指导原则。

二、干细胞制剂的安全性评价及解决方案

安全性是任何药物应用于人体前须考虑的首要问题,干细胞制剂的安全性评价可以从以下几方面开展。

(1)毒性试验:可通过合适的动物实验模型观察干细胞制剂各种可能的不良反应,如细胞植入时和植入后的局部和整体的不良反应。例如,难以采用相关动物模型评价人体干细胞的毒性,可考虑尽可能模拟临床应用方式,采用动物来源相应的干细胞制剂,以高于临床应用剂量回输动物体内,观察其不良反应。

(2)致瘤性:对高代次的或经过体外复杂处理和修饰的自体来源及各种异体来源的干细胞制剂,应进行临床前研究阶段动物致瘤性评估。建议项目申请

者选择合适的动物模型,使用合适数量的干细胞、合理的植入途径和足够长的观察期,以有效评价制剂的致瘤性。在动物致瘤性实验不能有效判断致瘤性时,有必要检测与致瘤性相关的生物学形状的改变,如细胞对生长因子依赖性的改变、基因组稳定性的改变、与致瘤性密切相关的蛋白(如癌变信号通路中的关键调控蛋白)表达水平或活性的改变、对凋亡诱导敏感性的改变等,依次间接判断干细胞恶性转化的可能性。

(3)异常免疫反应:对干细胞制剂特别是异体来源、经体外传代培养和特殊处理的自体或异体来源的制剂,应通过体外及动物实验评价其异常免疫反应,包括对不同免疫细胞亚型及相关细胞因子的影响。对 ESC 及 iPSC,在体外诱导分化后重新表达供体的 HLA 抗原分子,植入后可能形成的免疫排斥反应,须进行有效评价。

(4)非预期分化:包括非靶细胞分化或非靶部位分化,建议利用特定的检测技术,在体内动物实验中研究、评价和监控干细胞非预期分化的可能性。

干细胞的"干性"维持也是保证安全性需要解决的问题。干细胞的体外培养难点是既要维持干细胞的"干性",又要令其增殖而保持未分化状态,这本身就是相矛盾的。由于不同来源的干细胞,生长特性差异较大,体外培养条件也有一定差别,一般需要根据不同类型的干细胞建立相应的个性化培养体系,特别是将某种干细胞建成细胞系,更需要建立稳定的培养技术。体外制备干细胞过程包括干细胞或富含干细胞的材料采集、分离纯化、扩增、鉴定及储存等步骤:① 分离、培养过程应在无菌层流实验室中进行,需要在培养体系中添加适量维持其"干性"和促进增殖的因子。通常认为,-80℃ 时细胞内外各种溶质基本达到平衡,此时细胞内酶的活性基本消失,但仍有微量生命活动会消耗能量,不适合长时间保存。而-196℃ 的液氮深低温冷冻条件有利于阻断各种酶的活性和细胞代谢,长期储存细胞可保存细胞活力。② 干细胞的存储和运输条件主要影响干细胞的活力。推荐新鲜干细胞在 4~10℃ 全程冷链运输,且运输温度应实时记录可查,并在出库后 12 h 内完成移植。若使用的是冻存细胞,则应使用最小剂量的可临床输注的冻存液,在气相液氮容器或干冰条件下运输,并在移植前于 37℃ 解冻细胞,并用含 5% 人血清白蛋白的生理盐水稀释到合适浓度进行移植。

另外,为确保干细胞治疗的安全性,每批干细胞制剂均须符合现有干细胞知识和技术条件下的全面质量要求。制剂的检测内容必须在我国指导原则的基础上,参考国内外有关细胞基质和干细胞制剂的质量控制指导原则,从生物技术产品、细胞制品和治疗性干细胞产品 3 个层次综合考虑,进行全方位的细胞质量、安全性和有效性的检验。同时,根据细胞来源及特点、体外处理程度和临床适应证等不同情况,对所需的检验内容作必要调整。另外,随着对干细胞知识和技术认识的不断增加,细胞检验内容也应不断更新。针对不同类型的干细胞制剂,根据对输入人体前诱导分化的需求,必须对未分化细胞和终末分化细胞分别进行必要的检验。对 ESC 及 iPSC 制剂制备过程中所使用的滋养细胞,根据其细胞来源,也需进行针对相关风险因素的质量控制及检验。

干细胞制剂的制备应遵循 GMP 的基本原则,并符合国家卫生和计划生育委员会(以下简称国家卫生计生委)与国家食品药品监管总局联合颁布的《干细胞临床研究管理办法(试行)》《干细胞制剂质量控制及临床前研究指导原则(试行)》中关于干细胞质量控制的各项要求。

第二节　干细胞治疗的局限性

干细胞是一类具有自我更新和多向分化潜能的细胞,在一定条件下可以分化为多种功能细胞,具有再生各种组织和人体器官的潜在功能,为许多重大疾病的有效治疗带来了新的希望,有着巨大的医学应用前景。1999 年,*Science* 将"人类干细胞研究"列入人类十大科学成就榜首,此后,关于干细胞的研究越来越多。但随着对干细胞治疗研究的深入,研究人员发现细胞来源、剂量和给药间隔、分离、培养和扩增方案的不明确性依然是影响干细胞治疗效果的主要因素,导致不同研究之间的结果差异难以合理化[17]。此外,细胞存活不足、归巢能力差等因素都限制了治疗的效果。在伦理问题上,干细胞治疗也存在着许多争议。这些因素都限制了干细胞治疗的发展与推广。本节内容从干细胞治疗在生产制备、疗效、伦理道德 3 个方面的局限性进行介绍。

一、干细胞的扩增与大规模生产制备

(一) 干细胞的体外扩增

制约干细胞治疗技术发展与普及的首要因素是干细胞的扩增与大规模生产制备,而干细胞无法大规模生产制备的重要原因是干细胞在体外的扩增能力有限。影响干细胞体外扩增的主要因素有:

(1) 细胞类型和供体:ASC 的来源有很大差异,最常见的是骨髓、脐带、脂肪、滑膜和骨膜,其中骨髓来源的干细胞扩增能力较强。此外,同一细胞类型内的供体间差异也是影响大规模扩增的一个因素。

（2）培养容器类型：培养细胞的容器大小和形状影响细胞的产率，3D 培养容器中的干细胞产率高于 2D 培养容器。此外，培养容器塑料品牌本身可能也会导致细胞产量的不同。

（3）原材料和试剂：用于细胞扩增的培养基配方多种多样，如蛋白质来源或葡萄糖浓度等方面的细微不同都会影响干细胞的产量。

（4）工艺参数：扩增操作条件，如初始细胞接种密度、培养基更新策略、叶轮类型、混合强度和应力暴露、灌注率和溶解氧张力等，都会影响细胞产量。

虽然干细胞在体内容易发生自我更新分裂，但在体外对这一过程的诱导比较困难。即使已经有过几十年的研究，对刺激体外自我更新因素的探索仍在继续。传统的干细胞扩增方法，包括平面塑料培养容器表面上的 2D 培养或低附着环境下形成球体的 3D 培养，都很容易进行。然而，生长在塑料培养容器表面上的细胞往往会形成具有异常极化的扁平形状，并最终失去其分化潜能。基于低附着板表面的 3D 培养可以生成细胞球，但由于缺乏细胞-基质相互作用，许多干细胞很快发生凋亡，种子细胞的存活率大大降低[18]。干细胞的正常功能，包括存活、增殖和迁移，广泛依赖于细胞间和细胞外基质（extracellular matrix，ECM）的相互作用，这些相互作用只存在于 3D 环境中[19]。此外，不同的干细胞对其生存环境表现出不同的偏好，而当前对干细胞干性维持和诱导分化相关生理信号的理解仍然有限。

（二）干细胞的储存管理

干细胞药物产品的一个显著特征是随着时间推移的稳定性降低。稳定性的维持对于细胞治疗的安全有效实施至关重要。大量体外研究表明，细胞储存条件会导致细胞形态、活力和治疗特性的变化[20-22]。存储及运输过程可能导致活干细胞数量大幅减少，因而基于干细胞的医药产品的治疗效力不足。一项统计显示，超过 50% 的脐带来源的人类 MSC 产品不符合稳定性标准，植入时的存活率低于 70%[23]。

干细胞的稳定性与储存温度密不可分。2~8℃ 低温保存是最具重现性和非细胞破坏性的储存系统，与室温下的储存条件相比，可维持更高的细胞活力[24]。临床上干细胞制剂的使用常为解冻后直接注射，但这种做法似乎并不理想。新鲜制备的 MSC 可储存 6~8 h，不会影响其活力和分化潜能，而冻融细胞的活力和分化潜能在解冻后最多可维持 2 h[25]。有证据表明，冷冻保存后的 MSC 在注射前需要一个恢复期，以实现最佳的体内存活率、免疫调节和治疗特性[26,27]。此外，在储存期间，干细胞的代谢途径可能会受到影响，导致细胞水肿、次黄嘌呤和黄嘌呤氧化酶积累,以及细胞膜去极化而使离子稳态破坏[28],这些都会影响干细胞的活性和后续的疗效,是干细胞储存时需要考虑的因素。

二、干细胞的疗效局限性

(一) 干细胞归巢

干细胞的"归巢"特性是指干细胞发现并返回其原始"生态位"的能力,可实现干细胞有针对性的转运和迁移[29]。在一个生态位内,干细胞暴露于大量复杂的、时空受控的生化混合物中,这些混合物包括可溶性趋化因子、细胞因子、生长因子、不溶性跨膜受体配体、蛋白酶、黏附分子和 ECM 分子[30],干细胞的命运受这些因素协同作用的影响。因此,干细胞生态位可确保这些前体在发育过程中正确定位,以构建器官和组织,并促进器官生成、正常细胞更新和损伤后的修复[31]。在干细胞治疗中,细胞归巢通常是必需的,即干细胞输注入体内后,能聚集受损组织或靶向到其他靶部位以发挥其治疗的作用。因此,干细胞的归巢对其靶向治疗至关重要。

不同的给药方式会影响干细胞的归巢能力,在目前的干细胞治疗研究中,采用的给药方式主要为全身给药(静脉或动脉内注射)或局部给药(冠状动脉内注射或直接注射到靶组织中)。其中,静脉注射使用最广泛,因为它的创伤性较小,同时输液操作很容易重复实施,干细胞在植入到靶组织后,将保持接近富含氧气和营养的血管系统[32]。然而,干细胞治疗有效性的前提是大部分干细胞归巢并迁移到靶组织。尽管干细胞本身具有一定的归巢能力,但这一过程似乎并不高效,静脉注射后,大部分干细胞似乎都被困在肺中,只有少数干细胞到达并留在靶组织。在一项使用 BM－MSC 治疗心肌梗死的研究中[33],研究人员发现BM－MSC 输注 4 h 后,只有不到 1%的 BM－MSC 迁移到梗死心肌,而大部分干细胞滞留在肺中。此外,左心室腔内注射的干细胞迁移到梗死心脏并定植的数量显著高于静脉输注,造成这种现象的原因是干细胞表面的归巢分子表达水平低、在扩增过程中归巢分子表达缺失,以及培养物和干细胞的异质性。尽管与静脉注射相比,动脉内注射可能改善组织特异性归巢,但动脉内注射比静脉注射有更高的并发症风险,当体积较大的干细胞被困在微血管中可能会引发微血栓的形成。干细胞局部注射可能需要伴随其他手术干预,如修复骨缺损的手术。在这种情况下,BM－MSC 可被立即输送至靶组织。然而,由于体内缺乏氧气或营养物质,干细胞的存活可能会受到影响[32]。

基于干细胞的治疗方法,无论是自体移植还是刺激位于生态位的干细胞,都不仅需要深入了解分化潜能和细胞间功能耦合,还需要有效诱导具有足够活力的细胞迁移到靶点[34]。干细胞治疗中,必须保证治疗性干细胞可向靶组织的定向迁移,否则治疗性干细胞的自我更新和分化将毫无价值。因此,如何提高干细胞的归巢能力依然是干细胞治疗中尚待解决的问题。

（二）免疫排斥

干细胞的免疫原性导致的免疫排斥是干细胞治疗失败的主要原因之一。而移植的干细胞引发的宿主免疫排斥反应与许多因素有关,包括给药细胞的特性、给药部位的相对免疫耐受性及宿主或患者的免疫状态。临床上通常用免疫抑制剂来减少干细胞移植后的免疫排斥反应,然而这不仅会影响治疗效果,同时还会引发一系列的不良反应。

干细胞表面 MHC 抗原的多样性是导致免疫排斥反应的主要原因。MHC Ⅰ在 MSC 中的表达较低[35],而 hESC 在分化、衍生细胞成熟后或存在炎症时,MHC Ⅰ 的表达上调[36]。这可能会通过宿主 T 细胞同种异体的识别和排斥增加免疫排斥反应的易感性,这已在体外和体内研究中得到证实[36]。然而,下调细胞的 MHC 表达存在风险,会增加宿主 NK 细胞杀死干细胞的易感性。iPSC 治疗可将患者自身干细胞在体外诱导培养后自体接种。由于是来源于患者自身的干细胞,iPSC 的免疫相容性显著增加。然而,即使 MHC 完全匹配,也可能导致排斥反应[37]。iPSC 中主要存在两种潜在的免疫原性抗原来源,一种是重新编程过程中的基因组改变而诱导产生的新抗原[38];另一种抗原来源于重编程过程导致个体发育早期所需的发育基因的再次表达,正常情况下,该抗原发育基因通常在免疫系统出现之前就被沉默,因此当宿主 T 细胞再次遇到该抗原时往往对其不能耐受[39]。

在临床干细胞治疗中,我们要综合考虑移植细胞引发宿主免疫排斥反应的各种因素,包括细胞因素和患者的自身耐受情况,将免疫排斥反应和应用免疫抑制剂引发的不良反应降到最低。同时,如何减少干细胞治疗时的免疫排斥反应依然是需要我们不断探索的问题。

（三）干细胞的存活

移植后细胞的存活和在靶部位的充分植入对干细胞治疗的成功至关重要[40]。过度氧化应激、急性免疫反应、损伤部位的高度炎症或缺氧微环境可能是限制干细胞存活和植入的主要因素[41]。活性氧（reactive oxygen species, ROS）的产生减少了靶部位的细胞黏附和植入[42],恶劣的缺血和炎症微环境是引发植入体内 MSC 凋亡的另一个原因。干细胞体外扩增条件和体内实际环境相差很大,在体外扩增过程中,干细胞在 20% 氧气和 10% 血清浓度下培养。然而,在体内植入后,会遇到严酷的缺氧或接近缺氧的微环境,营养缺乏。在这种情况下,干细胞完全依赖无氧糖酵解或自噬激活获得能量。由于移植部位的外源性营养缺乏、细胞内葡萄糖储备有限及能量储备的快速消耗,干细胞更容易发生凋亡[43]。此外,在移植前用于将干细胞分离为单个细胞的酶会导致 ECM 的显著丢失,并可能触发细胞凋亡信号。这些都会影响干细胞在体内的存活与植入,从而影响干细胞治疗的效果,是我们在实验室或临床研究中都不得不考虑的问题。

三、伦理问题

虽然干细胞制剂具有巨大的医学应用前景,但是关于人类干细胞研究引发的伦理和政治争议却由来已久。从卵母细胞和胚胎中获得 PSC 系的过程充满了关于人类生命开始的争议。对体细胞进行重新编程以产生的 iPSC,避免了 ESC 研究特有的伦理问题。然而,任何人类干细胞的研究中,人类干细胞研究捐赠材料的知情同意、人类干细胞治疗的早期临床试验及人类干细胞研究的监督管理方面都会遇到一些棘手的伦理和政策问题。这些伦理和政策问题需要与科学挑战一起讨论,以确保干细胞研究以合乎伦理的方式进行。

根据不同的来源,干细胞引发的伦理争议也不同。ASC 和脐带血干细胞没有引起特别的伦理问题,被广泛用于研究和临床应用。而关于 hESC 的研究却在伦理和政治上都存在争议,因为它涉及对人类胚胎的破坏。ESC 研究因胚胎来源不同,所关注的伦理问题可能有所不同。常见的 ESC 来源主要是:① 选择性人工流产的胚胎;② 不孕症辅助生殖技术治疗后的剩余胚胎;③ 捐献配子人工授精创造的胚胎;④ 嵌合体形成的胚胎;⑤ 体细胞核移植技术产生的胚胎。由于研究会造成胚胎毁坏,因而引发对 ESC 技术是否是"损害生命"的伦理学争论。

(一) 多能干细胞

多能干细胞(PSC)系可以从 5~7 日龄胚泡的内部细胞团中获得。在美国,人类生命何时开始的问题一直备受争议,并与堕胎的辩论密切相关。胚胎有成为人类的潜力这一点毋庸置疑:若在适当的激素阶段植入女性子宫,胚胎发育成胎儿,并分娩成为婴儿。然而,许多人对胚胎的道德地位有不同的看法:① 有些人认为胚胎是一个与成年人或婴儿具有相同道德地位的人。他们相信"人的生命始于受孕",因此胚胎就是人。根据这一观点,胚胎必须拥有得到尊重的权利。从这个角度来看,取出一个胚泡并移除内部细胞团以获得 ESC 系等同于谋杀。② 还有人认为胚胎在发育的后期而不是受精阶段成为道德意义上的人,但同时也很少有人同意胚胎或胚泡只是一团可以不受限制地用于研究的细胞。③ 另外许多人持中间立场,认为早期胚胎作为一个潜在的人类应该得到特别的尊重,但在某些类型的研究中使用它是可以接受的,前提是有良好的科学理由、严格的监督管理,以及女性或夫妇对捐献胚胎进行研究的知情同意。此外,PSC还可以从流产后的胎儿组织中获得。然而,使用胎儿组织在伦理上是有争议的,因为它与堕胎有关,而堕胎被许多人所反对。

（二）体细胞核移植

细胞核 DNA 与特定人匹配的 PSC 系具有若干科学优势。与特定疾病患者匹配的干细胞系可以作为疾病的体外模型、阐明疾病的病理生理学,并筛选潜在的新疗法。与特定个体匹配的细胞系也有望实现个性化 ASC 移植。实现这种疗法的方法是体细胞核移植(somatic cell nuclear transfer, SCNT),即生产"多莉羊"的技术。在 SCNT 中,将核 DNA 从供体细胞转移到已去除细胞核的卵母细胞后,可实现重编程。然而,建立人类 SCNT 干细胞系不仅在科学上是不可能的,而且在伦理上也是有争议的。

一些反对 SCNT 的人认为,为了将胚胎用于研究而制造胚胎,并在这个过程中销毁它们,违反了对新生人类生命的尊重。对于使用 SCNT 进行人类生殖有几个令人信服的反对意见:首先,基因物质重编程过程中出现错误,克隆的动物胚胎不能激活关键的胚胎基因,新生的克隆体错误表达数百个基因[44],导致克隆体患严重先天性缺陷疾病的风险巨大,超高的风险令人望而却步。其次,即使 SCNT 可以在人类身上安全进行,一些人认为它侵犯了人类尊严,破坏了传统的道德、宗教和文化价值观。

（三）诱导多能干细胞

相比于其他干细胞,iPSC 因没有使用胚胎或卵母细胞,而避免了关于 ESC 研究伦理的激烈争论。此外,由于获取体细胞的皮肤活检相对而言是无创性的,与卵子捐献相比,对捐赠者风险的担忧较少,捐赠材料用以获得 iPSC 或其衍生物都不会引起特殊的伦理问题。

在 2018 年,一项未经授权的人类生殖系基因编辑再次引发了争议和辩论。第二届香港人类基因编辑国际峰会宣布,一个团队通过使用 CRISPR 技术成功地完成了人类生殖系基因编辑,以创建基因编辑的双胞胎来"预防"HIV 感染。这在全世界引发了严重的道德问题担忧。在人类胚胎中进行基因编辑以预防或纠正疾病具有巨大的潜力,然而,目前这项技术还不成熟,没有严格的监管,对人类社会具有不可控的危险性。这一领域的未来研究需要考虑政府、社会和科学的批准和许可。

第三节　干细胞制剂的必要性

同其他药物一样,干细胞要作为治疗药物用于临床治疗,就必须要解决成药性问题。因此,干细胞的制剂学研究,对于干细胞制剂的规模化生产,以及获得质量稳定的干细胞产品用于相关临床适应证治疗尤为关键。干细胞药物的制剂学研究主要涉及干细胞产品的质量控制和临床前研究,具体包括组织材料获得、干细胞制备、体外细胞质量检测、体内动物试验评价和临床试验等过程。《干细胞制剂质量控制及临床前研究指导原则》已经对干细胞制剂的质量控制和临床前研究进行了明确的规定。

为了确保所生产干细胞制剂的质量均一稳定,须要对贯穿于干细胞生产工艺的每个环节进行质量控制,包括组织采集,细胞分离、扩增、收获,以及产品放行。每个生产环节,都需要相应的质量控制方法和标准(图3-1)。

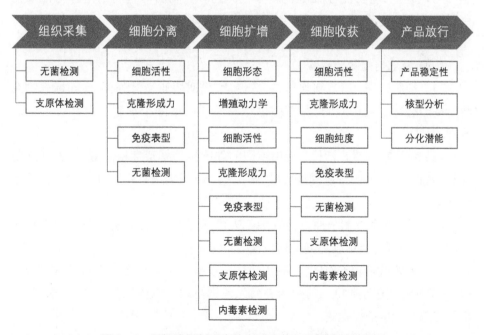

图 3-1　干细胞制剂生产的主要环节和质量控制示意图

（一）干细胞的采集、分离及干细胞(系)的建立

1. 供者要求　每一种干细胞制剂都须具有包括供者信息在内的、明确的细胞制备及生物学性状信息,包括供者的一般信息、既往病史、家族史等。供者必须经过检验筛选证明无人源特定病毒(包括 HIV、HBV、HCV、HTLV、EBV、CMV等)的感染,无梅毒螺旋体感染。

2. 干细胞采集、分离及干细胞(系)建立阶段质量控制的基本要求　制定干细胞采集、分离和干细胞(系)建立的标准操作及管理程序,并在符合 GMP 要求基础上严格执行。标准操作程序包括操作人员培训;材料、仪器、设备的使用和管理;干细胞的采集、分离、纯化、扩增和细胞(系)的建立;细胞保存、运输及相关保障措施,以及清洁环境的标准及常规维护和检测等。

（二）干细胞制剂的制备

(1) 符合无菌、无致病微生物及内毒素的质量标准,残留的培养基对受者应无不良影响;生产所用原辅料均采用有国家资质的产品,有合格检验证书。

(2) 干细胞制剂的制备工艺:制定干细胞制剂制备工艺的标准操作流程及每一个过程的标准操作程序(standard operation procedure, SOP)并定期审核和修订;干细胞制剂的制备工艺包括干细胞的采集、分离、纯化、扩增和传代,干细胞(系)的建立、向功能性细胞定向分化,培养基、辅料和包材的选择标准及使用,细胞冻存、复苏、分装和标记,以及残余物去除等。

（三）干细胞制剂的检验

1. 干细胞制剂质量检验

(1) 细胞鉴别:通过细胞形态、遗传学、代谢酶亚型谱分析、表面标志物及特定基因表达产物等检测,对不同供体及不同类型的干细胞进行综合的细胞鉴别。

(2) 存活率及生长活性:采用不同的细胞生物学活性检测方法,如活细胞计数、细胞倍增时间、细胞周期、克隆形成率、端粒酶活性等,判断细胞活性及生长状况。

(3) 纯度和均一性:通过检测细胞表面标志物、遗传多态性及特定生物学活性等,对制剂进行细胞纯度或均一性的检测。

(4) 无菌试验和支原体检测:应依据《中华人民共和国药典》(2020 年版)(以下简称《中国药典》)中的生物制品无菌试验和支原体检测规程,对细菌、真菌及支原体污染进行检测。

(5) 细胞内外源致病因子的检测:应结合体内和体外方法,根据每一种细

胞制剂的特性进行人源及动物源性特定致病因子的检测。

（6）内毒素检测：依据《中国药典》中的内毒素检测规程，对内毒素进行检测。

（7）异常免疫学反应：检测异体来源干细胞制剂对人总淋巴细胞增殖和对不同淋巴细胞亚群增殖能力的影响，或对相关细胞因子分泌的影响，以检测干细胞制剂可能引起的异常免疫反应。

（8）生物学效力试验：通过检测干细胞分化潜能、诱导分化细胞的结构和生理功能、对免疫细胞的调节能力、分泌特定细胞因子、表达特定基因和蛋白等功能，判断干细胞制剂与治疗相关的生物学有效性。

2. 放行检验　根据上述质量检验各项目中所明确的检验内容及标准，针对每一种类型干细胞制剂的特性，制定放行检验项目及标准。

为了保证所生产的干细胞制剂的安全性，除上述质量控制外，还需要进行临床前生物安全性试验，具体包括毒性试验、异常免疫反应、致瘤性、非预期分化。其中毒性试验需要建立合适的实验动物模型以观察干细胞制剂的各种可能的毒性反应，尽量模拟临床应用的给药途径、剂量和频率设置合理的组别。暂无阳性药的要求，可根据产品作用机制进行设置。异常免疫反应测试需要对动物 T 细胞亚群，以及细胞因子进行检测和分析，预测可能发生的免疫系统异常。异体来源、经体外传代培养和特殊处理的自体或异体来源的制剂，应当进行体外及动物实验评价其异常免疫反应，未经特殊处理的自体来源干细胞可以不进行异常免疫反应测试。致瘤性（oncogenicity）检查，是保证在细胞里不存在可以使细胞永生化或具有形成肿瘤的因子，是细胞治疗产品需要注意的一个重要风险。一般认为，致瘤性与 PSC（如 ESC 和 iPSC）相关，但使用 ASC 前也需要进行相应的致瘤性测试。《中国药典》中对于致瘤性的鉴定要求也很明确，除活体细胞本身外，细胞内容物（细胞裂解后产物）的致瘤性也需要进行检测。非预期分化研究中需要通过合适的细胞标记方法对其在动物体内的定植和分化进行研究。

第四节　干细胞治疗的发展前景

干细胞治疗是近数十年来逐渐发展和成熟起来一种新型治疗策略，也是当前生物医学领域最热门的研究内容之一。因干细胞具有可自我更新、多向分化潜能和低免疫原性等多种生物学特性，使得干细胞制剂在一些传统治疗方法相对无能为力的重大疾病治疗方面有着极大的治疗潜能。干细胞治疗也被认为是医疗史上的第三次革命。

近年来,国内外在干细胞治疗的临床前和临床研究都得到了飞速发展。特别在退行性疾病、肝硬化、免疫系统疾病、移植物抗宿主病及肿瘤靶向治疗等领域,许多干细胞治疗研究已经进入临床试验阶段。此外,与干细胞治疗相关的临床试验注册数目也在近年呈现指数型增长,显示了干细胞治疗良好的发展趋势。

目前,从上游的干细胞采集、分离和存储,中游的干细胞制剂开发和质控到下游的干细胞治疗和临床检测,围绕干细胞治疗的产业链体系已初具规模。根据国际研究机构 Grand View Research 和 BIS Research 的统计数据结果显示,当前干细胞市场规模已达数十亿美元,未来这一市场需求还将持续扩大,具备良好的经济效益(图 3-2)。北美市场是目前全球最大的干细胞市场,我国目前的干细胞市场规模相比欧美还具有较大差距,但是近年来呈现指数级增长,显示了良好的发展潜力,未来具有相当广阔的发展空间。

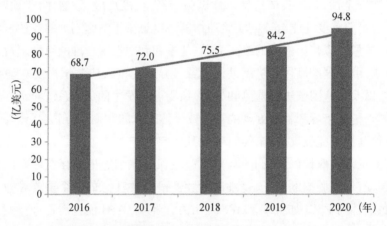

图 3-2 干细胞制剂近年来的全球市场金额(亿美元)

从干细胞治疗的临床应用来看,当前绝大多数干细胞治疗研究依然处于临床前和临床试验阶段。我国在全球干细胞临床研究中处于后来居上势态,仅落后于美国和欧盟。目前,多数干细胞临床试验处于Ⅰ、Ⅱ期临床试验,进入Ⅲ期临床试验阶段的研究数量不多,未来在干细胞治疗向Ⅲ期临床试验的进一步推进是干细胞治疗发展的重点。

从干细胞治疗专利内容来看,绝大多数的专利集中于干细胞治疗的中下游产业,约占干细胞治疗专利的八成。然而,与干细胞制剂的采集、分离和储存相关的专利技术较少,未来需要对干细胞产业链的上游技术研发进一步加强。在干细胞治疗专利技术储备上,中美两国差距不大,牢牢占据世界前两位,表明我国在干细胞治疗上具有较强的基础储备,为后续干细胞治疗的临床转化提供了良好的技术保障。

从干细胞制剂的上市情况看,目前可真正用于干细胞治疗的产品依然较少。从 2009 年第一款干细胞药物获批上市至今,全球仅有 10 余款干细胞药物上市,涉及的适应证包括急性心梗、退行性关节炎、移植物抗宿主病、克罗恩病、Ⅰ型黏多糖贮积症、血栓闭塞性动脉炎等。细胞来源包括不同组织来源的自体 MSC、HSC 等,异体来源细胞较少,其中大多数为条件性批准。我国目前还未有干细胞产品获批上市。随着 2019 年国家卫健委发布的《体细胞治疗临床研究和转化应用管理办法(试行)》(征求意见稿)及 2020 年国家药品监督管理局药品审评中心发布的《人源性干细胞及其衍生细胞治疗产品临床试验技术指导原则(征求意见稿)》等的相关政策和法规的出台,有望促进我国干细胞治疗产业的有序发展,为难治性疾病患者带来新的治疗希望。

从我国的发展情况来看,我国在干细胞治疗方面的研究起步较早,在基础研究领域和临床试验方面均处于国际领先地位。近年来,随着国家科学技术部"干细胞及转化研究"等重点项目的发布,极大促进了干细胞治疗的基础和临床研究的发展。但是,相比欧美,我国在干细胞制剂的规范化和产业化进程方面相对落后,占全球干细胞市场的份额极低,尚未有成熟的干细胞制剂产品。相关干细胞企业在核心技术、研发人才梯队和研发资金上相对欧美日等国际龙头企业还有十分巨大的鸿沟。一旦国外相关干细胞制剂企业进入国内市场,必将对国内干细胞制剂行业的发展带来冲击和挑战。因此,针对干细胞治疗和干细胞制剂的相关法律、法规和配套监管机制的完善就成为关键。当前,尤为重要的任务是针对国内干细胞企业的相关扶助政策制定,尽快推进我国干细胞治疗产业链的成熟,促进干细胞治疗基础研究成果的落地,抢占干细胞治疗的研究和产业发展的制高点。

总体来说,干细胞治疗具有十分重要的科学研究价值和社会意义,以及不可估量的经济效益。未来,干细胞治疗在临床上的应用已经是大势所趋,干细胞治疗相关产业链的发展正在不断急速扩张,临床上对于干细胞治疗的需求也在不断增长。一些临床试验病例也显示了干细胞治疗用于难治性疾病治疗的良好前景。但也需要认识到,当前干细胞治疗依然处于早期发展阶段,在干细胞获取来源、干细胞制剂制备和质量控制、干细胞制剂标准给药途径、干细胞制剂安全性及疗效评估、干细胞制剂体内示踪及技术成熟程度等环节仍然缺乏成熟的行业标准和规定,干细胞治疗还面临伦理道德和监管等方面的问题,未来还需要对基础理论、生产制备及临床试验进行更为深入的研究和探索。相信随着干细胞治疗的临床前和临床研究的不断深入,干细胞制剂研发全流程链的不断发展,以及干细胞监管法规的日益完善,干细胞治疗的适应证、治疗疗效和安全性也将不断提高,并真正将干细胞治疗推向临床应用,成为解决众多难治性疾病治疗困境的新利剑。

参考文献

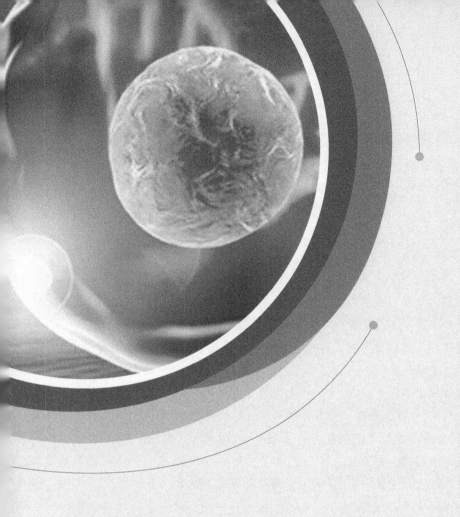

第二篇
干细胞治疗在疾病治疗中的应用

由疾病、创伤、衰老和遗传缺陷所导致的组织器官损伤与功能障碍是长期以来难以攻克的医学难题,也是人类健康面临的主要危害之一。如何解决发病率不断攀升的"卡脖子"难题,成为医学界日益面临的巨大挑战。干细胞治疗的兴起为各种疑难杂症的治愈带来了新的曙光,它标志着现代医学将走出器官短缺的窘境和以牺牲自体健康组织为代价的传统组织修复模式,步入再生医学的新纪元。

　　目前,以干细胞技术为核心的再生医学发展迅猛,涉及医学多个领域,已逐步发展为骨骼肌肉系统、神经系统、心血管系统、消化泌尿系统等疾病治疗的重要手段。基于此,本篇主要分为 5 章,从不同疾病的概述及临床治疗局限出发,聚焦于干细胞治疗在基础和临床研究中所取得的最新成果,详细阐述了近年来干细胞疗法在疾病治疗中的应用策略,并对干细胞治疗的应用前景与挑战进行展望与探讨。

第四章

骨骼肌肉系统疾病

第一节 干细胞用于骨组织的再生治疗

一、骨再生过程的干细胞种类与来源

骨骼是一种天然复合材料,由成骨细胞和破骨细胞通过骨形成和骨吸收的协调过程不断重塑以适应机体功能。利用成体间充质干/祖细胞刺激骨骼组织修复是目前的研究热点,主要涉及两种类型:① 促进内源性干细胞募集到损伤部位;② 外源性植入自体或同种异体干细胞到损伤部位。

MSC 是存在于成人组织中的多能细胞的异质性群体。从胚胎骨形成到成人骨折愈合和重塑,MSC 对于骨骼系统的发育和修复至关重要。这些细胞分散在整个骨骼系统中,它们有助于受损组织的恢复。MSC 可从骨髓、骨膜骨、软骨、纤维软骨、脂肪组织、肌腱、韧带和滑膜中分离。从这些不同组织中分离出的 MSC 在表型、形态、分化和增殖能力方面可能有所不同,但共识是它们都具有与 BM－MSC 相似的特征,这表明在所有骨骼组织中发现的 MSC 群体具有相似的个体发生性[1]。天然 MSC 和去分化的 MSC 样细胞都显示出对组织工程应用及刺激和(或)增强组织愈合的有用性[2]。

刺激内源性细胞募集到损伤部位的方式可以避免供区并发症和移植物免疫排斥反应。然而,由于自体祖细胞/干细胞增殖能力和(或)分化潜力随着年龄的增加逐步丧失,骨骼组织的自我更新能力减弱,这使得外源性细胞应用成为新的替代方案。通过使用外源细胞和生长因子结合,也将有助于招募内源性干细胞来帮助骨组织再生修复。

二、骨再生的种子细胞

用于骨再生的干细胞主要为 BM－MSC。BM－MSC 在包括骨骼肌肉系统疾病在内的多种疾病中的功能已有许多研究,包括心肌梗死、糖尿病、创面愈合、周围神经再生和牙再生。BM－MSC 具有自我复制和分化能力,根据来源不同,可促进软骨、肌腱/韧带、血管甚至脂肪组织的再生。将大鼠 BM－MSC 非成骨诱导培养 21 天,发现无论 BM－MSC 多系分化与否,都有自发成骨分化的趋势。脂肪间充质干细胞(adipose-derived mesenchymal stem cell, AD－MSC)也具有一定的成骨能力,但相较于同一供体来源的 BM－MSC,AD－MSC 的成软骨能力更加优异。脐带血间充质干细胞(umbilical cord blood mesenchymal stem cell, UCB－MSC)是用于干细胞移植的良好种子来源,与其他类型的 MSC 相比,UCB－MSC 具有更强的分化、迁移和自我更新能力。获取 UCB－MSC 的无创性特点使其具有广泛的临床转化前景。

BM－MSC 作为一种丰富的干细胞库,在骨病治疗中也被研究并作为一种替代的细胞来源。骨质疏松与性激素密切相关,干细胞归巢障碍、成骨分化受损、衰老、微环境失衡、免疫调节障碍是骨质疏松的发病机制,以不同强度影响整个骨骼的代谢[3]。分化的 BM－MSC 即使在缺乏雌激素的情况下也能刺激股骨的骨量增加。免疫原性降低的异体 BM－MSC 成骨与自体 BM－MSC 相当,这为异体植入提供了潜在的途径。基因修饰、靶向修饰和共移植是提高 BM－MSC 治疗效果和疗效的重要途径。转基因 MSC 过表达成骨基因已被证明在动物模型中促进骨再生[4]。已发现 TNF－α 能通过促进 ASC 的增殖、动员和成骨分化来调节骨再生。长链非编码 RNA (long noncoding RNA, lncRNA)在生物过程中的调节作用越来越受到人们的关注,特别是在 BM－MSC 的成骨分化过程中。进一步阐明 lncRNA 调控的这一过程可以为骨组织工程提供基础。

从牙髓中分离出的祖细胞样细胞,称为牙髓干细胞(dental pulp stem cell, DPSC),也因其在成骨细胞谱系(体外)分化的潜力及其刺激骨形成(体内)的能力而用于骨愈合。2000 年,Gronthos 等首次从成人牙髓中分离出 DPSC,并确定了它们的体外和体内特性。Lee 等比较了 DPSC 和 BM－MSC 在兔模型中体外和体内的成骨及骨再生潜力。虽然 DPSC 在临床前研究中已用于修复和再生心血管组织、角膜和肌肉组织等,其治疗潜力还需要进一步的临床研究来评估。

HSC 也是具有骨损伤再生潜力的细胞。Kumar 等使用大鼠模型证明,IGF1 与 AMD3100 联合治疗可激活内源性 HSC,通过 Akt 和 Erk 信号通路调控,提高骨折中骨的生长[5]。使用克隆细胞移植模型,Malhotra 等证明 HSC 迁移并产生骨细胞和软骨细胞,参与骨骼的愈合过程。Chan 等发现了人类骨骼干细胞(human skeleton stem cell, hSSC),它们在骨骼损伤后会经历局部扩增。有趣的是,经过比较分析,该研究还确定了小鼠和人类骨骼之间发生的进化差异[6]。

hiPSC 是通过诱导选择性转录因子而去分化为多能性干细胞。hiPSC 也已成为骨骼组织修复的潜在细胞来源,然而,hiPSC 过于优异的增殖和分化潜能引发了对其分化倾向的担忧,是否会引发不可控的细胞分化和增殖是需要进一步解决的问题[7]。

三、干细胞向骨组织的分化与调控研究

干细胞是骨组织再生的重要基础,具有自我更新、增殖、多方向分化的潜能。疾病微环境中的多种因素、额外施加的药物和生物材料等都可以调节干细胞的分化及功能,影响骨再生的疗效。

不管是内源性的干细胞还是移植的干细胞,都处于复杂的疾病微环境中,周围的炎症细胞、大量的神经血管丛、全身代谢性疾病等都对干细胞的分化及功能产生影响。例如,性激素和糖皮质激素等甾体类激素,是一种调节骨重塑的强有力因素。有许多研究报道绝经后妇女的性激素水平的明显下降,会造成干细胞的增殖和骨分化潜能下降,是其骨质疏松和骨折不愈合的重要原因。此外,重要的炎症因子如肿瘤坏死因子 α(tumor necrosis factor α, TNF - α)、干扰素-γ(interferon γ, INF - γ)等炎症因子能协同性地损害干细胞的成骨分化、促进干细胞的死亡,提示抑制炎症对于骨再生的重要性。

干细胞的成骨分化需要许多关键的成骨转录因子,如 Runx2。有许多的调节因子通过各种通路激活干细胞成骨,包括但不限于转化生长因子-β(transforming growth factor - β, TGF - β)、骨形态发生蛋白(bone morphogenetic protein, BMP)、甲状旁腺素(parathyroid hormone, PTH)等。

其中,BMP 能调节胚胎发生和机体结构发育,还能促进 MSC 的成骨分化[8],已经在许多物种中被证实能在骨缺损部位促进骨再生,如 BMP - 2、BMP - 4、BMP - 6、BMP - 7 和 BMP - 9 等,并且都已经逐步进入临床或临床试验[9],尤其是 BMP - 2 和 BMP - 7 更是被 FDA 批准应用于临床[10]。

四、干细胞在骨再生中的转化研究

骨的组织再生工程可以利用干细胞、生长因子和生物材料。生物材料为细

胞提供 3D 环境或模板引导细胞形成原位组织,生长因子引导细胞分化增殖等进程,干细胞受诱导调节形成组织。

随着数十年的干细胞疗法的转化研究,将干细胞应用于骨再生的临床试验也如火如荼地展开。表 4-1 归纳了在 ClinicalTrials 临床试验资料库中报备进行的骨再生干细胞疗法的一些临床研究。

表 4-1　ClinicalTrials 临床试验资料库中骨再生
干细胞疗法的临床研究项目

NCT 编号	试验标题	试验阶段	应用场景	干预干细胞
NCT04493918	间充质干细胞对结核分枝杆菌感染所致椎体骨缺损的影响	临床Ⅱ期	● 脊柱结核	MSC
NCT02307435	间充质干细胞治疗骨缺损或非愈合骨折	早期临床Ⅰ期	● 非愈合骨折 ● 骨骺纤维缺损	MSC
NCT01725698	间充质干细胞、HA-CaSO4、骨形态蛋白-2 和植入物在严重骨缺损愈合中的联合作用	临床Ⅰ期	● 严重骨缺损	MSC
NCT01206179	自体间充质干细胞治疗长骨骨折不愈合	临床Ⅰ期	● 非愈合骨折	自体 MSC
NCT01207193	骨髓间充质细胞移植治疗骨囊肿	临床Ⅰ期	● 骨囊肿	BM-MSC
NCT03103295	3D 组织工程骨等效物治疗创伤性骨缺损	临床Ⅰ期 临床Ⅱ期	● 骨缺损	BM-MSC
NCT00891501	自体骨髓间充质干细胞治疗关节软骨缺损	临床Ⅱ期 临床Ⅲ期	● 退行性关节炎 ● 软骨损伤 ● 骨软骨缺损	BM-MSC
NCT01159899	蛋白质支架刺激骨髓干细胞移植修复膝关节软骨缺损	早期临床	● 骨关节炎 ● 剥脱性骨软骨炎 ● 骨坏死	BM-MSC
NCT02449005	自体肺泡骨髓间充质干细胞修复牙周缺损	临床Ⅰ期 临床Ⅱ期	● 慢性根尖周炎	BM-MSC
NCT03103295	3D 组织工程骨等效物治疗创伤性骨缺损	临床Ⅰ期 临床Ⅱ期	● 骨缺损	BM-MSC
NCT01895413	自体骨髓间充质干细胞移植修复关节软骨缺损	临床Ⅰ期 临床Ⅱ期	● 骨关节炎	自体 BM-MSC

有许多公司已经开展干细胞疗法的商业化,推出了诸多干细胞产品应用于骨再生。例如,美国的 NuVasive 公司推出异体 BM－MSC 产品 Osteocel 于 2005年被批准用于骨修复;澳大利亚的 Mesoblast 公司制备的自体间质前体细胞产品MPC(mesenchymal precursor cell)于 2010 被批准用于受损骨组织的修复和再生;美国的 AlloSource 公司研发的异体 AD－MSC AlloStem 产品于 2010 年被批准用于骨修复。此外,还有诸多如美国的骨基质异体间充质干细胞产品 CellentraVCBM、Trinity ELITE 和 OvationOS 等都相继被投入市场,应用于骨再生。

然而,骨再生组织工程的临床或商业应用仍然存在较多阻碍。首先,需要建立特定的监管路径,如干细胞的获取、培养、鉴定及移植的全程统一监管,以确保医疗的安全性及道德伦理的保证。其次,还需要建立产品的规范产业化,产品的制造、储存、运输等都需要实现规范,以确保产品的质量。最后,还需要明确治疗的适应证,骨疾病的何种指征对应何种治疗措施,是选择单一组分治疗还是联合治疗,以实现治疗效果的最优化。

骨组织再生的临床转化还有许多问题亟待解决,然而不可否认的是,骨的组织再生工程逐渐成为骨缺损等患者的有效治疗方案,随着科学技术的发展,在精准医疗的背景下,骨组织再生工程有极大的发展前景。

第二节　干细胞用于软骨组织的再生治疗

一、软骨再生过程的干细胞种类与来源

(一) 关节发育与稳态维持中的间充质干细胞类型及其表型

健康关节内存在多种组织来源的干细胞类型(包括骨髓、滑膜、半月板、关节软骨、韧带、脂肪垫等),它们有助于关节软骨的发育与稳态维持。这些干细胞会响应关节软骨的生长、重塑或修复等信号而被激活,还能充当免疫调节哨兵,以减少炎症或限制 T 细胞的活化[11]。在关节软骨的病理过程中,如骨关节炎,主要是滑膜(GDF5 阳性[12])、关节软骨表面(Notch－1 阳性[13],CD105 和CD166 双阳性[14])、骨髓(CD271 阳性[15,16])来源的 MSC 参与了关节软骨损伤的修复。

(二) 用于关节软骨组织损伤再生的干细胞疗法分类

软骨组织损伤再生的干细胞治疗主要分为两类[17]:

(1) 内源性干细胞:通过注射趋化因子、生长因子或其他手段,以促进关

组织内源性 MSC 迁移和募集到软骨损伤处参与软骨修复。

（2）外源性干细胞：采用自体或同种异体来源的 MSC，在经过体外扩增后，通过注射或移植的方式修复损伤软骨。同时，注射和移植的干细胞需要利用组织工程支架进行原位固定。

（三）软骨组织再生的主要干细胞来源

骨髓、脂肪、滑膜和脐带血是研究最广泛的 4 种 MSC 组织来源，在软骨修复的应用中各有优势（图 4-1）[18]。然而，它们在可获得性、机体损伤性、增殖潜能、成软骨性、免疫原性、免疫调节性等方面存在差异。

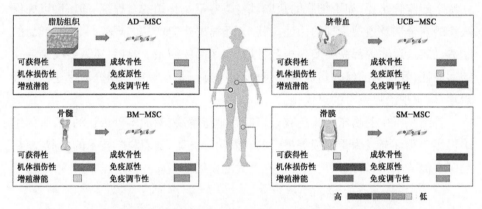

图 4-1 骨髓、脂肪、滑膜和脐带血来源的 MSC 的软骨组织修复潜能比较[18]

SM-MSC，滑膜间充质干细胞（synovial membrance mesenchymal stem cell）

二、软骨再生的种子细胞

（一）骨髓间充质干细胞

骨髓间充质干细胞（BM-MSC）是研究最为广泛的种子细胞之一，来自身体不同部位及体外不同培养条件下的 BM-MSC 成软骨潜能不同[19]。临床上发现，注射自体 BM-MSC 能改善骨关节炎患者的膝关节功能和软骨质量[20]。自体 BM-MSC 还能够减少滑膜炎症发生，降低促炎症的单核细胞/巨噬细胞数量和 IL-12 水平[21]。临床试验证明同种异体的 BM-MSC 在骨关节炎的治疗中同样安全有效[22]。

（二）脂肪间充质干细胞

脂肪间充质干细胞（AD-MSC）易从皮下脂肪和髌下脂肪中获得[23]，且具有良好的体外增殖分化的能力，被用于关节软骨再生[24]。尽管 AD-MSC 的成软骨能力低于 BM-MSC,但 AD-MSC 具有更强的增殖能力,其细胞衰老发生显著迟于 BM-MSC,且 AD-MSC 的免疫调节能力较 BM-MSC 更强。AD-MSC 细胞球表达更多的 TGF-β1,细胞凋亡率更低,有利于构建无支架型组织工程软骨。

（三）滑膜间充质干细胞

相较于 BM-MSC 和 AD-MSC,滑膜间充质干细胞(synovium-derived stem cell, SM-MSC)具有更强的增殖和软骨形成分化的能力,而成骨能力弱于 BM-MSC。SM-MSC 在干细胞标志物的表达水平上接近于 BM-MSC,但 MHC-Ⅱ 的表达却低得多,充分显示了 SM-MSC 在免疫原性上的优势。临床上,在关节软骨损伤患者中移植 SM-MSC,长期的软骨修复和功能恢复效果均较好。目前对 SM-MSC 的研究远没有 BM-MSC 和 AD-MSC 透彻,还需要更先进的生物材料以引导和强化 SM-MSC 的再生能力。

（四）脐带血间充质干细胞

从脐带中获取 MSC 无须额外创伤且伦理上无争议,因此脐带血间充质干细胞(umbilical cord blood mesenchymal stem cell, UCB-MSC)来源丰富。作为 ESC 和 ASC 之间的中间形式,相较于 BM-MSC,UCB-MSC 的增殖和软骨分化能力都更强。UCB-MSC 具有低免疫原性和良好的免疫调节能力,这些性状在分化为成熟表型后仍能保持,常以自体应用的方式用于治疗先天性或成人疾病。

（五）软骨干/祖细胞

软骨干/祖细胞(cartilage stem/progenitor cell,CSPC)来源于关节软骨组织,在表层软骨中被鉴定,也在体外培养过程中被二型胶原(COL2)和 CD146 的共表达所鉴定。CSPC 的干细胞表型和分化状态受到培养过程中物理和生化信号的调控。CSPC 表现出与 BM-MSC 相似的表型,但更强的软骨形成潜力。

欧阳宏伟等[25]在临床研究中发现：在 15 名患者中,基于二维培养条件的 CSPC 在体外和体内的软骨形成及修复大型膝关节软骨缺损($6 \sim 13 \ cm^2$)方面都证明是有效的[25]。

三、干细胞促进软骨组织的分化与再生机制研究

（一）间充质干细胞的增殖和定向分化

在软骨修复中,MSC 能增殖分化成软骨细胞,替换损伤组织,此外在分化过程中,MSC 也能产生软骨 ECM,进一步恢复软骨的功能。

（二）间充质干细胞的旁分泌调控作用

在软骨修复中，MSC 的旁分泌功能包括化学趋化、营养支持和免疫调节。化学趋化因子主要在内源性手段中 MSC 的募集和迁移及相关前体细胞的归巢中发挥作用。

（三）间充质干细胞的免疫调节作用

MSC 主要通过直接接触和分泌细胞因子起到免疫调控的作用。MSC 细胞结合 T 细胞后，通过 MSC 表面的一些分子，如程序性死亡配体-1（programmed death ligand-1，PD－L1）和 Fas 配体（FasL），抑制了 T 细胞的免疫活性（图 4－2）。

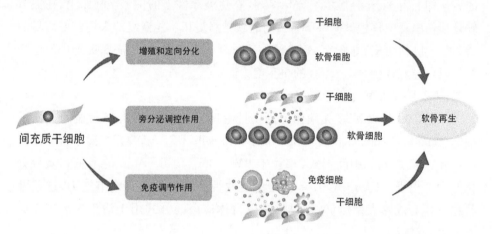

图 4－2　MSC 主要通过增殖、定向分化、旁分泌及免疫调控参与了软骨修复[18]

四、干细胞在软骨再生中的转化研究

（一）影响干细胞疗效的供体因素

1. 年龄与生理病理因素　年轻供体 MSC 具有更强的克隆形成和免疫调节能力。老年个体 MSC 中衰老相关的基因如 *CHEK1* 和 *p16^{INK4a}* 表达量增加，增殖和分化潜能降低。在软骨诱导中，年轻供体 MSC 的 GAG 合成量和 *Sox9*、COL－Ⅱ 及聚集蛋白聚糖表达量均比老年供体 MSC 高。此外，来自骨关节炎患者的 MSC 具有较弱的增殖能力，但骨关节炎供体 MSC 的软骨形成能力是否不同于来自健康捐赠者的 MSC 仍具有争议[11]。

2. 其他差异因素　如性别、肥胖等生理特征，也可能影响 MSC 的功能。来自年轻的女性供体的 BM－MSC 具有更高的集落形成能力，肥胖供体的 UCB－MSC 的增殖能力下降，但免疫抑制活性增强。

（二）影响干细胞疗效的细胞因素

1. 免疫原性　理想情况下，使用来自健康供体的同种异体细胞更有利于建立统一的用于软骨再生的 MSC 培养、测试和评估标准。MSC 由于缺乏 HLA－Ⅱ分子和共刺激分子的表达，被认为具有"免疫赦免"的特性，但免疫原性仍是限制外源性 MSC 疗法的一大因素，将影响同种异体间移植的临床安全性。在高剂量注射时，由于 MSC 的 HLA－Ⅰ表达仍会使注射 MSC 时出现排异反应。

2. 细胞异质性　来自同一组织的 MSC 仍具有异质性，并非共同拥有一套细胞表型标志物。在 MSC 细胞表面发现的许多新型的 MSC 表面标志物，可用于鉴定不同的 MSC 细胞亚群，并在造血、血管生成、神经活动、免疫防御相关过程中发挥不同作用。

（三）目前干细胞用于软骨再生的转化研究现状

根据美国国立卫生研究院运行的临床试验资料库显示，截至 2022 年 12 月，全球范围内有 177 项 MSC 治疗软骨损伤与骨关节炎的临床研究已经开展。首项应用于软骨损伤与骨关节炎的干细胞疗法研究由埃及的开罗大学于 2006 年开展。

中国、美国、欧洲国家等世界各国在 2006～2022 年间均增加了干细胞治疗软骨损伤与骨关节炎的临床试验的投入。其中，美国与中国开展的临床试验的机构最多，已经有多项研究进入临床Ⅱ期试验。

目前在全球范围内已经注册开展的研究中，已经有研究得出了初步结论：干细胞在骨关节炎方面展现了一定治疗效果，优于现有的透明质酸钠注射疗法，展现了临床应用的潜力（表 4－2）。

表 4－2　近年来开展的代表性干细胞软骨损伤与骨关节炎修复临床研究

临床试验编号	研究标题	临床阶段	疾　病	干预手段
NCT04130100	牙髓间充质干细胞治疗原发性轻中度膝骨关节炎的临床研究	早期Ⅰ期	膝关节炎	低剂量干细胞 高剂量干细胞 透明质酸
NCT05060107	骨关节炎关节内注射干细胞来源外泌体	临床Ⅰ期	膝关节炎	干细胞来源 外泌体
NCT03602872	异体骨髓间充质干细胞治疗骨关节炎患者的安全性	临床Ⅰ期	骨关节炎	自体干细胞 异体干细胞
NCT05288725	间充质干细胞治疗膝关节炎	临床Ⅰ期 临床Ⅱ期	膝关节炎	骨髓来源干细胞 药物：皮质类固醇

临床试验编号	研究标题	临床阶段	疾 病	干预手段
NCT03869229	脂肪间充质干细胞治疗骨关节炎	临床Ⅰ期 临床Ⅱ期	膝关节炎	脂肪来源干细胞
NCT05027581	软骨干细胞治疗骨关节炎	临床Ⅱ期	膝关节炎	骨髓来源干细胞 药物：透明质酸
NCT03164083	血管基质成分和间充质干细胞关节内注射对膝关节骨关节炎的影响	临床Ⅱ期	关节炎	间充质干细胞
NCT04990128	骨髓浓缩物与曲安奈德注射治疗髋关节骨炎的比较研究	临床Ⅲ期	髋关节炎	组合产品 药物：皮质类固醇 （曲安奈德）
NCT05086939	比较同种异体治疗的多中心临床试验	临床Ⅲ期	膝关节炎	自体干细胞 异体干细胞 药物：透明质酸
NCT03990805	评估关节干细胞治疗骨关节炎的有效性和安全性的三期研究	临床Ⅲ期	膝关节炎	关节干细胞

数据来源：ClinicalTrials.gov。

（四）国内领先性软骨大尺寸缺损原位再生的临床转化研究

国内欧阳宏伟团队基于软骨干/祖细胞,治愈了国际软骨修复学会(International Cartilage Repair Society, ICRS)公认的难治性关节软骨缺损(2.5~12 cm^2,有效率85%以上)。在对15例软骨缺损（缺损面积6~13 cm^2,亚洲人的膝关节面平均面积约为25 cm^2）术后随访两年以上,14例患者关节疼痛明显改善,恢复正常生活和部分体育活动,磁共振成像显示患者的缺损结构修复。与现有的临床方法相比,具有可"避免或推迟假体关节置换"的优势,达到关节再生和保留的效果,挽救中青年患者原本需要置换的关节[25]。

第三节 干细胞用于肌肉的再生治疗

骨骼肌是人体最丰富的组织,约占全身质量的40%~45%。骨骼肌属于横纹肌组织,受神经系统的自主控制,主要负责输出单轴力为机体运动提供动力。骨骼肌由肌纤维、血管、神经和结缔组织组成。肌纤维也叫肌管,是由成肌细胞融合形成的细长的圆柱形多核纤维,直径为 10~100 μm。每条肌纤维都是一个骨骼肌细胞,由多个带有重复肌节的肌原纤维组成。肌节是骨骼肌的收缩单位,其含有收缩蛋白细丝肌动蛋白和粗丝肌球蛋白。在骨骼肌组织中,平行肌纤维束成束,由肌束膜包围形成肌束,平行的肌束聚集形成骨骼肌组织块。

一、肌肉再生过程的干细胞种类与来源

骨骼肌具有较强的自我再生修复能力。肌肉的再生是一个由多种细胞参与,复杂而精准调控的过程(图4-3)。目前发现参与肌肉再生修复干细胞主要包括:肌卫星细胞(satellite cell, SC)、成纤维成脂祖细胞(fibro-adipogenic progenitor, FAP)、血管周细胞、Twist2[+]细胞和Pw1[+]细胞。成体肌肉稳态下SC位于肌纤维膜和基膜间并处于静息态。肌肉受损后,SC激活进入细胞周期,分裂形

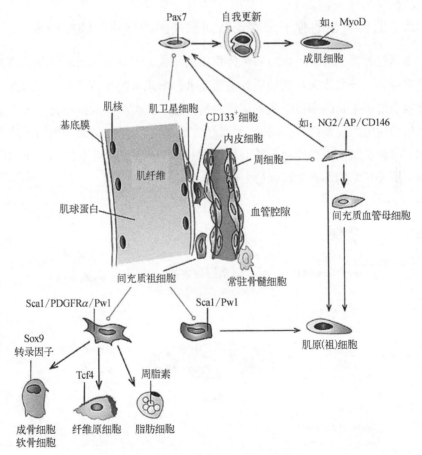

图4-3　成体肌肉主要细胞类型[30]

成大量成肌祖细胞(myogenic progenitor cell，MPC)，MPC 移行至肌管损伤处相互融合分化成新肌管从而完成损伤的修复，未分化的 MPC 则再次进入静息态。FAP 位于肌肉的间质中，表达特征细胞表面标志蛋白 PDGFRα、Sca1 和 CD34，具有成纤维细胞和脂肪细胞的分化潜力[26]。肌肉损伤后，FAP 激活并增殖，在肌肉修复过程中短暂分泌促分化因子促进成肌细胞分化、融合。肌肉血管周细胞位于微血管内皮的外围，参与血管的生长、重塑、稳态维持及渗透，构成 SC 的微环境。在肌肉损伤修复中，血管周细胞激活后大量扩增生成具有成肌潜能的成纤维细胞促进肌肉再生[27]。Pw1+细胞和 Twist2+细胞均为肌肉间质细胞，Pw1+细胞不表达 Pax7 转录因子但肌肉再生过程中可有效促进再生并生成 SC 和新的 Pw1+细胞[28]，Twist2+细胞也是一种不同于 SC 的细胞谱系，但具有定向分化形成 II 型肌纤维的潜在成肌能力[29]。

二、肌肉再生的种子细胞及其向肌肉组织分化与调控研究

然而这种再生能力不能应对大体积肌肉缺失 (volumetric muscle loss，VML) 的严重损伤而导致永久性功能丢失进而显著影响患者的生活质量[31]，因此严重肌肉损伤的再生是临床医学上亟待解决的问题。肌肉再生的核心目标为重建肌肉结构和功能的完整性，这包括新生肌纤维形成、肌肉干细胞微环境的重建及血管化。细胞在肌肉再生中起到核心作用，目前已报道多种肌源性和非肌源性的干细胞用于骨骼肌的再生研究(图 4-4)。

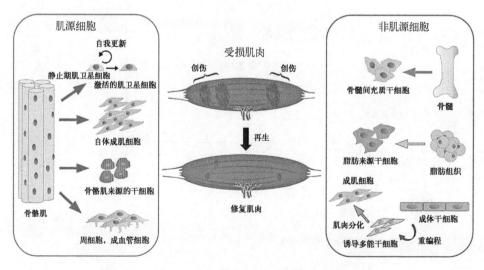

图 4-4　用于治疗骨骼肌严重损伤的干细胞类型[32]

SC 在骨骼肌内源性损伤修复过程中起到关键的成肌分化作用，所以 SC 被广泛应用于骨骼肌再生的治疗研究。SC 虽然只占骨骼肌总细胞数目的极少数（2%～7%），但是其细胞表面特征蛋白已知，可利用细胞流式技术将其分离纯化用于细胞移植。少量的 SC 移植可以在宿主肌肉内分裂形成大量肌肉干祖细胞，这些细胞中的绝大部分在损伤处分化形成新的肌纤维以修复损伤肌肉的收缩功能，一小部分细胞可以在损伤肌肉处重建干细胞微环境驻留于新形成的肌肉组织中。临床上受限于 SC 的来源问题，所以目前应用 SC 修复肌肉的临床案例稀少。应对这个问题，iPSC 经诱导分化可以得到大量 iPSC - MPC，iPSC - MPC 可显著提高严重损伤肌肉收缩力[33]。

骨骼肌干细胞（muscle-derived stem cell，MDSC）和 CD133+血管周细胞具有成肌、成骨和成软骨分化的中胚层细胞谱系分化的潜力[34]。将 MDSC 移植到 VML 肌肉损伤模型中可以有效提高肌肉的再生修复，减轻纤维化[35]。同时 MDSC 对于肌营养不良也表现出较好的修复效果。CD133+血管周细胞在骨骼肌和心肌中与血管联系较为紧密，对于维持组织的稳态起到重要作用。Dellavalle 发现 CD133+血管周细胞不仅可以在体外扩增后保持其分化潜力，而且可以自发地分化成肌管。肌肉冻伤小鼠模型移植 CD133+细胞可以重建 SC 微环境，并且这些细胞在二次损伤中表现出肌肉再生潜力[36]。

其他不具成肌分化能力或非骨骼肌来源的细胞类型但对肌肉再生起到间接支持作用或经体外诱导具备成肌功能，如 MSC，是其中一种广泛用来修复肌肉的细胞类型。MSC 具备多谱系分化能力，来源丰富，可从骨髓、脂肪和脐带中分离得到。不同来源的 MSC 对于肌肉损伤修复都有一定的效果：自体 BM - MSC 可有效修复挤压损伤肌肉的收缩力且没有畸胎瘤的产生[37]。BM - MSC 也可以促进括约肌切割损伤大鼠模型的肌肉再生进而提高其收缩力[38]。Oh[39] 和 Gumucio[40] 在各自的研究中发现 AD - MSC 修复冈上肌和肩胛下肌撕裂，减轻纤维化的潜在功效。皮肤成纤维细胞来源丰富，但是不具备成肌分化潜力，最新研究利用化学小分子组合可以成功将新生小鼠纤维细胞分化成 Pax7+肌肉干细胞并可以很好地用于修复治疗 3 种肌肉疾病模型[41]。

三、干细胞在肌肉再生中的转化研究

目前临床上用于肌肉疾病治疗修复的干细胞转化研究（图 4 - 5，表 4 - 3）主要为 MSC 应用于进行性假肥大性肌营养不良（迪谢内肌营养不良，Duchenne muscular dystrophy，DMD）的安全性和效果评估研究，其中使用频次较高的 MSC 为 BM - MSC 和 UCB - MSC。

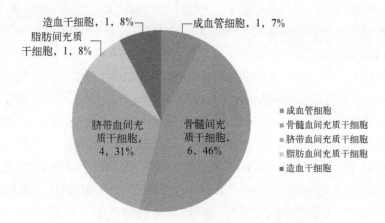

图 4-5　用于临床肌肉疾病治疗修复的干细胞种类
及其对应案例数和所占总案例数百分比

表 4-3　干细胞用于临床肌肉修复治疗研究的案例

排序	NCT 号	案例课题	目前状态	肌肉疾病	干预手段	地　点
1	NCT00278564	特发性炎症性肌病的干细胞移植治疗	终止	肌病	生物：HSC 移植；药物：环磷酰胺；药物：美司钠；药物：ATG（兔）；药物：甲泼尼龙；药物：G－CSF；药物：利妥昔	西北大学
2	NCT05063721	MAB 疗法治疗 m.3243A＞G 突变携带者	招募中	线粒体肌病	生物：自体成血管细胞	马斯特里赫特大学
3	NCT02285673	脐带血间充质干细胞在迪谢内肌营养不良中的疗效	未知状态	迪谢内肌营养不良	生物：UCB－MSC	Acibadem Labcell
4	NCT02484560	干细胞疗法对患有迪谢内肌营养不良的门诊和非门诊儿童的疗效-1－2 期	未知状态	迪谢内肌营养不良	药物：生物：基于脐带的同种异体 MSC	加济安泰普大学医院

排序	NCT 号	案例课题	目前状态	肌肉疾病	干预手段	地　点
5	NCT01610440	脐带血间充质干细胞治疗迪谢内肌营养不良患者的安全性和有效性	未知状态	迪谢内肌营养不良	生物：UCB-MSC	昆明医学院第二附属医院
6	NCT03067831	骨髓来源的自体干细胞用于治疗迪谢内肌营养不良	未知状态	迪谢内肌营养不良	生物：BM-MSC	阿拉伯干细胞
7	NCT02235844	同种异体人脐带血间充质干细胞治疗单个男性迪谢内肌营养不良（DMD）患者	完成	迪谢内肌营养不良	生物：UCB-MSC	哮喘和过敏顾问
8	NCT02241928	肌营养不良的干细胞疗法	撤销	营养不良	生物：骨髓单核细胞	神经原脑与脊柱研究所
9	NCT02050776	肢带型肌营养不良的干细胞疗法	撤销	肢带型肌营养不良症	生物：自体骨髓单核细胞移植	神经原脑与脊柱研究所
10	NCT02241434	迪谢内肌营养不良的干细胞疗法	撤销	迪谢内肌营养不良	生物：骨髓单核细胞	神经原脑与脊柱研究所
11	NCT02245711	肢带型肌营养不良的细胞疗法	撤销	肢带型肌营养不良症	生物：BM-MSC	神经原脑与脊柱研究所
12	NCT02855112	同种异体脂肪干细胞用于 Werdnig Hoffman 疾病的治疗	未知状态	小儿脊髓性肌萎缩症	生物：AD-MSC	儿童医疗中心德黑兰,伊朗,伊斯兰共和国
13	NCT03067857	自体骨髓干细胞治疗运动神经元疾病	未知状态	运动神经元病,肌萎缩侧索硬化,原发性侧索硬化,进行性肌肉萎缩,进行性延髓麻痹	生物：BM-MSC	无

第四节 干细胞用于肌腱的再生治疗

肌腱和韧带分别将肌肉与骨骼或骨骼与骨骼连接起来,保持人体的运动。肌腱和韧带损伤主要由过度使用、衰老或运动损伤引起。肌腱和韧带损伤占据所有肌肉骨骼损伤病例的30%,并且全球每年有400万的新发病例。其中最常见的两个损伤部位是肩袖和前交叉韧带。然而机体的肌腱和韧带再生能力有限,实现肌腱和韧带的再生具有极大的临床意义。

2015年至今,肌腱/韧带再生领域全球范围内共发表论文13 385篇,其中高质量论文863篇。从发文趋势来看,2015~2020年全球的肌腱/韧带再生领域发文呈现逐年增长态势(图4-6)。

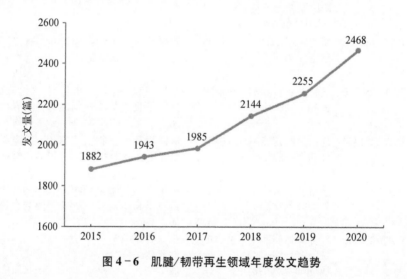

图4-6 肌腱/韧带再生领域年度发文趋势

2015年至今,肌腱/韧带再生领域文献共涉及1 205个研究主题,本领域的9个研究热点前沿主题如表4-4所示。9个热点前沿主题中,"Anterior Cruciate Ligament Reconstruction, Hamstring Tendons, Return to Sport"(前交叉韧带重建,绳肌腱,回归运动)主题的论文最多,达到1 966篇,且领域论文占该主题论文总量的78.7%,表现出很高的相关度;同时它的显著性百分位也达到了98.947,在全球具备较高关注度和较好的发展势头,是肌腱/韧带再生领域内十分值得关注的热点前沿主题。主题" Ulnar Collateral Ligament Reconstruction, Osteochondritis Dissecans, Capitella"(尺侧副韧带重建,剥脱性骨软骨炎,骨端)的本领域论文数虽然只有 224 篇,领域论文占该主题论文总量的比例为 18.42%,但其在 2015~2019 年间本领域论文的增长率达到了 105.1%,排在了 9 个主题的首位,是与肌腱/韧带再生领域具有一定相关度且研究发展十分迅速的前沿主题方向。

表 4-4　2015 年至今,肌腱/韧带再生领域 9 个研究热点前沿主题及其参数

序号	研究主题	占本主题总论文数的百分比（%）	增长率（15~19）（%）	FWCI[①]	TPP[②]
1	Anterior Cruciate Ligament Reconstruction; Hamstring Tendons; Return to Sport（前交叉韧带重建;绳肌腱;回归运动）	78.7	3.1	1.58	98.947
2	Tenocytes; Tendons; Rotator Cuff（腱细胞;肌腱;肩袖）	62.58	6	1.17	97.472
3	Rotator Cuff Injuries; Suture Anchors; Tendons（肩袖损伤;缝合锚;肌腱）	18.08	−29	1.11	98.108
4	Patella Dislocation; Patellofemoral Joint; Ligaments（髌骨脱位;髌股关节;韧带）	27.57	9.2	1.04	95.79
5	Tenodesis; Anterior Cruciate Ligament Reconstruction; Ligaments（腱固定术;前交叉韧带重建;韧带）	48.25	60.7	2.39	94.366
6	Knee Meniscus; Meniscectomy; Lysholm Knee Score（膝半月板;半月板切除术;Lysholm 膝关节评分量表）	17.27	15.6	1.53	97.475
7	Ulnar Collateral Ligament Reconstruction; Osteochondritis Dissecans; Capitella（尺侧副韧带重建;剥脱性骨软骨炎;骨端）	18.42	105.1	1	95.762
8	Achilles Tendon; Calf Circumference; Rupture（跟腱;小腿围;断裂）	27.04	37.9	0.89	90.248
9	Anterior Cruciate Ligament Injuries; Landing; Squat（前交叉韧带损伤;着地;深蹲）	11.23	57.8	1.17	97.004

① FWCI:学科规范化的引文影响力（field-weighted citation impact）。
② TPP:显著性百分位。

（一）肌腱再生过程的干细胞种类与来源

肌腱愈合根据参与细胞来源的不同,包括外源性和内源性两种机制。外源

性机制认为,位于腱周组织的细胞及炎症细胞迁移渗透到肌腱损伤部位,随后增殖,释放多种因子,分泌胶原蛋白,促进肌腱基质重塑。内源性机制认为,位于腱外膜和腱内膜的细胞参与肌腱愈合,通过细胞增殖,合成分泌胶原蛋白及其他ECM进行修复。目前,愈合机制仍有争议,一般认为两种机制协同参与,愈合方式取决于损伤部位、损伤程度、损伤类型及解剖位置等情况。

干细胞在组织愈合中发挥重要作用。肌肉骨骼系统各个组织都有其特异的 ASC 亚群。在人和动物的肌腱组织中存在一群具有干细胞特性,包括克隆形成性、自我更新、多向分化潜能,并表达特定干性和肌腱标志物的细胞,称为肌腱干/祖细胞(TSPC)[42]。肌腱干细胞在肌腱发育、稳态和愈合中发挥重要作用。

目前,已经鉴定多种参与肌腱稳态或再生的 TSPC 亚群(图 4-7)。浙江大学欧阳宏伟研究团队首次利用单细胞测序解析人跟腱细胞,发现 TSPC 存在不同亚群,革新了对于肌腱组织的单一细胞组成的认知,其中 Nestin+ Scx+ 亚群具有干细胞特性和更强的腱系分化能力,并且参与肌腱组织的内源性修复[43]。

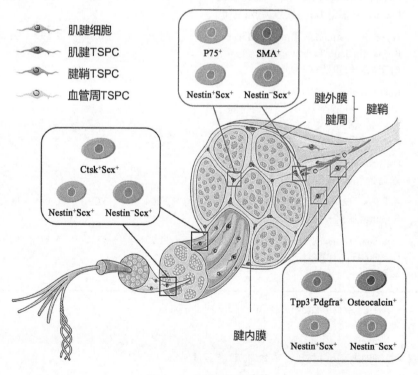

图 4-7 TSPC 亚群[49]

近年来,多项研究发现来源于腱鞘的干细胞亚群参与肌腱损伤修复。例如,香港中文大学研究团队鉴定了 Bglap$^+$ 腱鞘干细胞亚群,该亚群通过激活Hedgehog 信号通路参与肌腱损伤修复[44]。卡内基科学研究所研究团队鉴定了Tppp3$^+$Pdgfra$^+$肌腱干细胞亚群,该亚群主要存在于腱鞘,在稳态时保持静息,在肌腱损伤时,迁移到受损区域分化为肌腱细胞并失去其干细胞特征[45]。

此外,多项研究发现来源于血管周围的干细胞亚群参与肌腱损伤修复。例如,在血管周围区域存在表达 P75$^+$ 且具有干细胞特征的细胞亚群,该亚群在肌腱损伤时增加并分泌大量 ECM,参与瘢痕组织形成[46]。哥伦比亚大学研究团队鉴定了血管周围的 CD146$^+$ 肌腱干细胞亚群,发现递送 CTGF 可以促进内源性CD146$^+$亚群增殖和分化,从而促进肌腱再生[47]。

肌腱修复过程中,TSPC 异常分化为其他细胞类型,将会改变正常愈合过程,导致肌腱愈合异常,是肌腱病发生的因素之一。例如,中国科学院分子细胞科学卓越创新中心研究团队首次鉴定 Ctsk$^+$Scx$^+$肌腱干细胞亚群,发现该亚群中特异性激活 Hedgehog 信号通路可以促进向成骨及成软骨方向分化,证实该细胞亚群在异位骨化中的重要作用[48]。

目前,TSPC 参与肌腱损伤修复的来源与机制仍不清楚,未来结合谱系示踪和多组学技术有望明确 TSPC 的起源,阐明 TSPC 参与肌腱损伤修复的机制,促进基于干细胞作为肌腱修复的治疗手段。

（二）肌腱再生的种子细胞

近年来,肌腱组织工程技术有望实现肌腱再生。组织工程三要素包括生物支架、生长因子及种子细胞。其中,细胞在组织再生中发挥关键作用。肌腱组织工程常用的细胞类型包括终末分化细胞、干细胞及工程化细胞。肌腱细胞是终末分化的组织驻留细胞,参与维持肌腱 ECM 的合成和稳态。但是,肌腱细胞存在增殖能力有限、难以扩增、供体肌腱缺乏、供体部位损伤等问题。相比于终末分化细胞,干细胞具有易于分离、自我更新和分化能力等优势。研究表明,通过激活内源性组织特异干细胞亚群或递送外源性干细胞亚群可以促进肌腱再生修复。

肌腱组织工程使用的干细胞类型包括 MSC、ESC、iPSC 等。MSC 具有在体内外分化成各种间充质细胞类型及肌腱细胞的潜力,是一种良好的种子细胞来源,其中 BM－MSC 和 AD－MSC 应用最为广泛。临床前研究表明,BM－MSC 和AD－MSC治疗通常会改善损伤肌腱的组织学和生物力学,但是修复肌腱的力学强度尚未达到正常肌腱水平[50]。与 BM－MSC 相比,AD－MSC 来源更广,供体部位发病率更低,细胞增殖和分化能力更强,具有良好的应用前景。

目前,仅有少数研究探索 ESC 和 iPSC 的应用。由于 ESC 增殖和分化潜能强,若不加以诱导,植入体内后易分化成瘤。将 ESC 定向诱导分化成 MSC 可减少其成瘤风险。例如,浙江大学研究团队将人类 ESC 向 MSC 逐步诱导,并在大鼠髌腱修复中证明其可以再生出具有更好结构和力学性能的肌腱组织[51]。iPSC 可以避免伦理问题和细胞来源问题,具有高增殖能力和低异位组织形成风险,是一种有希望的种子细胞。近期,京都大学研究人员开发出 iPSC 诱导的肌腱细胞,通过细胞移植证明其促进大鼠跟腱损伤后运动功能恢复的有效性[52]。

尽管不同来源的干细胞具有相似的生物学潜能,但是不同来源的干细胞具有组织特异性,存在功能差异。来源于肌腱的 TSPC,适于肌腱微环境,在肌腱再生方面优于其他来源。然而,TSPC 具有异质性,存在不同的分化潜能。未来鉴定肌腱再生的关键 TSPC 亚群将有助于精准促进肌腱再生,推动临床转化应用。

（三）干细胞向肌腱组织的分化与调控研究

TSPC 占肌腱驻留细胞的 1%~4%。应用 TSPC 进行肌腱再生修复需要标准化的分离、扩增、培养和分化方法。但是,TSPC 体外培养过程中极易丢失表型。因此,调控干细胞的腱系分化是其临床转化应用的关键环节。

1. 表观遗传 DNA 甲基化和组蛋白去乙酰化等染色质修饰具有调控干细胞分化和自我更新能力。浙江大学研究团队提出通过表观基因组调控来维持 TSPC 的肌腱表型,使用组蛋白去乙酰化酶活性抑制剂可以显著增强 TSPC 扩增,同时维持 TSPC 表型,抑制剂预处理的 TSPC 可以促进体内肌腱修复能力[53]。

2. 生长因子 生长因子作为培养基的添加成分已被广泛用于干细胞分化与调控领域。目前,已发现多种生长因子包括 TGF－β、结缔组织生长因子(connective tissue growth factor, CTGF)、生长分化因子(growth differention factor, GDF)、碱性成纤维细胞生长因子(basic fibroblast growth factor, bFGF)等具有腱系诱导潜力。但是生长因子的低稳定性和高昂价格限制了其应用。

3. 小分子 小分子具有易于合成、保存和质量控制的优势,以及在诱导细胞分化、转分化和调控细胞命运方面应用的巨大潜力。浙江大学研究人员通过高通量筛选获得促进肌腱干细胞体外扩增和表型维持的小分子化合物,建立肌腱干细胞的阶段性小分子培养诱导体系,并结合 3D 打印技术促进肌腱功能性修复[54]。

4. 拓扑结构　拓扑结构是微环境的重要因素,对细胞命运和组织再生具有重要意义。通过控制材料的拓扑结构(如纤维排列方向)可以促进肌腱再生。例如,定向纳米纤维在体外可促进 MSC 的腱系分化,并在体内诱导更多肌腱样组织,而乱序纳米纤维在体外可促进 MSC 的成骨分化,在体内诱导更多骨形成[55]。

5. 机械刺激　力学是天然组织物理微环境中的重要组成部分,影响干细胞的命运决定。不同程度的机械刺激可以驱动干细胞分化成不同的谱系。许多研究已经在支架中采用机械刺激构建适宜肌腱形成的微环境,诱导干细胞维持和肌腱分化,促进肌腱 ECM 相关基因和蛋白质的表达。

6. 三维培养　3D 培养具有仿生天然 ECM 成分、结构和力学的特性,是一种具有潜力的干细胞培养方法。浙江大学研究团队利用单细胞测序和体内外功能分析,基于 3D 微载体培养系统,在细胞亚群水平揭示 3D 微环境调控干细胞分化,发现 3D 培养的 TSPC 表现出优异的干细胞特性和肌腱再生能力[56]。

(四) 干细胞在肌腱再生中的转化研究

MSC 被认为是临床上理想的细胞来源。MSC 已在多种动物模型中被证明可以促进肌腱损伤。近十年来,BM-MSC 和 AD-MSC 已进行少量临床研究,用于治疗多种肌腱病,包括肩袖、髌腱和跟腱损伤等,并且多项研究报告了 MSC 注射对人体肌腱损伤的有益作用,包括减轻疼痛和改善功能(表 4-5)。目前认为,干细胞治疗促进肌腱再生的效应包括两个方面。一方面,干细胞通过旁分泌作用,分泌各种生长因子和细胞因子,促进肌腱愈合。另一方面,干细胞分化为肌腱细胞参与肌腱愈合。

表 4-5　干细胞治疗肌腱病的临床试验

损伤部位	细胞来源	临床结果	随访时间	参 考 文 献
肩袖	AD-MSC	再撕裂率显著降低	21 个月	Kim YS et al. Am J Sports Med. 2017
肩袖	BMC	再撕裂率显著降低	10 年	Hernigou P et al. Int Orthop. 2014
肩袖	BMMC	减轻疼痛,改善功能	12 个月	Ellera Gomes JL et al. Knee Surg Sports Traumatol Arthrosc. 2012
肩袖	BMAC+PRP	减轻疼痛	3 个月	Kim SJ et al. J Orthop Surg Res. 2018
髌腱	BMMC	改善功能	5 年	Pascual-Garrido C et al. Stem Cells Int. 2012

续　表

损伤部位	细胞来源	临床结果	随访时间	参 考 文 献
跟腱	BMAC	无肌腱再断裂	24 个月	Stein BE et al. Int Orthop. 2015
跟腱	SVF	短期效果较好,长期无差异	6 个月	Usuelli et al. Knee Surg Sports Traumatol Arthrosc. 2018
外上髁肌腱	AD－MSC	减轻疼痛,改善功能	52 周	Lee SY et al. Stem Cells. 2015
外上髁肌腱	BMC	改善功能	12 周	Sing A et al. J Nat Sci Biol Med. 2014

AD－MSC:脂肪来源干细胞;BMAC:骨髓抽吸浓缩物;BMC:骨髓浓缩物;BMMC:骨髓单个核细胞;PRP:富血小板血浆;SVF:脂肪组织基质血管组分。

　　虽然干细胞具有治疗潜力,但是干细胞治疗肌腱病的临床转化面临诸多挑战。在治疗效果方面,目前缺乏大规模、大数据、多中心、随机对照的临床试验,缺乏高水平证据证明干细胞促进肌腱修复的长期效果。在修复机制方面,目前缺乏基础研究,干细胞在体内发生作用的分子机制尚不明确。在技术应用方面,目前缺乏干细胞筛选鉴定、规模扩增、表型维持等标准化流程,递送干细胞的最佳载体、数量、时间、部位仍需探索。在安全问题方面,目前研究结果总体表明干细胞注射对肌腱病的治疗是相对安全的,但是由于干细胞的多向分化潜能,仍需要评估 MSC 在肌腱愈合过程中可能存在异位成骨或肿瘤形成的长期风险。

参考文献

第五章

神经系统疾病

第一节　中枢神经系统退行性疾病

中枢神经系统退行性疾病是指一组由慢性进行性的中枢神经组织退行性变性而产生的一系列疾病总称,是一类进行性发展的致残,严重可致死的复杂疾病。病理上以特异性神经元的变性、坏死、脱失为主要特征。主要疾病包括帕金森病、阿尔茨海默病、亨廷顿病(Huntington disease, HD)、肌萎缩侧索硬化(amyotrophic lateral sclerosis, ALS)等。虽然这类疾病的病变部位及病因各不相同,具体病因和发病机制尚不清楚,但具有相同的病理特点:脑或脊髓神经元退行性变、脱失。在众多有关发病机制的假说中,兴奋毒性(excitotoxicity)、细胞凋亡(apoptosis)和氧化应激(oxidative stress)等假说受到广泛重视[1-3]。基于目前对神经退行性病变机制的研究,学者提出"神经细胞保护"概念[4],尝试通过以下3种途径来保护神经细胞,防止其退行性改变,达到治疗的目的。① 抑制神经细胞退行性改变的启动因子(如 Aβ、一氧化氮、自由基、兴奋性毒性及细胞炎症因子等);② 阻断神经细胞退行性改变的信号传导过程(如细胞凋亡等);③ 激活内源性神经保护机制[如刺激神经营养因子(neurotrophic factor, NTF)表达等][5,6]。

一、神经保护剂

(1) 钙拮抗剂:正常情况下细胞膜具有将细胞内的 Ca^{2+} 泵出细胞外的功能,从而维持内环境稳定。阿尔茨海默病患者因细胞膜上钙泵功能受损,导致细胞内钙超载。钙拮抗剂通过阻断钙通道或拮抗钙蛋白酶,减少因钙内流所导致的神经细胞损伤和死亡,达到改善患者记忆和认知功能的作用。此外,也可以抑制钙超载,减轻血管张力,预防血管痉挛,保持组织活力[7]。常用的钙拮抗剂有尼莫地平、维拉帕米、盐酸氟桂嗪等。

（2）抗氧化药物：自由基可导致神经元过氧化损伤，引起神经元退行性变。抗氧化剂通过清除或减少氧自由基、保护神经元免受自由基的损害，以延缓和阻止神经细胞的退行性改变。研究发现[8,9]，天然抗氧化剂（如茶多酚），对肿瘤有明显预防和抑制作用，且对帕金森病有明显预防和防治作用；银杏黄酮对心脑血管病有明显预防和治疗作用；大豆异黄酮和尼古丁对阿尔茨海默病有预防作用；山楂黄酮对脑卒中有明显预防和治疗作用。

（3）NMDA 受体拮抗剂：谷氨酸盐的过度释放使对 Ca^{2+} 高度通透的电压依赖型 NMDA 受体过度激活，导致 Ca^{2+} 内流过多，并最终诱导神经细胞死亡及一系列急性或慢性神经退行性疾病的发生。人参皂苷 Rb_3 能降低 NMDA 引起的神经元〔Ca^{2+}〕i 增加，可能是通过抑制 NMDA 受体引起的 Ca^{2+} 内流，减轻钙超载，从而防止脑缺血缺氧性损伤[10]。石杉碱甲能抑制 NMDA 所致大脑皮质、突触质膜的毒性。美金刚胺是 NMDA 受体的拮抗剂，能拮抗兴奋性氨基酸对神经元的毒性[11]。

（4）抗炎药物：激活的小胶质细胞、反应性星形胶质细胞、浸润的 T 细胞及过度产生的炎症介质形成神经炎症反应，可能危害神经元的存活。尽管神经炎症并不一定是神经退行性疾病的始发因素，但是持续的炎症反应会导致疾病的进行性加重，使神经炎症与神经元病变之间构成恶性循环，最终导致更多的神经元死亡。鉴于炎症在神经退行性疾病模型及慢性神经变性中的重要作用，提示抗炎药物可能具有神经保护作用。这类药物有吲哚美辛、布洛芬、双氯芬酸、萘普生等。但此类药物为非选择性的环氧合酶（cyclooxygenase COX）抑制剂，对 COX－1 和 COX－2 均有抑制作用，胃肠道副作用大，无法长期用药。后期开发出 COX－2 特异性抑制剂如罗非昔布、塞来昔布等，减轻了以往 NSAID 的胃肠道副作用，但也存在严重心脑血管以外的风险。但最近研究表明[12]，非甾体抗炎药（nonsteroidal antiinflammatory drug，NSAID）保护作用可能并不是 COX－2 抑制物的作用，因大剂量 NSAID 降低淀粉产物与 COX 抑制无关，故 COX 及其产物的作用仍有待进一步的研究，其治疗阿尔茨海默病的作用存在争议。

二、抗凋亡药物

研究发现，神经退行性疾病患者的特定神经组织具有细胞凋亡的形态学特征，提示细胞凋亡可能参与这些疾病的病变过程。后期也有结果证实，在神经细胞凋亡过程中有大量 β -淀粉样蛋白（amyloid β-protein，Aβ）产生，半胱氨酸蛋白酶抑制剂 z－VAD－FMK 可抑制 Aβ 生成。相反，Aβ 及突变型早老素又可引起神经细胞凋亡,而半胱氨酸蛋白酶抑制剂 Ac‐YVAD‐CMK 或 z‐VAD‐FMK 又可对抗 Aβ 及突变型早老素的上述作用[13]。这些结论都提示细胞凋亡参与阿尔茨海默病的病变过程。细胞凋亡也参与帕金森病、亨廷顿病及肌萎缩侧索硬化的病变过程。

近年来,抗神经元凋亡的药物研究取得了重大进展。人参皂苷 Rg_1 可明显抑制大脑皮层神经元的凋亡。此外,针对神经细胞退行性变的信号传导通路及 c‐Jun 氨基端蛋白激酶(c-Jun N-terminal protein kinase, JNK)在凋亡过程中的关键作用,人们着重研究了 JNK 抑制剂的神经保护作用。研究表明[14],CFP‐1347 在培养的胚胎间隔神经元中可以增加胆碱乙酰转移酶(choline acetyltransferase, ChAT)的活性,拮抗 Aβ 诱导的 JNK 激活和培养细胞的死亡,保护胆碱能神经元,特别是保护胆碱乙酰转移酶的活性,可用于治疗阿尔茨海默病。

三、神经营养因子

神经营养因子(neurotrophic factor, NTF)是一类由神经元靶细胞分泌的蛋白质或多肽分子,其与相应受体特异地结合后,被轴突末端摄取,经轴突逆行运输至神经元胞体,发挥促进和维持神经元存活、生长的作用。但由于神经生长因子(nerve growth factor, NGF)等是蛋白质生物大分子,存在生物利用度低、难以透过血脑屏障等药动学特性,制约了其临床应用。故寻找具有神经营养作用的小分子药物,成为神经退行性疾病治疗药研究领域新的热点。

四、具有神经营养作用的小分子药物

由于血脑屏障(blood-brain barrier, BBB)的存在,NTF 如成纤维细胞生长因子(fibroblast growth factor, FGF)、NGF 等无法穿过血脑屏障。而具有神经营养作用的小分子药物容易穿透血脑屏障达到脑部,且该类药物(如 FDP‐Mg、MDHB、儿茶酸、大黄素甲醚等物质)具有分子量小、极性低的特性,可以较为容易地进入中枢神经系统发挥作用。这些小分子药物能模拟神经营养素的功能直接或间接激活 Trk 受体,促进神经元自分泌神经营养素利于神经元存活和突起生长。因此,寻找具有神经营养作用的小分子药物是治疗神经退行性疾病的良好方向。

神经系统疾病传统药物治疗多存在药物利用率低、副作用多等局限性。干细胞作为具有自我增殖、更新、分化能力的一类永生细胞,存在于几乎所有的人体组织中。作为研究热点,干细胞疗法已被证明在神经系统疾病领域有确切的疗效,潜在的治疗机制是通过旁分泌发挥神经营养和免疫调节等作用,而不是既往认为

的神经元替代作用,使得干细胞有望成为神经系统疾病的重要治疗手段之一。

不同类型的干细胞表现出不同的分化潜能。TSC 和 PSC 具有最强的分化潜能,可以分化形成人体的各种组织和器官。PSC 能进一步继续分化为专能干细胞(unipotent stem cell),包括 HSC、MSC 和 NSC 等。NSC 不仅能够分泌神经营养因子,还能够分化成中枢神经和周围神经系统的细胞系(包括神经元和神经胶质细胞,如星形胶质细胞和少突胶质细胞等)。

MSC 由于其独特的细胞特性,成为目前研究、应用最广泛的干细胞来源之一,在中枢神经系统退行性疾病干细胞治疗中具有重要意义。MSC 可以很容易地从各种来源获得,如骨髓、脂肪组织、脐带和胎盘等;具有免疫豁免特性(不需要基因匹配),可供同种异体使用;此外,MSC 的多向分化、抗凋亡、抗炎等免疫调节和旁分泌功能也推动 MSC 在各类疾病治疗中的研究[15]。目前已有 3 种 MSC 产品被批准用于临床治疗,分别为:① remestemcel-L(异体 BM-MSC),在加拿大、新西兰和日本被批准用于治疗急性移植物抗宿主病;② darvadstrocel(异体 AD-MSC),在欧洲被批准用于治疗肛周瘘管型克罗恩病;③ stemirac(自体 BM-MSC),在日本被批准用于治疗脊髓损伤。在 120 余项注册的 MSC 治疗神经系统疾病的临床研究中,约 2/3 的研究使用 MSC 治疗脑卒中、脊髓损伤和多发性硬化,这些 MSC 大部分来源于骨髓,其次是脂肪、脐带和脐带血。

利用 NSC 对神经退行性疾病进行替代治疗的设想开始于局限性病变如帕金森病、亨廷顿病等,并在实验中取得了较为理想的效果。截至 2022 年 1 月,检索到有关 NSC 和 NSC 样细胞治疗神经系统疾病的临床研究超过 40 项,其中主要有涉及帕金森病 8 项,多发性硬化 8 项,脊髓损伤 7 项,缺血性脑卒中 6 项,出血性脑卒中 2 项,肌萎缩侧索硬化 4 项,脑肿瘤 2 项,缺血缺氧性脑病 1 项等。大量动物实验显示,通过 NSC 移植可以部分修复缺损的神经元,部分恢复其功能和促进脑的自我修复。NSC 植入脑区后可以存活,保持了多分化潜能,能迁移到不同部位并分化为相应细胞,且它的分化方向由其所处的局部微环境而非内在特性所决定[16]。NSC 移植是修复和替代受损神经元的有效方法,可部分重建神经环路和功能。但干细胞移植也存在着很多问题,如细胞的大量来源问题(iPSC 技术一定程度上能缓解)、NSC 的存活率、免疫排异反应、转化不可控、致瘤致畸性及伦理道德等问题。

第二节　中枢神经系统其他疾病

神经系统结构复杂,其疾病包括的范围广泛,除神经退行性疾病外,还包括遗传和先天发育异常疾病、中枢神经系统损伤性疾病(颅脑损伤、弥漫性轴索损伤、脊髓损伤等)、血管源性疾病(脑梗死、脑出血、短暂性脑缺血发作等)、感染性疾病(脑膜炎)、中毒、营养缺陷和代谢性疾病(如维生素 B_1 和维生素 B_{12} 缺乏等)、肿瘤性疾病(胶质瘤、血管瘤、转移瘤等)、自身免疫病(多发性硬化、重症肌无力)等导致的中枢神经系统损伤。其中血管源性的神经系统疾病和颅脑脊髓损伤发病率更高,对患者及家庭造成严重的损害。

一、血管源性疾病

脑梗死约占脑血管疾病的 70%,大部分患者在治疗后遗留有瘫痪、失语等多种残疾,给社会和家庭带来沉重的负担。干细胞治疗不仅能减轻受损组织的变性坏死,而且还能对受损组织进行功能和结构的修复。研究发现,将 VEGF 修饰的 BM‒MSC,移植入大脑中动脉闭塞(middle cerebral artery occlusive, MACO)大鼠体内,能够有效改善神经功能评分,减少梗死面积,减轻脑水肿。利用自体 MSC 通过静脉注入 5 例缺血性脑血管病患者体内,并在之后的 3 个月、6 个月、9 个月进行改良 Rankin 量表评分和活动能力评定指数(Barthel)评分,结果均表明治疗组神经功能改善优于对照组,同时磁共振成像也显示缺血的范围减小,更为重要的是未出现治疗引起的不良反应。这些研究证实,临床上 MSC 治疗缺血性脑血管病具有良好的安全性、有效性及可行性。目前移植 MSC 治疗脑梗死的可能机制主要有:重建神经环路,分泌神经营养因子,减少神经细胞凋亡,促进移植区域血管的再生,还可能促进内源性 NSC 的增殖及分化[17]。

二、中枢系统创伤性疾病

神经元缺失、局灶性血运破坏及继发性炎症损伤是中枢神经系统损伤后的基本病理改变,因此通过再生神经元、重建血运并抑制过度炎症反应成为治疗中枢神经系统损伤的策略。目前对于创伤后脑损伤应用 NSC 作为治疗措施的基础研究及临床试验主要有两方面:① 体外干细胞分离培养增殖后通过定向诱导分化为所需细胞进行移植;② 促进内源性 NSC 的增殖、迁移及诱导其定向分化。

脊髓损伤(spinal cord injury,SCI)是严重的中枢神经系统疾患,严重危害人类生命健康,影响生活质量,制约社会经济发展。随着经济和快速交通的发展,脊髓损伤的发病率逐年增高,但目前临床治疗效果仍难以令人满意。干细胞移植,以及与生物活性分子联合应用在脊髓损伤的基础和临床前期研究中取得了巨大进展。包括施万细胞、NSC、神经前体细胞、MSC、iPSC 及各种基因修饰细胞在内的"种子细胞"被移植用以脊髓损伤的修复研究。其潜在的修复机制包括：
① 分泌神经营养因子改善脊髓损伤后局部微环境,支持残存和新生的脊髓神经元;② 分化为少突胶质细胞,包裹再生轴突形成髓鞘;③ 为轴突导向生长搭建再生"桥梁";④ 分化为特异性运动神经元和中间神经元,替代凋亡坏死细胞。

三、"种子"细胞治疗探索

1. 干细胞移植 BM-MSC 由于属于 ASC,获取方便,分离扩增技术成熟,且没有严重伦理学问题,是目前脊髓损伤临床治疗的主要干细胞来源。其不仅可以替代坏死或凋亡的神经细胞,还可以分泌多种生长因子,发挥免疫调理作用。截至 2022 年 4 月,通过网址 ClinicalTrials.gov 查询,全球 MSC 治疗脊髓损伤的注册研究为 30 余项,其中,BM-MSC 为 15 项,我国大陆地区 MSC 为 10 项。因为干细胞和微环境具有相互作用,一方面,BM-MSC 可以通过分泌外泌体(exosome)的形式使损伤后微环境向有利于轴索再生和神经细胞修复方向转化;另一方面,微环境也影响 BM-MSC 的生长、增殖、干性维持、分化等特性。在体外培养的环境下,BM-MSC 易于被诱导分化为神经样细胞,但在移植体内后,却表现出神经元方向的低分化率,这就表明在不同微环境下,ASC 的干性维持、发育分化发生了明显变化[18]。

在联合移植安全性方面有大量的研究进行了探索,尤其是移植后体内成瘤性的风险。通过研究发现,单独进行 ESC 移植后,小鼠发生肿瘤的风险高,但将 BM-MSC 与 ESC 共移植后,小鼠不仅神经功能获得改善,而且体内未发现肿瘤。分析其潜在的机制可能是因为 BM-MSC 通过分泌神经营养因子诱导 ESC 向神经细胞方向分化[19]。

MSC 来源的神经簇和 BDNF 联合移植可以修复脊髓损伤并在脊髓损伤局部看到移植细胞成活并增殖。而在体外培养时,培养基中加入 BDNF,可以使 MSC 来源的神经簇分化成具有神经细胞表面标志的细胞,由此可以看出,BDNF 能在体外和体内促进干细胞向神经细胞分化[20]。

虽然干细胞移植具有令人欣喜的修复效果,但对于外源性细胞移植,目前的治疗仍然无法完全回避干细胞来源匮乏、异体免疫排斥、诱导转化效率低、畸胎瘤形成风险、伦理道德等诸多问题,这在很大程度上限制了干细胞移植在临床治疗中的开展和应用。

2. 内源性干细胞-修复新靶点 内源性 NSC 的发现是再生医学和细胞治疗领域的重要突破,为干细胞替代治疗提供新的细胞来源和研究方向。与外源性

NSC 相比,内源性 NSC 具有无免疫原性、无伦理学障碍、可自我更新、多潜能分化、成瘤性低等优点。

(1)内源性干细胞特性:从 ESC 开始,随着年龄的增长和发育的成熟,体内中枢神经系统逐渐建立和完善,具有干细胞特性的细胞数量减少,再生能力减弱,但是在成年哺乳动物大脑内,位于侧脑室的脑室下区(subventricular zone,SVZ)和海马齿状回的颗粒下区(subgranular zone,SGZ)两个神经发育环境(neurogenesis)中的神经元仍在继续更新,其中 SVZ 是 NSC 和前体细胞产生新神经元的区域,对于正常神经功能的维持(学习、记忆、认知等)及脑损伤等疾病的修复具有重要作用。

脑损伤后神经发生高于正常水平是内源性神经修复的先决条件。研究证明,脑损伤可以引起脑室下区、海马齿状回颗粒层及损伤区周围的细胞增殖,而这三个区域的神经发生对神经修复可能起决定作用。但关于不同区域 eNSC 开始增殖及持续的时间不同实验结果并不一致。脑损伤后内源性 NSC 被激活并迁移至损伤区域,才能进一步替代受损神经。研究证明,脑损伤激发 SVZ 细胞增殖,并打破其沿 RMS 迁移的稳定性,使部分神经前体细胞向损伤区迁移。而在对缺血缺氧敏感的海马区,创伤激发的新生神经细胞可能更多地替代该区创伤继发凋亡的神经元,从而对脑损伤继发的认知、学习、记忆障碍起到修复作用。此外,也有部分新生细胞迁往损伤区域。而这种迁移可能是由多种趋化因素诱导的,如颤蛋白、Shh、SDF-1 等。创伤后 eNSC 可分化成不同类型的细胞。通常认为,eNSC 迁移至皮层损伤部位,并分化为投射神经元对有效的内源性修复是非常重要的。但是,目前研究表明,皮层损伤后大部分迁入的前体细胞形成了神经胶质。脑创伤后损伤区微环境变化可能决定了细胞分化的命运。损伤后脑内一个显著变化是少突胶质细胞转录因子 Olig2 的暂时上调,而非神经源性转录因子,如 Pax6、Mash1、Gsh2、Ngn 等。说明了这些神经源性因子对皮层损伤无应答,这也为通过外源性途径应用神经因子调控损伤后神经分化提供了可能性。相关研究也表明,在缺血缺氧损伤中应用外源性的神经生长因子如 BDNF、FGF2、GDNF、IGF1、VEGF 等可以促进内源性 NSC 的增殖且增加其生存率[21,22]。

不同于脑的发育微环境,成体脊髓内并不存在活跃的神经发育环境区域。主要存在于成年哺乳动物脊髓室管膜中央管区域的"脊髓神经干细胞"(spinal cord-derived neural stem cell, ScNSC),具有干细胞自我增殖和神经多向分化的潜能。在体内正常稳态下,ScNSC 保持静止或低增殖分化活性。当脊髓损伤发生后,局部微环境发生剧烈改变,ScNSC 增殖分化能力被损伤快速激活,并由中央管逐渐向损伤局部迁移。其中,绝大多数 ScNSC 转变成星形胶质细胞,不到 5% 的细胞可分化为少突胶质细胞,但无法产生新的神经元。大量增殖和分化而来的星形胶质细胞进一步在损伤局部形成胶质瘢痕,在发挥限制损伤空洞和炎症反应继续扩大等积极作用的同时,也形成机械物理屏障,阻断轴突的再生和再髓鞘化。

（2）微环境对内源性干细胞的影响:脊髓损伤修复困难的主要原因是损伤后微环境失衡。脊髓损伤局部大量的负性调节因素,如炎症反应、Nogo 抑制性信号通路、胶质瘢痕及神经生长因子前体等[23],使干细胞在正常和损伤后呈现出截然不同的生物学特性,这提示干细胞在体内的各种变化是受局部微环境、各种信号分子和基因共同调控的。若能改变内源性干细胞分化方向,诱导干细胞在损伤后向特定神经元转变,将对包括脊髓损伤在内的神经损伤疾病的治疗具有重要意义,但具体机制尚不清楚。

基于干细胞特性和微环境理论,更多的研究发现干细胞联合微环境调控的方式能够获得更优的修复效果。细胞外囊泡(extracellular vesicle, EV)是几乎所有类型细胞都能分泌的具有膜结构的一类微小囊泡。大量研究发现,在干细胞移植治疗中,干细胞来源的细胞外囊泡(stem cell-derived extracellular vesicle, SC-EV)介导了干细胞对损伤的修复治疗,EV 承担了疾病环境下的细胞功能调节的作用[24]。SC-EV 作为一种简单的微小囊泡结构,体内移植后不会发生诸如排斥、成瘤等干细胞移植风险,具有更高的治疗安全性。并且,不同类型干细胞所分泌的 EV 也被证实在疾病治疗中具有独特的功能。在疾病治疗上,EV 可以作为药物载体,将不同药物高效、精确地转运至靶病灶。EV 中的微 RNA(microRNA, miRNA)被认为是其发挥治疗作用的重要信号分子;通过 miRNA 的调节,EV 能够对靶细胞起到促进增殖再生、诱导肿瘤凋亡、调节免疫反应、改变细胞状态等作用,从而应用于各类疾病治疗[25]。

四、多重复性细胞治疗方案

施万细胞(Schwann cell, SC),是外周神经系统的胶质细胞,被认为是外周神经损伤再生的关键。虽然本身不是干细胞,但施万细胞能够减少脊髓损伤后胶质瘢痕形成、保护神经、减轻继发损伤并促进神经轴突再生。由于获取方便,分离扩增技术成熟,适合自体移植,且没有明显的伦理学问题,施万细胞已成为目前治疗脊髓损伤的重要种子细胞。在应用自体移植施万细胞修复脊髓损伤进行的临床研究中,移植施万细胞也被证实能够显著提高患者神经功能。然而单纯移植施万细胞难以达到非常满意的神经恢复效果,联合治疗却可以大大增加施万细胞的存活率并发挥其生物学效应。大量研究成果证实,利用激活态施万细胞分泌多种神经营养因子及神经保护等特性,其与 BM‐MSC 联合移植可有效减小脊髓损伤后胶质瘢痕的体积并促进轴突的再生和再髓鞘化。不仅如此,施万细胞可以通过分泌外泌体(exosome)的形式促进神经再生[26]。

外泌体(exosome)是细胞主动分泌的大小均一,直径为 30~100 nm 的囊泡样小体,经过激活后以主动形式释放到胞外环境。由于外泌体载有 mRNA、蛋白质等成分,且可通过胞吞、胞饮等作用直接与其他细胞融合,在多层次通过多条信号通路,发挥一定的生物学功能,被认为在细胞间信息传递中具有重要作用。目前大量研究证实,外泌体在修复多种组织损伤中,如肝脏、心脏及神经等组织损伤中,发挥重要作用[27]。

干细胞不仅能通过自身增殖分化修复神经损伤或疾病,在药物研发,靶向治疗、组织工程等转化应用方面也发挥重要作用。有研究显示,MSC 向肿瘤部位募集的机制与炎症细胞在组织修复过程中发生迁移和激活在很大程度上是类似的,都受到整合素黏附分子和趋化因子等调节。MSC 表面表达的趋化因子CXCR4 受到肿瘤高表达的 CXCL12 受体的招募而迁移到肿瘤部位。包载纳米药物的 MSC 具有肿瘤的趋向性[28]。利用聚甲基丙烯酸甲酯纳米粒包载卟啉光敏剂,将纳米粒导入 MSC 到达肿瘤组织间隙后,采用光动力疗法可以诱导癌细胞死亡。MSC 还可以作为基因载体,将治疗基因通过病毒基因重组的方法直接转导到 MSC 中用以治疗神经系统基因相关性疾病。但细胞作为载体进入实际应用还存在一系列关键的科学问题有待解决,包括:① 提高细胞的载药量以达到疾病有效治疗与保持细胞生理活性和趋向性的关系;② 细胞载体在递送过程中的稳定性与到达病理组织后及时释放药物的关系;③ 载药细胞在体内的安全性等。这些问题的解决是实现细胞载体有效和安全应用的重要基础。另外,作为新的生物技术药物,与蛋白质多肽、抗体等不同,细胞药物的生产和治疗应用还在发展的起步阶段,相关管理法规或规范还在建立或完善之中。在细胞来源、细胞纯化和规模化制备等实际应用技术方面仍需大力研究和发展。

五、干细胞组织工程化

(一)组织工程化细胞特性

作为干细胞治疗临床转化应用的重要因素之一,组织工程技术发挥巨大的推动作用。组织工程研究涉及种子细胞、生物支架材料及组织构建等众多研究方向,而干细胞是组织工程研究中的理想种子细胞。组织工程支架可以提供一个三维空间,模拟更有利的内源性微环境,为移植干细胞提供有效支持,从而促进干细胞在体内黏附、迁移和分化。组织工程研究的核心是建立由细胞和生物材料构成的三维空间复合体。这一三维的空间结构为细胞提供了获取营养、气体交换、排泄废物和生长代谢的场所,也是形成新的具有形态和功能的组织、器官的物质基础。这与传统的二维结构对细胞营养有着本质的区别。其最大的优点在于:

(1) 形成具有形态和功能的组织、器官的物质基础。

(2) 形成具有生命力的活体组织,对病损组织进行形态、结构和功能的重建,并达到永久性替代,可以用最少量的组织细胞(甚至可用组织穿刺的方法获得),经体外培养扩增后,来修复大块的组织缺损达到无损伤修复创伤和真正意义上的功能重建。

(3) 可按组织、器官的缺损情况任意塑形,达到完美的形态修复效果。

组织工程的"三要素"是细胞、生物材料及组织工程化构建,因此,组织工程研究的方向主要集中于 3 个方面:种子细胞研究、组织工程用生物材料组织构建及构建环境优化研究。种子细胞的培养是组织工程的基本要素,种子细胞研究的目的在于获取足够数量的细胞,同时保持细胞增殖、合成基质等生物功能并防止细胞老化。种子细胞主要有 3 个来源:

(1) 与缺损组织细胞同源的自体细胞。

(2) 组织特异干细胞:主要包括骨髓基质干细胞等具有多向分化潜能的 PSC 及神经前体细胞等具有定向分化潜能的专能干细胞。

(3) 胚胎干细胞(ESC)。

干细胞将作为组织工程的"上游"研究为组织工程的进一步发展提供技术储备,近年研究进展尤为突出。构建组织工程产品需要大量细胞,如何从少量组织中获取大量细胞已成为组织工程研究中迫切需要解决的问题之一。各种生长因子,各种动态培养系统,如微重力旋转生物反应器、环绕混合培养系统、应力场培养装置等均已在组织工程研究中得到应用,但尚需进一步完善以达到实用化目标。

(二) 生物材料发展

生物支架材料的研究集中在探索不同材料的最大生物兼容性和效应力,目前主要使用的有:

1. 可降解高分子材料　国内外研究较多的是聚羟基乙酸(polyglycolic acid, PGA)、聚乳酸(polylact acid, PLA)、聚羟基乙酸与聚乳酸的共聚物(PLGA)等。这些材料具有可标准化生产、可降解、细胞相容性好等优点。但其酸性降解产物有可能对细胞的活性产生不利影响;同时其亲水性、细胞相容性、力学强度等均尚待改进[29]。采用多种改性技术有可能满足组织工程对支架材料的要求。

2. 陶瓷类材料　目前研究较成熟的是多孔羟基磷灰石(hydroxylapatite,HA)、磷酸三钙等。这类材料生物相容性好,有一定强度,是骨的无机盐成分,常用作骨组织、脊柱等工程的支架材料。但由于它们降解慢,脆性大,降低了这类材料的实用性。

3. 复合材料　将有机材料如 PGA 与无机材料如多孔羟基磷灰石复合,或将多孔羟基磷灰石与胶原、生长因子如各类神经营养因子(如 NT‒3、NDGF 等)复合形成复合材料[30],可克服单纯材料的缺点,并能综合其优点。近几年对纳米材料或纳米复合材料的研究有了新的突破,这已成为组织工程支架材料研究的方向之一。

4. 生物衍生材料　生物组织经过处理后获得的材料称为生物衍生材料。来源于人体的生物衍生材料(保留了正常的网架结构),组织相容性好,是较为理想的组织工程支架材料。例如,水凝胶支架、脊髓脱细胞支架为脊髓损伤干细胞修复提供良好网架和环境;纤维蛋白凝胶构建组织工程软骨等。脱细胞、去抗原处理的生物衍生骨支架构建的组织工程骨已在临床开展应用。

根据所构建组织的结构与功能的不同,组织构建的研究主要可划分为两个领域。

(1) 结构复杂并具有不同代谢功能器官的组织构建研究,如肝脏、肾脏、心脏等复杂器官的组织构建。

(2) 结构较为简单不执行或仅执行简单代谢功能的结构性组织的组织工程化构建研究,如骨、软骨、肌腱、神经等组织的构建。

组织工程化组织构建主要有 3 种方式:

(1) 体内构建:干细胞与生物材料复合后,组织尚未完全形成"成熟"时即植入体内,组织形成与生物材料降解在体内完成。

(2) 体外构建:在体外模拟体内环境,应用生物反应器形成组织与器官。

(3) 原位组织构建:单纯植入生物材料支架于体内组织缺损部位,依靠周围组织细胞迁移并黏附于生物材料支架,形成并再生组织,这种方式并非经典的组织工程途径。

近年来,为了提供良好的机械支持及递送细胞、药物和生长因子,研究者构建各种复杂结构的支架,如水凝胶支架、三维多孔纳米纤维支架和脱细胞脊髓支架等[31]。水凝胶为三维多孔结构,其特征是与软组织具有相似的高含水量,可注射水凝胶作为一种微创技术在脊髓损伤再生领域得到了广泛关注,其表面可以涂上天然的或合成的基质,这些基质注射到脊髓后会迅速从液体转化为凝胶。水凝胶支架的优点在于:① 可以填充损伤区域;② 作为干细胞的载体,为脊髓损伤组织再生创造良好的环境;③ 具有更强的抵抗力;④ 更少的免疫原性。三维多孔纳米纤维支架则具有更高的表面积,植入后可以促进干细胞的黏附、增殖和分化。支架内的纳米纤维则通过引导细胞生长显著影响再生过程。此外,纳米纤维支架既可以单独使用,也可以与水凝胶一起使用。脱细胞脊髓支架是脊髓组织工程的一种替代支架。它们是通过化学提取获得天然脱细胞基质,这些基质由组织的非细胞部分组成,主要成分是蛋白质,如胶原蛋白、层粘连蛋白、纤维连接蛋白和胶原蛋白等。这种支架柔软而灵活,含有贯穿其全长的线性导向孔。尽管支架在组织工程中具有治疗潜力,但是很多研究的支架都存在着一定的缺陷,如与移植物相关的生物材料的细胞毒性、移植物结构的部分或全部塌陷及移植物在体内的降解率不足。

(三) 组织工程化修饰的干细胞治疗

与单独的细胞移植或单独的工程支架移植相比,各种 MSC 联合组织工程支架移植表现出了更好的疗效[32]。在脊髓半切损伤的大鼠模型中,与单独植入 BM - MSC 组相比,BM - MSC 联合组织工程支架组的干细胞显示出更高的存活率,并增强了向神经元分化的能力,同时观察到运动功能有显著改善。此外,还可以将 2 种不同的生物材料结合在一个特殊支架上,以降低单一材料的缺点,这样不仅可以种植干细胞,还可以传递神经营养因子。

目前越来越多的研究证明,单纯的干细胞移植并不能重建脑、脊髓等中枢系统的复杂结构和稳定性,而单纯的生物材料、单纯的神经营养因子也不能替代神经损伤过程中的神经元丢失,因此联合多因素治疗成为研究的重要方向。生物多重组织工程支架的应用是将不同类型的支架材料,如将纳米纤维支架与水凝胶等,与干细胞、神经营养因子等共同融为一体,由于组织工程支架具有良好的组织相容性,可以弥补空腔和瘢痕组织形成的缺损,而神经营养因子可以通过改善微环境进而促进干细胞增殖分化,修复神经损伤。

然而目前仍存在巨大的挑战。正如一些研究发现,神经营养因子可以减少皮质的萎缩,增加损伤部位轴突的数量、髓鞘的形成并诱导损伤部位广泛地再生,但它对本体感觉、皮质脊髓束却没有明显作用,这说明脊髓损伤的不同部位对修复条件存在着不同的营养需求,这也是为什么没有任何一项联合移植方案可以完全修复受损的脊髓,实现神经细胞的再生和神经轴突的再连接,而只能对某个区域的神经细胞、神经轴突产生有限的作用。

在脊髓损伤修复中需要综合考虑干细胞、组织工程支架、神经营养因子各自的特性,三者最优的组合方式及其最佳移植方法和治疗窗。面对着如此复杂多变的因素选择及如此多变的不确定性,未来的研究仍存在着巨大的挑战。

第三节　周围神经系统疾病

周围神经系统是指位于脊髓和脑干的软膜外的所有神经结构,即从脊髓腹侧和背侧发出的脊神经根组成的脊神经,以及从脑干腹外侧发出的脑神经,不包括嗅神经和视神经。各种原因导致的周围神经损害统称为周围神经病。周围神经从功能上分为感觉传入和运动传出两部分。前者由脊神经后根、后根神经节及脑感觉神经组成。周围神经纤维可分为有髓鞘和无髓鞘两种。常见的外周神经疾病包括:脑神经疾病,如三叉神经痛、特发性面神经麻痹、面肌痉挛、多发性脑神经损害;脊神经疾病,如单神经病及神经痛、格林巴利综合征、多发性神经病、急性炎症性脱髓鞘性多发性神经病、慢性炎症性脱髓鞘性多发性神经病等。病因复杂,包括特发性、自身免疫病、营养代谢性、药物及中毒、感染及传染性疾病、肿瘤、遗传发育、机械卡压等。病理机制多为病变使远端轴突不能得到由神经元胞体提供的营养导致轴突髓鞘变性,即正向运输障碍,还有逆向运输障碍导致轴索再生障碍。沃勒变性(Wallerian degeneration)、轴索变性、神经元变性、阶段性脱髓鞘改变构成了外周神经疾病的病理特点。

一、外周神经损伤再生机制

神经损伤后功能恢复取决于断端缺损是否能够较好地桥接、神经再生速度的快慢及再生轴索能否精确地长入原靶器官或功能相关的组织。周围神经损伤后表现出旺盛的再生能力,而中枢神经损伤后,一般情况下很难再生。从神经发育来看,神经轴突沿特定的路径延伸,到达将与它建立突触联系的靶细胞的胞体、树突或轴突。在神经突起末端存在一个扇形结构——生长锥(cone of growth),它表面的受体能选择性识别胞外环境中的导向信号,经过一系列信号转导机制引起自身的伸展和回缩反应,从而指导轴突生长。当周围神经损伤后,神经纤维和周围结缔组织发生损伤反应,相应神经元依次发生神经元胞体肿胀、尼氏体消失、细胞核偏移、突触端减少;远端轴突和靶组织器官发生沃勒变性而崩解,施万细胞增殖,胞体轴突产生生长锥,开始在多因素调控下的再生过程。

调节细胞表面和细胞骨架相互作用的大量功能各异的分子是轴突再生的重要条件,这些分子包括 GMC、微管蛋白和 Rho 亚家族。GMC 通过和钙调蛋白的相互作用引导受体介导的钙内流转换成生长锥活动的信号。微管蛋白是维持生长锥稳定和轴突再生的重要蛋白,在轴突损伤后,微管解聚分子表达上调,造成微管蛋白解构,影响生长锥的稳定[33]。Rho GTPase 是 GTP 结合蛋白 Ras 超家族的一个亚家族,是细胞骨架肌动蛋白的重要调节子。轴突损伤导致 RhoA、Rac、Cdc42 和 TC10 上调,与细胞表面受体结合后活化,引起细胞骨架蛋白磷酸化,从而调节肌动-肌球蛋白系统的收缩力,引致生长锥塌陷,最终抑制神经损伤后轴突的再生[34]。

二、施万细胞调节作用

施万细胞(Schwann cell,SC)是包绕神经轴突的神经胶质细胞,主要存在于周围神经系统,参与髓鞘结构的形成。周围神经的形成、发育及形态表现和功能特点等多方面都与施万细胞密切相关。已有研究发现,施万细胞在神经节损伤后快速去分化,增殖并分泌合成多种 NTF、多种 ECM 蛋白和表面黏附因子,在促进轴突再生、维持胞体存活、清除碎片等过程中发挥重要作用,从而有效促进周围神经损伤的修复[35]。巨噬细胞在神经细胞受到损伤后的沃勒变性中发挥着重要的作用。沃勒变性是周围神经在损伤后轴突碎裂崩解,是神经损伤后轴突再生的必要条件。其过程中,中性粒细胞、巨噬细胞、树突细胞与 T 细胞、B 细胞均发挥作用。另外,巨噬细胞分泌的多种细胞因子,如生长促进因子和蛋白酶,刺激 ECM 促进神经细胞的再生。坐骨神经被切断后,巨噬细胞感知损伤部位的缺氧状态,可分泌 VEGF－A 诱导血管分化,以助施万细胞迁移,有利于细胞再生。周围神经修复过程中,需要良好的再生环境,为神经细胞的分化和细胞生长提供有力的支撑,如特定的营养、生长空间、负性因素减少、细胞黏附增多等。

周围神经损伤再生的微环境,主要涉及 5 个方面,包括免疫反应、炎症反应、激素调节、神经营养因子、神经再生通道建立。其中,免疫反应对周围神经损伤起到了抑制作用。神经损伤破坏血-神经屏障后,抗原进入附近淋巴结,产生抗体;或由神经组织中的抗原呈递细胞呈递给神经组织内的 T 细胞;或摄取抗原后经神经内微血管内皮细胞呈递给血中 T 细胞,从而导致免疫反应。炎症反应是因神经性抗原入血而产生抗体所致。施万细胞和巨噬细胞在吞噬变性的髓鞘时,便发生了炎症反应,从而加重神经损伤程度。激素调节是依赖于孕酮、促肾上腺激素、甲状腺激素等激素对神经细胞损伤的调节作用[36]。甲状腺激素可使非神经细胞产生神经营养因子,也可作用于施万细胞以维持神经元活性,从而促进神经生长。孕酮可调节施万细胞的表达。促肾上腺激素对神经修复有一定促进作用。包括 BDNF、NF、INGF 等在内的众多神经营养因子在损伤后可以发挥营养神经纤维的作用。

周围神经相对中枢神经来说再生能力强,主要是因为微环境恶化被有效控制和施万细胞再生能力强。同时,各种营养物质是否到达损伤部位与周围神经细胞能否快速修复有关。因此,周围神经损伤后血运重建也是修复的关键因素之一。受损后的相关神经血管反应分两步,第一步是血管直径增加,主要辅助巨噬细胞的募集与清除沃勒变性后的碎片;第二步是血管数目增加,主要辅助周围神经再生。因此,血管系统也是支持神经正常生长、修复的关键因素。

三、干细胞在周围神经损伤修复中的作用

干细胞作为具有多向分化、免疫调节、组织修复和分泌神经营养特征的一类多能细胞,在周围神经病变时,干细胞在损伤部位不仅能够分化为血管内皮细胞,促进新生血管的形成,还可以分泌各种生长因子,促进、分化形成神经细胞和神经胶质细胞。这些新生因子及神经细胞能产生神经保护作用和促进局部微血管再生,促进组织回到"工作"状态,支持神经再生、重构及新生血管形成,从而起到治疗神经损伤的作用[37]。而在受损的周围神经附近注射干细胞,通过多向分化、免疫调节、旁分泌等作用机制,分泌多种血管神经生长因子及趋化因子,促进干细胞分化为所需的功能细胞,从而发挥改善周围神经血管生成、提高神经营养效应和髓鞘再生的作用。

周围神经系统疾病是复杂多样的,根据病因的不同,对因而治是关键。周围神经再生是一个复杂精细的过程,涉及细胞凋亡、神经变性、炎症反应、免疫调节等多重生物学机制,而干细胞不仅可以在细胞增殖分化方面发挥作用,同时能够分泌生长因子,有效调节免疫和炎症反应,改善微环境,为神经再生提供有利条件,完善健全的干细胞疗法和安全、有效的干细胞制剂是未来基础研究、转化应用的重要方面。

参考文献

第六章

心血管系统疾病

第一节　干细胞用于心脏疾病的治疗

过去二十年,心脏干细胞疗法在治疗心血管疾病的研究中展现了一定的潜力。一方面,心脏细胞疗法通过递送干细胞至病变区域,通过刺激细胞在组织中定植并分化来替代受损或缺失的细胞,从而直接地挽救受损的心脏功能;另一方面,心脏细胞疗法递送到病变区域的干细胞,通过分泌小分子和细胞外微囊泡来间接地刺激内源性免疫调控和心脏再生的过程。

干细胞在正常生理状态下处于静止状态,当细胞受到特定的生理性和病理性刺激后开始增殖或分化。相对于个体间器官移植,干细胞治疗通过采用患者特定的细胞成分减弱了治疗后免疫耐受反应,且干细胞具有一定的自我更新能力[1]。

在临床研究中,干细胞治疗可通过多种途径进行,如直接注射至心肌层、经心外膜或冠状动脉给予及静脉注射方式等。除了干细胞种类和治疗途径的差异之外,干细胞治疗也受到其他因素影响,如每次给予的细胞剂量、治疗的频率、病变心脏组织的状态(慢性心衰或心肌梗死)、干细胞移植时细胞状态及同时服用其他药物时的干扰。因此,由于这些差异,很难量化比较不同治疗方式所带来的治疗效益。本节对心血管疾病中多种常见的干细胞治疗进行逐一阐述。

不同种类的干细胞在心脏疾病中的应用

（一）间充质干细胞

间充质干细胞(MSC)是存在于牙髓、骨髓、脂肪和脐带的一种多能 ASC,表达 CD90、CD105 和 CD73 等经典标志物。在适当的条件下,MSC 可在体内外转分化成功能性心肌细胞来直接替代受损心肌细胞,如表达 β-半乳糖苷酶报告基因的 hMSC 移植至免疫缺陷的小鼠体内,可分化为 β-半乳糖苷酶阳性的心肌细胞;在猪急、慢性心肌梗死模型中,异体间充质干细胞移植至心肌层后分化成心肌细胞,且与宿主心肌细胞通过连接蛋白-43 产生缝隙连接。然而,MSC 通过分化成心肌细胞来直接挽救心脏功能的治疗效果较低[2]。

MSC 也可通过旁分泌效应来发挥治疗作用,其分子分泌物有助于心血管保护和在不同的病理状况下起到修复功能。不同组织来源的 MSC 的分泌物有很大差异。AD-MSC 释放的内容物中,血管生成和抗凋亡生长因子含量更丰富,如 HGF、VEGF 及 IL-6,然而 BM-MSC 分泌更高水平的细胞迁移相关的趋化因子,如基质细胞源性因子 SDF-1α。多项临床研究证实,同种异体 MSC 治疗可改善心血管疾病患者的内皮细胞功能。与自体 MSC 相比,同种异体 MSC 分泌一氧化氮水平更高,且患者接受同种异体 MSC 后循环血液中血管内皮细胞生长因子水平更低,这证实不同来源的 MSC 在治疗特定疾病时存在差异性。

外泌体是细胞分泌至胞外的一种直径在 30~150 nm 范围和具备双层脂质结构的 EV,内含 mRNA、miRNA 和多种小分子蛋白质等物质,在细胞间发挥通信功能。MSC 来源的外泌体含有大量生物活性分子,通过与胞膜融合或内吞作用转运活性分子至靶细胞,从而在转录水平和转录后水平上对靶细胞基因表达进行调控,以此影响靶细胞的生物学功能。在心血管疾病领域中,MSC 来源的外泌体与急性心肌梗死、高血压、心衰和心肌病有密切联系。在猪心肌缺血-再灌注模型中,MSC 来源的外泌体可减少心肌梗死区域面积和改善心功能。在小鼠模型中,给予 hMSC 来源的外泌体可显著促进心肌细胞再生和改善心功能。外泌体也可调控细胞外基质金属蛋白酶(matrix metalloproteinase, MMP)诱导物来诱导微血管成形[3]。

(二)胚胎干细胞

胚胎干细胞(ESC)是从囊胚期胚胎的内细胞团获得一种 TSC,可在体外分化为包含心肌细胞(cardiac muscle fiber, CM)(即 ESC-CM)在内的特定细胞。由 ESC-CM 可替代受损细胞并修复心脏组织。但是,ESC 用于临床治疗心血管疾病存在着一些问题亟待解决,如获取供体胎儿的细胞面临着伦理问题。ESC 依据特定分化方案被诱导成 CM 后,在体外环境下表现出细胞搏动和类似 CM 的电生理现象。既往体内动物研究表明,十亿级数目的 ESC-CM 体内移植至心肌缺血-再灌注的模型后,相当部分细胞在梗死区保留并存活。这些定植细胞可诱导血管新生并增强血氧和养分的补给,改善心梗微环境而修复心脏。

此外,Notch 信号通路、骨形成蛋白(bone morphogenetic protein, BMP)和纤

连蛋白-3可有效地提升ESC分化为CM的效率。给予ESC-CM血红素氧合酶-1预处理后,细胞移植至心肌梗死区可提升其对组织免疫炎症的耐受性及延长自身在梗死区域的生存时间,从而发挥修复心肌损伤的作用。

ESC来源的外泌体具有促进心肌增生的潜能。ESC分泌的外泌体富集有多种mRNA、蛋白质和特定的小RNA分子。氧化应激状态下,这些分泌的外泌体通过递送囊泡内成分至受体细胞来促进细胞的增殖、存活和血管形成。有研究表明,ESC来源的外泌体诱导CM增殖和促进血管形成,来修复心脏急性缺血后损伤和增强心功能。值得注意的是,这些外泌体也被发现具有抗CM凋亡和抗心肌纤维化作用。然而,采用ESC和ESC-CM治疗可能存在畸胎瘤和心律失常的发生,细胞移植后存活率低和伦理相关问题。迄今,ESC和ESC-CM治疗心血管病仅在动物模型上开展过研究。

（三）诱导多能干细胞

诱导多能干细胞(iPSC)通过对患者来源的尿路或皮肤成纤维细胞进行体外再编码诱导形成,如通过对人纤维母细胞转染表达*NANOG*、*OCT4*、*SOX2*和*LIN28*等再编码基因的慢病毒载体来构建。iPSC与ESC相比,在形态学、细胞增殖、表面分子标志物的表达和组蛋白修饰方面具有极其相似的特征。然而iPSC基因组甲基化模式却与之相反,且iPSC为PSC和具备自我复制能力及不存在伦理的困扰。从理论上来说,由特定患者来源的iPSC及其分化的CM(即iPSC-CM)因具备有宿主体细胞的遗传学背景,因此可消除免疫排斥反应。与ESC-CM类似,iPSC-CM也表现出细胞搏动和特定的电生理特性。

在一项猴子的心肌梗死模型研究中,在心肌层内注射iPSC-CM后,细胞在梗死区域存活时间达到12周,并且移植治疗后的4周和12周时间内心脏的收缩功能显著改善。此外,心肌梗死猴模型在细胞移植治疗后呼吸速率出现加快,表明iPSC-CM替代部分受损的CM维持细胞功能,并转化为内皮细胞,增进血管的形成来改善梗死心脏的结构和功能,延缓心衰的进展。另外,采用iPSC-CM治疗也可减轻细胞移植带来的心律失常反应。

与ESC类似,iPSC分泌的外泌体也被报道可促进心肌修复和增强心脏功能。既往研究表明,这些外泌体有助于减轻心肌纤维化,保护受损的心肌层和促进心脏血管的形成来减轻缺血。此外,在过氧化氢诱导的氧化应激刺激中,给予iPSC分泌的外泌体干预可抑制半胱天冬酶-3和半胱天冬酶-7活性来减弱大鼠心肌细胞H9c2的细胞凋亡。iPSC-CM分泌的外泌体同样也具备治疗作用。采用患者特异的iPSC-CM进行个体化救治疗效中,由其分泌的外泌体的旁分泌作用起到决定性作用。最近的研究报道,iPSC‐CM 分泌的外泌体中含有热休克蛋白 20、27、60、70 和 90。体内外的研究证实来源于 iPSC‐CM 的热休克蛋白 20 可促进脐静脉内皮细胞的增殖、迁移和管状形成。此外,心血管疾病的发生发展过程中,伴随有不同类型的细胞间信号交流机制。例如,血管紧张素‐2 刺激心脏成纤维细胞释放的外泌体可促进心肌细胞分泌血管紧张素‐2 和诱导血管紧张素‐2 受体表达上调,从而增强血管紧张素‐2 诱导的心肌肥厚病变。由于 iPSC‐CM 释放的外泌体承载着来自亲代细胞的复杂的信号物质,因此,可通过对 iPSC‐CM 施加不同的刺激来改变其外泌体内含物,使得 iPSC‐CM 分泌的外泌体作为一种治疗的工具。

第二节　干细胞用于动脉粥样硬化的治疗

　　动脉粥样硬化是一种由动脉内脂质积聚引起动脉管壁增厚变硬、失去弹性和血管腔缩小的慢性非特异性炎性疾病,涉及炎症与免疫反应,是导致冠状动脉疾病和周围血管疾病的主要原因。在动脉粥样硬化的各个阶段,血管内皮细胞、平滑肌细胞和免疫细胞参与并促进了动脉粥样硬化的形成、进展和破裂。降血脂药是预防动脉粥样硬化进展和恶化的主要治疗策略,可显著改善心血管疾病的预后。然而,对于高危患者或斑块病变晚期的患者,其动脉粥样硬化进展仍伴随着较高死亡率。因此,如何抑制斑块的进展或稳定斑块是一个亟待解决的问题。

　　MSC 在治疗多种心血管疾病的病理学过程中,已经展现出明显的抗炎反应和免疫调控效应,特别是在与炎症极其相关的动脉粥样硬化的应用中。既往有许多研究阐明,MSC 通过调控内皮细胞、血管平滑肌细胞和免疫细胞来消除斑块。因此,深入认知 MSC 在动脉粥样硬化中的作用机制对于其临床应用的潜能具有重要意义。

一、动脉粥样硬化过程中间充质干细胞对炎症介质的调控

　　MSC 释放的分泌物具有抗炎或促炎作用的特性,并决定了免疫细胞的生物活性,这种特性使得其调控着心血管疾病进展中的炎症反应。鉴于动脉粥样硬化是由免疫系统功能紊乱导致的慢性炎症疾病,因此 MSC 治疗可能对动脉粥样硬化的病理学进展发挥着保护作用。大量的证据证实,同种异体间 MSC 移植可通过改变动脉粥样硬化斑块内的免疫细胞成分来减轻炎症反应,从而稳定斑块。

例如,在动脉粥样硬化斑块进展中,给予 MSC 干预后,可上调辅助性 T 细胞/CD4⁺T 细胞比例和促进巨噬细胞向 M2 表型分化,从而减轻单核细胞浸润与炎症反应。皮肤来源的 MSC 可通过抑制 TNF-α 的产生和释放及刺激 IL-10 的释放来减轻炎症反应。相似地,来源于人羊膜的 MSC 可抑制 p65 和 κB-α 抑制因子的磷酸化,从而通过 NF-κB 途径抑制免疫反应。然而,患者自身来源的 MSC 却缺乏固有的免疫调节能力,仅释放促炎症反应物质,与健康人群来源的 MSC 相比存在巨大差异。

此外,MSC 的免疫调节能力也依赖于外泌体途径来实现。在载脂蛋白-E 基因缺陷的动脉粥样硬化小鼠模型中给予 MSC 分泌的外泌体处理后,可通过 miR-let7/HMGA2/NF-κB 途径促进斑块内巨噬细胞向 M2 表型极化。值得注意的是,MSC 的免疫调节能力并不是自始至终存在的,只有当受到特定应激刺激后,MSC 的免疫调节功能才能被激活。例如,MSC 在缺氧和炎症刺激等条件下,细胞分泌外泌体含量增加及对动脉粥样硬化的疗效也增强[4]。

二、间充质干细胞治疗在动脉粥样硬化中的应用

(一)间充质干细胞对动脉粥样硬化病变中内皮细胞的影响

内皮细胞功能紊乱是动脉粥样硬化发生的最初阶段,它促进脂质的累积、巨噬细胞的浸润、泡沫细胞的形成及随后的血小板和 T 细胞的募集。在脂代谢紊乱和血流不稳定等动脉粥样硬化相关的高风险因素影响下,血管内膜的完整性被破坏,暴露的内皮受到连续的炎症刺激和脂质沉积的刺激导致内皮细胞功能紊乱。内皮细胞功能紊乱主要表现为内皮型一氧化氮合成酶与一氧化氮合成间的失衡,导致内皮细胞内氧化应激负荷的增加和细胞表型的改变,如炎症表型和泡沫细胞样表型的形成。目前,越来越多的证据报道急性或暂时性的炎症刺激可增强 MSC,改善内皮细胞功能的能力。一氧化氮主要由内皮型一氧化氮合成酶产生,并参与血管舒张和保护内皮细胞功能。在动脉粥样硬化发展过程中,蛋白激酶-B/内皮型一氧化氮合酶通路的失活导致内皮型一氧化氮合成酶的降解,造成一氧化氮生成减少,从而增加内皮细胞内活性氧和细胞内氧化应激水平与动脉粥样硬化的发展。当 MSC 与预先受到氧化修饰低密度脂蛋白刺激的内皮细胞共培养时,MSC 通过上调 IL-8 与巨噬细胞炎症蛋白-2(macrophage inflammatory protein 2,MIP-2)及促进一氧化氮的合成来激活内皮型一氧化氮合酶系统,从而改善内皮细胞功能。MSC 也可通过分泌 Wnt 蛋白来活化 β-连环素介导的 Wnt 信号通路来减弱氧化应激和细胞凋亡反应。此外,细胞黏附分

子促进单核/巨噬细胞聚集和黏附,从而引发动脉粥样硬化的发生,而有研究证实当内皮细胞与 MSC 分泌的外泌体共培养时,外泌体内的 HGF 可通过下调丝裂原活化蛋白激酶和 NF-κB 通路来抑制内皮细胞分泌细胞黏附分子,进而减弱巨噬细胞的趋化作用。

（二）间充质干细胞调控脂质水平的作用

血脂异常是动脉粥样硬化发生和发展的主要危险因素,MSC 可通过免疫调节对胆固醇代谢发挥着间接作用,而胆固醇代谢已被证实与免疫细胞之间存在联系。在高脂饮食饲养的低密度脂蛋白受体缺陷型小鼠模型和正常饮食饲养的载脂蛋白-E 基因缺陷的小鼠模型中,成熟 T 细胞和 B 细胞的缺陷降低了血清脂蛋白水平,特别是脂蛋白中载脂蛋白-B 的含量。采用 MSC 治疗小鼠 5 周后,炎症状态受到调节及血清中胆固醇水平伴随着极低密度脂蛋白的减少而显著降低,并且小鼠的肝脏在经过治疗后也观察到脂蛋白脂肪酶显著减少,继而导致可用于肝细胞合成极低密度脂蛋白所需的游离脂肪酸含量下降。此外,小鼠正常生理状态下,库普弗细胞释放多种介质促进肝细胞分泌极低密度脂蛋白,而经 MSC 治疗后的小鼠库普弗细胞活性减弱,从而影响极低密度脂蛋白的代谢。另外,库普弗细胞中脂蛋白脂肪酶缺陷降低了细胞对氧化修饰低密度脂蛋白或极低密度脂蛋白的摄取,从而起到抗动脉粥样硬化的作用。由体外诱导的 PSC 衍生的 MSC 比 BM-MSC 存活时间更久和增殖速度更快,并且在降低血清胆固醇和炎症反应之外,还可下调介导细胞分化、增殖和凋亡的 *Notch1* 基因的表达。值得注意的是,与 BM-MSC 相比,AD-MSC 与 M1 型泡沫巨噬细胞共培养后,对氧化低密度脂蛋白表现出改善的抗炎作用[5]。

（三）间充质干细胞对动脉粥样硬化斑块的稳定作用

动脉粥样硬化斑块的稳定或不稳定状态取决于内部环境因素的变化。斑块内存在有大的脂质核心体、大量的巨噬细胞和薄层纤维帽时更倾向于破裂,并且斑块内部中炎症细胞诱导的泡沫细胞分泌的基质降解蛋白酶和未成熟的新生血管对于斑块的稳定也极其重要。动脉粥样硬化斑块破裂显著增加了心肌梗死、缺血性脑卒中和急性冠脉综合征的风险。目前,越来越多的证据表明,与斑块体积的大小相比,斑块的稳定性与心血管疾病预后的联系更为紧密。同种异体的 MSC 具有修复受损血管的能力,可促进血管壁内皮层胶原纤维的合成与再生。

C 反应蛋白(C-reactive protein, CRP)是动脉粥样硬化斑块活动性的一个重要标志物,可刺激一些黏附分子趋化至内皮细胞。此外,CRP 刺激巨噬细胞合成并释放促凝因子和促炎因子,加重炎症反应;纤溶酶原激活物抑制剂-1主要参与纤溶反应,是血栓性疾病的重要危险因素和组织损伤的标志物之一。在动脉粥样硬化兔子模型中,MSC治疗后可显著减少与组织损伤相关的关键标志物的表达水平,如CRP、纤溶酶原激活物抑制剂-1和MMP。TNF-α可直接影响斑块稳定性并通过招募炎症细胞在动脉粥样硬化区域聚集来刺激细胞坏死和血栓形成。与之相反的是,IL-10可作为一种抗炎因子诱导平滑肌细胞增殖和抑制炎症细胞聚集,从而维持动脉粥样硬化斑块的稳定。给予兔子动脉粥样硬化模型MSC体内移植治疗后,通过减少IL-6与TNF-α和增加IL-10的水平来稳定脆弱的斑块。MSC治疗也下调斑块内MMP-1、MMP-2和MMP-9的表达。因此,MSC通过减少MMP的合成来改变斑块的稳定性和减轻局部胶原纤维的降解。

参与动脉粥样硬化斑块形成的另一个因素是细胞凋亡。巨噬细胞、血管内皮细胞和血管平滑肌细胞的凋亡已被证实参与动脉粥样硬化病变的产生、发展和破裂。MSC治疗可极大地减少斑块区域内凋亡细胞的数量,以此进一步稳定斑块和降低动脉粥样硬化的风险。高血压除了是心血管疾病的风险因素外,也可影响斑块的稳定性。皮肤来源的MSC可通过调控巨噬细胞向M2表型极化和抑制辅助性T17淋巴细胞的分化来减轻血管紧张素-2诱导的高血压症状。这些都证实皮肤来源的MSC不仅抑制动脉粥样硬化的形成,也具有潜在性的抗高血压的治疗作用[6]。

（四）间充质干细胞治疗动脉粥样硬化的临床试验

目前,对多种组织来源的MSC的临床治疗潜能的研究主要集中在评价干细胞治疗或减轻继发于严重肢体缺血或糖尿病的外周动脉疾病的安全性和可行性。这类临床试验大部分仍在进行中,仅少数已经完成。

在2016年开展的一项I期临床试验中,评估了UCB-MSC用于糖尿病相关的血管并发症的治疗潜能和安全性(NCT02834858)。与之相似的是,在另一项包含240例合并有外周血管疾病、缺血或糖尿病足的患者的临床试验中,AD-MSC被用以评估其在糖尿病导致的足部溃疡愈合中的临床治疗潜能(NCT02831075)。

2017年开展的一项II期和III期临床试验致力于评价同种异体BM-MSC治疗对60例严重肢体缺血患者的血管再生应用的安全性和有效性(NCT03042572)。患者在缺血肢体远端的30处不同部位分别注射500万个BM-MSC。

最近的一项涉及严重肢体缺血和外周动脉疾病患者的II期临床研究中,患者通过肌内注射AD-MSC来探讨干细胞的临床应用价值(NCT03968198)。

（五）间充质干细胞在动脉粥样硬化治疗应用中的缺陷

目前,关于 MSC 移植治疗的安全性已经在一些小规模的临床前和临床试验中得到初步验证,但是这些临床试验并未涉及动脉粥样硬化的损害。尽管 MSC 用于治疗动脉粥样硬化的确切剂量范围尚不清楚,但是已有研究表明 MSC 治疗剂量的安全范围为 $(1\sim5)\times10^5$ 细胞/千克(体重)。例如,MSC 治疗乳腺癌患者的最佳剂量被建议在 10^6 细胞/千克(体重),患者对于此剂量有良好耐受性。值得注意的是,MSC 治疗动脉粥样硬化的时间依赖效应仍不清楚,使用 MSC 治疗的短期或长期作用亟须阐明。尽管同种异体 MSC 具有较低的免疫原性,但是在动物模型研究中,MSC 治疗仍表现出一定程度的免疫排斥反应。MSC 治疗动脉粥样硬化策略的另一个潜在问题是任何干细胞治疗都几乎会引发宿主全身性反应。尽管在 hMSC 体内移植治疗的临床前或临床试验中,尚未报道有任何潜在的并发症发生,但是在一些啮齿类动物试验中,MSC 治疗可引起肿瘤的发生。目前,已发现从小鼠骨髓中提取的 MSC 存在染色体不稳定现象,这可能是干细胞治疗触发癌变的因素之一。此外,BM－MSC 移植也会增加胃癌的风险。近些年来,普遍认为改进 MSC 治疗流程可显著降低 MSC 的成瘤性,如细胞分离、培养和治疗操作。细胞培养时间和培养条件已被证实可以作为一种不利的因素来极大地影响恶性肿瘤的发生。在动脉粥样硬化和 MSC 治疗的研究中,一部分动物试验结论表明,BM－MSC 治疗潜在性地导致血管壁钙化,甚至损伤腹主动脉。MSC 治疗动脉粥样硬化时还会引起其他潜在的不良反应,未来,基于干细胞治疗的途径需要评估其应用于动脉粥样硬化治疗的安全性。

由于 MSC 来源广泛,不同组织提取的细胞可能由于其生长环境的差异而存在明显不同的免疫和炎症调控能力。因此,这些不同组织来源的 MSC 应用于动脉粥样硬化的治疗差异需要进行比较。此外,采用 MSC 治疗稳定或不稳定型动脉粥样硬化时,由于细胞移植治疗后所处的环境的差异,需考虑不同的治疗策略来最大化治疗收益。

第三节　干细胞用于血液疾病的治疗

血液疾病是指原发或主要累及血液和造血器官的疾病,包括恶性血液病(如白血病)和非恶性血液病(如各类贫血)。从 18 世纪发现血细胞以来,血液疾病便是医学中最引人注目的学科之一,血液疾病尤其是恶性血液病发病率和病死率高,发病年龄早,其中白血病是 35 岁以下青年和儿童发病率最高的恶性肿瘤,未经治疗的急性白血病1年病死率达70%以上,给社会带来了沉重的经济负担。血液疾病的发生常由造血干细胞(hematopoietic stem cell, HSC)(种子)缺陷、造血微环境(土壤)和免疫(虫子)异常的一种或多种原因导致。其中,HSC缺陷是大多数恶性血液病的主要病因,而造血微环境主要由间充质基质细胞组成,其产生的细胞因子可通过旁分泌的作用调节骨髓内免疫细胞的活性,因此,造血干细胞移植(hematopoietic stem cell transplantation, HSCT)和MSC治疗是当前干细胞应用于血液疾病的主要方式。此外,与其他疾病领域不同的是,干细胞治疗在血液疾病中的应用早在第二次世界大战期间便已开始,现如今已发展成为血液疾病重要且相对成熟的治疗手段,本节将分别介绍HSC和MSC在血液疾病治疗中的应用[7]。

一、造血干细胞用于血液疾病的治疗

(一)造血干细胞治疗血液疾病概述

HSC是血液系统中的具有长期自我更新能力和分化成各类成熟血细胞潜能的ASC,是由ESC发育而来,表达CD34抗原,正常骨髓中约占有核细胞1%~2%,在外周血中含量更少,约为单个核细胞的0.01%~0.1%。绝大多数HSC可长期维持在非增殖状态,主要存在于骨髓、外周血和脐带血中。HSCT是指对患者进行全身照射、化疗和免疫预处理后,将正常供体或自体具有造血潜能的健康HSC通过静脉输入受者体内,替代原有的病理性造血细胞,帮助患者重建造血和免疫功能,达到治疗或辅助治疗相关疾病的目的。经过60余年的发展,HSCT已成为临床治疗血液疾病的重要方法。

(二)造血干细胞移植治疗血液疾病的历史发展

HSCT的研究启动于20世纪中叶,有人在遭受致命剂量照射的小鼠身上发现静脉输注骨髓细胞(bone marrow cell, BMC)可起到保护作用,而且植入的BMC可在患者或动物体内定居。到20世纪60年代,骨髓移植被用于治疗白血病、霍奇金淋巴瘤、再生障碍性贫血等血液疾病,但多数只能取得暂时性疗效。后来的研究表明,这是由于供者和受者之间HLA配型不合,从而导致移植物抗宿主病或宿主抗移植物反应。20世纪70年代,开始用经HLA配型的亲属骨髓移植,并使用免疫抑制剂方法等使骨髓移植成功率有所提高。20世纪80年代后,美国等国家先后建立骨髓库,帮助患者更容易找到HLA相合的供者骨髓,骨髓移植的临床应用由此逐步开展。1989年,首例人的外周血干细胞移植获得成功,相比骨髓移植,外周血干细胞移植采集更加方便,降低了HSCT的开展难度,提高了治疗成功率。

自 1980 年世界各国相继建立骨髓库以来,接受 HSCT 的患者例数从几十例逐渐增长,至 2019 年美国当年实施 HSCT 预估达到了 23 768 例(包括 9 498 例异体移植和 14 270 例自体移植),欧洲及其合作国预估共实施了 48 512 例 HSCT(包括 19 798 例异体和 28 714 例自体移植)。我国的 HSCT 事业自 21 世纪以来快速发展,2008~2019 年,中国全国血液和骨髓移植登记组报告了 58 914 例 HSCT,其中仅 2019 年,全国 149 个移植团队共报告 HSCT 病例便达 12 323 例,预计未来 5 年后我国将成为世界上年开展 HSC 移植数最多的国家。[8]

(三) 造血干细胞移植的分类

按 HSC 取自患者本身还是健康供体,可分为自体造血干细胞移植(auto - HSCT)和异体造血干细胞移植(allo - HSCT),后者又可分为同基因HSCT 和异基因 HSCT。同基因 HSCT 是指遗传基因完全相同的同卵孪生者之间的移植,与 auto - HSCT 一样,供受体间不存在免疫排斥问题。目前,我国临床上主要的移植方式是异基因 HSCT。根据 HLA 配型相合的程度,分为 HLA 相合、部分相合和单倍型相合移植;根据移植前的预处理不同可分为清髓移植和非清髓移植;根据是否对移植物做净化处理分为一般 HSCT 和去 T 移植或纯化CD34$^+$细胞移植。此外,按 HSC 取自骨髓、外周血或脐带血,可分为骨髓移植、外周血干细胞移植和脐带血移植。

(四) 三类造血干细胞移植应用于血液疾病的优缺点

骨髓移植是最早发展的移植手段,但骨髓移植有其无法克服的缺点:① 采骨髓需要硬膜外或全身麻醉,采骨髓时的酸痛不适也令许多供髓者望而却步,限制了骨髓来源;② 骨髓移植供受者 HLA 必须相合,而无血缘关系人群中的相合概率为万分之一,我国由于亲属来源的骨髓越来越少,这个问题更为突出。

外周血干细胞移植相比骨髓移植有其突出的优点:① 采集 HSC 较简便,供者不需住院、麻醉,安全无痛苦;② 对于有骨髓转移或骨髓已接受放射治疗造成损害的患者也可采集 HSC;③ 采集分离技术成熟,可在门诊进行;④ 临床证明,造血重建比骨髓移植更快,免疫功能重建更早,植入成功率更高;⑤ 外周血干细胞被残留肿瘤细胞污染机会少,自体移植后复发率低;⑥ 此法亦可用于已有骨髓纤维化、肿瘤已转移到骨髓、骨髓采髓部位已受到放射损害等不宜用骨髓移植的患者。因此,外周血干细胞移植已逐渐取代骨髓移植成为 HSCT 的主要方法。外周血干细胞移植虽有诸多优点,但仍存在着一些缺点:① 由于人体外周血中的HSC 浓度远低于骨髓,因此,需要在捐献前对供体注射 HSC 动员剂,刺激骨髓 HSC

大量分裂并转移到外周血中。骨髓抑制期间粒细胞、血小板减少,免疫功能低下,容易发生感染、出血等并发症,需要采取适当的输血策略。② 外周血干细胞常需要多次单采才能获得足够的数量,血液单采容易并发血小板大量丢失、抗凝剂过量中毒、过度输液致心功能紊乱等问题。③ 在造血生长因子动员 HSC 入血过程中,供者常有骨痛、头痛、全身乏力、发热等症状。④ 单采过程中可出现低钙血症,有心血管病的供者甚至可能发生心脑血管疾病等严重并发症。

以前被认为是医疗废物的脐带血富含 HSC,与其他干细胞相比,这些干细胞幼稚、更有活力且更容易扩增。自 1988 年在法国巴黎圣路易斯医院对一名患有范科尼贫血的 5 岁男孩进行成功的脐带血移植以来,脐带血已被确定为 allo - HSCT 的可靠干细胞来源。脐血移植与其他方法相比有几个优点,包括对母亲和捐赠者没有伤害、紧急使用的现成产品、HLA 匹配不太严格、慢性移植物抗宿主病的发生率和严重程度较低,以及对于移植前微小残留病阳性患者可能更强的移植物抗白血病效应。但脐带血中有限数量的有核细胞和 CD34$^+$ 细胞数量仍然是其主要缺陷,导致造血恢复延迟和移植失败率增加,从而增加感染的风险和移植相关死亡率[9]。

(五) 造血干细胞移植在血液疾病中的应用范围

HSCT 在血液疾病中的应用最初主要是对于白血病和淋巴瘤等恶性血液病的治疗,现已得到了更广泛的应用,包括各种恶性血液病和非恶性血液病。例如:① 恶性血液病,急性髓系白血病、急性淋巴细胞白血病、慢性髓细胞性白血病、骨髓增生异常综合征、骨髓纤维化、霍奇金淋巴瘤、非霍奇金淋巴瘤、多发性骨髓瘤等疾病;② 非恶性血液病,再生障碍性贫血、阵发性睡眠性血红蛋白尿、地中海贫血、范科尼贫血等疾病[10,11]。

(六) 造血干细胞移植中干细胞的采集和处理

1. 骨髓采集和处理　采集骨髓前 2~3 周进行供者自体备血 400~1 000 mL,供采集骨髓时补充血容量用。在全麻或硬膜外麻醉下,抽取骨髓血量一般为 10~20 mL/kg,按受者体重有核细胞数为 (4~6)×10^8/kg,CD34$^+$ 细胞数 2×10^6/kg。供受者间 ABO 血型次要不相合:测定供者的凝集素效价,一般抗体滴度≥1:128 要将供髓离心后去除血浆部分。供受者间 ABO 血型主要不相合:① 6%羟乙基淀粉与骨髓比例 1:(4~8),沉降时间 30~90 min;② 用血细胞分离机去除供髓中红细胞部分;③ AB 型血浆对受者进行血浆置换。供受者间 ABO 血型主次要均不相合骨髓的处理(同时采取针对主要不合和次要不合的措施)。

2. 外周血 HSC 的采集和处理　供者接受粒系/粒单系集落刺激因子 (G/GM - CSF)(5~10)μg/(kg·d)×4 d 的外周血 HSC 动员后,再用血细胞分离机分离采集单个核细胞(MNC)。采集的细胞数要求:MNC 达到 $5×10^8$/kg,CD34$^+$细胞数达到(3~5)×10^6/kg,CFU - GM 达到 3×10^4/kg。自体外周血 HSC 的动员采用化疗 G/GM - CSF,采集后可置于 4℃ 、-80℃冰箱及-192℃液氮保存。

3. 脐带血采集和处理　应在分娩时结扎脐带移去胎儿后、胎盘娩出前,于无菌条件下,直接从脐静脉采集。采集前须确定新生儿无遗传性疾病;留取标本进行血型、HLA 配型、有核细胞和 CD34$^+$细胞计数及各类病原体检测。用脐带血全血或分离出单个核细胞,加适量冻存保护剂后以计算机程控速率(1℃/min)降至-80℃ ,然后置-196℃液氮长期保存[12]。

（七）造血干细胞移植预处理

HSCT 的预处理是指在 HSCT 前 14 天到移植时给予患者的化疗和放疗。其主要目的是:最大限度地杀灭肿瘤细胞;抑制机体的免疫功能以减轻受者对植入 HSC 的排斥反应,有利于 HSC 的顺利植入;使受者骨髓龛腾空,有利于 HSC 的归巢和植入。

国际上经典的预处理方案有 Bu(白消安)/ Cy(环磷酰胺)方案和 TBI（全身照射)/Cy 方案,目前我国常用的预处理方案除经典方案外,还有 TBI/Mel(美法仑)、CBV(环磷酰胺、卡氮芥、足叶乙苷)等方案。但最近的研究表明大剂量放化疗预处理并不能完全清除恶性病变,而免疫介导的移植物抗白血病效应与异基因 HSCT 治疗效应相关,且对预防疾病复发很重要。传统的大剂量清除骨髓的预处理在 20%的受者中引起严重的毒副作用及相关死亡,使 allo - HSCT 仅适合一般情况良好的较年轻(<50 岁)患者。预处理前需应用止吐药,充分碱化、水化、降尿酸,丙戊酸钠或苯巴比妥预防癫痫等措施。

（八）造血干细胞移植后造血功能的监测

造血功能重建监测需依据疾病的不同而有所差别,一般来说主要指标包括外周血中性粒细胞计数(ANC)和血小板计数(PLT)。停用粒细胞集落刺激因子后,中性粒细胞计数>0.5×10^9/L 连续 3 天即达到粒系重建的标准。当脱离输注血小板时,能保持血小板计数>20×10^9/L 连续 7 天即达到巨核系重建标准。大部分患者在 HSC 回输后 2 周左右有造血重建,但对于第二次移植患者,其造血重建可能会延迟。超过 28 天仍未达到以上标准之一,称为造血重建延迟,主要表现为血小板延迟恢复时,可应用促血小板生成药物治疗。造血重建延迟可影响维持治疗开始或导致维持治疗中断,疾病复发风险可能增加。患者出院后应每

1~2周复查血常规,观察中性粒细胞及血小板变化。如患者移植3个月后不能完成造血重建,需警惕疾病复发可能。

(九)造血干细胞移植治疗血液疾病的主要并发症

1. 早期并发症　HSCT的早期并发症主要发生在移植后1~3个月。由于HSCT前大剂量放、化疗组成预处理方案破坏患者组织,产生并发症,主要有出血性膀胱炎、肝静脉阻塞病、间质性肺炎、植入综合征和急性移植物抗宿主病(acute graft versus host disease,aGVHD)。其中,急性移植物抗宿主病是HSCT主要的并发症和死亡原因,此处主要讲解急性移植物抗宿主病的简要防治措施。

急性移植物抗宿主病是指移植后100天内出现的由供者细胞与受者组织发生反应导致的主要包括皮肤、胃肠道、肝脏3个器官炎症反应的临床综合征。我国报道的中重度急性移植物抗宿主病发生率为13%~47%,发生率与患者性别、年龄、移植类型、HLA不相合的位点数和预防方案等因素有关。

急性移植物抗宿主病主要累及皮肤、胃肠道、肝脏等器官,主要表现为:① 皮疹,通常最早出现于手掌、足底和头颈部,严重者表皮坏死、皮肤剥脱和水疱形成,皮肤广泛大疱性松解坏死;② 淤胆型肝炎,血清胆红素和碱性磷酸酶明显升高而转氨酶仅轻度升高;③ 恶心、呕吐和食欲减退,分泌性腹泻。急性移植物抗宿主病的严重程度是根据急性移植物抗宿主病对移植后非复发相关死亡的影响程度制定的,采用皮肤、胃肠道、肝脏的受损程度进行分级。目前临床上常用的分级标准为急性移植物抗宿主病国际联盟分级标准(表6-1)。

表6-1　急性移植物抗宿主病国际联盟分级标准

分级	皮疹 (活动性红斑)	肝脏	上消化道	下消化道(排便)
0级	无活动性红斑	总胆红素< 2 mg/dL	无或间歇性恶心、呕吐或厌食	成人:<500 mL/d 或 3 次/天 儿童:< 10 mL/(kg·d)或<4次/天
1级	<25%	总胆红素 2~3 mg/dL	持续性恶心、呕吐或厌食	成人:500~999 mL/d 或 3~4次/天 儿童:10~19.9 mL/(kg·d)或4~6次/天
2级	25%~50%	总胆红素 3.1~6 mg/dL		成人:1 000~1 500 mL/d 或5~7次/天 儿童:20~30 mL/(kg·d)或7~10次/天

续　表

分级	皮疹 （活动性红斑）	肝　脏	上消化道	下消化道（排便）
3级	>50%	总胆红素 6.1~15 mg/dL		成人：>1 500 mL/d 或>7 次/天 儿童：>30 mL/（kg·d）或>10 次/天
4级	>50% 伴水疱 形成或表皮剥 脱>5%	总胆红素> 15 mg/dL		严重腹痛伴或不伴肠梗阻或便 血（无论排便量如何）

原则上轻度急性移植物抗宿主病可密切观察和局部治疗,中重度急性移植物抗宿主病应立即开展一线治疗,一线治疗药物为糖皮质激素,常用甲泼尼龙联合环孢素。二线治疗有巴利昔单抗、大剂量甲基强的松龙、他克莫司、霉酚酸酯、体外光化学疗法和输注 MSC、卢可替尼、伊布替尼等[13]。

2. 晚期并发症　HSCT 的晚期并发症主要发生在移植后 3 个月后,包括慢性移植物抗宿主病(chronic graft versus host disease,cGVHD)、发育迟缓、不育、继发肿瘤、延迟发生的肺部并发症等。慢性移植物抗宿主病是 HSCT 后影响长期生存的主要因素,发生率为 60%~80%。慢性移植物抗宿主病临床表现包括:① 皮肤黏膜表现,如皮肤色素沉着增多或减少、丘疹性红斑、苔藓样变和硬皮病样变;② 口腔黏膜红斑、溃疡、口干,张口困难;③ 干燥性角膜结膜炎;④ 肝脏表现,可有梗阻性黄疸,胆红素和碱性磷酸酶升高;⑤ 肺部表现,最常见为阻塞性细支气管炎;⑥ 造血系统表现,可表现为嗜酸性粒细胞增多,血小板减少,自身免疫性溶血性贫血。慢性移植物抗宿主病治疗需根据其严重程度考虑,局限性慢性移植物抗宿主病通常不需要治疗而只需密切观察;广泛性慢性移植物抗宿主病的一线治疗药物有泼尼松、环孢素及硫唑嘌呤;二线治疗有吗替麦考酚酯、他克莫司、沙利度安、利妥昔单抗、醋酸氯酚、低剂量全淋巴照射、体外光化学治疗和紫外线治疗等。

二、间充质干细胞用于血液疾病的治疗

（一）间充质干细胞治疗血液疾病概述

MSC 是来源于中胚层的一类 PSC,可分化为多种基质细胞,自 19 世纪 70 年代俄罗斯血液学家弗里登斯坦从骨髓中首次发现 MSC 以来,MSC 已从许多组织

和各种器官中分离出来,如骨髓、脐带、胎盘、羊水、脂肪、牙髓和 iPSC 或 hESC。MSC 通过旁分泌的方式发挥支持造血、免疫抑制作用,促进血细胞分化,与再生障碍性贫血、白血病等多种血液疾病及移植物抗宿主病的发生发展密切相关。

（二）间充质干细胞治疗联合造血干细胞移植

MSC 主要通过分泌造血支持因子来维持 HSC,这些因子由共同注入的 MSC 释放,有利于 HSC 植入。目前已有 MSC 被注入 HSCT 的临床前模型和临床试验,以证明促进 HSC 的植入。几项研究表明,第三方胎儿和成人来源的 MSC 的共同输注可增强 HSC 的植入,提高 HSCT 的成功率。并且,当移植有限剂量的 HSC 时,MSC 的支持作用更加强大。在这种情况下,MSC 的共同输注可导致移植小鼠骨髓中 HSC 的植入增加 3 倍,增加 HSCT 治疗的有效性。

（三）间充质干细胞治疗移植物抗宿主病

在患者中,Le Blanc 等首次成功使用了 MSC 治疗移植物抗宿主病。母体骨髓衍生的 MSC 的静脉输注能够控制难治性急性移植物抗宿主病进展。Le Blanc 在 Ⅱ 期临床试验中报告说,输注体外扩增的 MSC 显著改善了 55 名皮质醇抵抗的急性移植物抗宿主病移植患者的疾病进展。30 名接受治疗的患者表现出完全缓解,9 名患者的症状部分缓解,表明 MSC 给药是对急性移植物抗宿主病治疗一项安全有效的选择。尽管 MSC 的免疫调节作用已被很好地确定用于治疗急性移植物抗宿主病,但 MSC 在慢性移植物抗宿主病背景下的疗效在早期的临床研究中并未得到验证。2019 年一项研究在 4 名硬皮病伴慢性移植物抗宿主病患者中进行了 BMC 注射,最终患者症状逐渐改善,但未实现完全缓解。

尽管在同种异体移植的 Ⅰ/Ⅱ 期临床试验中已证明输注 MSC 可有效治疗移植物抗宿主病,但由于在不同的研究中取得的结果相互矛盾,使用 MSC 作为改善 HSCT 后急性移植物抗宿主病的医疗产品仍然存在争议。在美国进行的 Ⅲ 期临床试验未能达到预期的主要终点,无法证明 MSC 治疗移植物抗宿主病的免疫抑制功能。这种相互矛盾的结果促使科学界考虑基于 MSC 的工业和学术产品之间的差异,Galipeau 对此进行了详细评估,表明 MSC 表观遗传学、免疫原性和保存方法存在一定程度的差异。因此,虽然新西兰和加拿大等一些国家已经批准了一种基于 MSC 的治疗药物,但我国和美国目前还没有批准相关产品上市[14]。

（四）间充质干细胞分泌的外泌体在血液疾病治疗中的潜在价值

MSC 最吸引人的特性是供体和受体之间的免疫相容性,这为细胞治疗提供了一个安全的避风港,并降低了移植物抗宿主病的风险。然而,MSC 实际上并没有免疫特权,尤其是在体内暴露于炎症和氧化应激环境时,MSC 反过来会增加免疫原性并进一步降低活力和分化能力。此外,在体外培养 MSC 的过程中,不适当的工艺和培养条件会进一步触发和放大 MSC 的免疫原性[15]。

MSC 的许多生物学功能是通过外泌体以旁分泌方式介导的。外泌体是包裹有生物活性物质如蛋白质、核酸、细胞因子的 EV,可在循环中稳定存在。MSC 外泌体作为一种生物脱细胞产品,由于其体积小、无毒性和低免疫原性,与对应的 MSC 相比具有许多优势。大量证据表明,它们的生物学潜力归因于涉及减轻炎症、抑制氧化应激、维持体内平衡、调节抗肿瘤作用和修复受损组织细胞的作用。因此,MSC 分泌的外泌体疗法可能是未来替代细胞疗法的重要方式。

第四节　干细胞用于心血管疾病治疗的主要问题

一、干细胞用于心脏疾病治疗的主要问题

目前已有许多研究证实,干细胞治疗心脏疾病的可行性和有效性,特别是应用于心肌梗死的治疗,为心脏疾病的治疗带来了新的希望,但仍存在以下主要问题。

第一,干细胞用于治疗心脏疾病的确切剂量范围尚不清楚。目前已有研究表明,干细胞治疗剂量的安全范围为$(1\sim5)\times10^5$ 细胞/千克(体重),患者对于此剂量有良好耐受性。第二,干细胞治疗心脏疾病的时间效应仍不清楚,使用干细胞治疗的短期或长期的作用亟须阐明。第三,尽管同种异体来源的干细胞具有较低的免疫原性,但是在动物模型研究中,其治疗应用仍表现出一定程度的免疫排斥反应。干细胞治疗心血管疾病策略的主要潜在问题是任何干细胞治疗都几乎会引发宿主全身性反应。第四,尽管在人的 MSC 体内移植治疗的临床前或临床试验中,尚未报道有任何潜在的并发症发生,但是在一些啮齿类动物试验中,干细胞治疗可引起肿瘤的发生。而干细胞的旁分泌效应是干细胞治疗的重要方式,从培养的干细胞中分离提纯并用于心脏疾病的治疗,意味着"无细胞干细胞治疗时代"的到来,然而旁分泌效应物质能否在靶部位高效保留并持续释放是最大技术瓶颈。为了增强受损心肌对治疗性生长因子的捕获,有学者试图利用生物支架材料,使这些细胞因子能够在靶部位持续释放,目前已取得较大进展。例如,Garbayo 等在猪心肌梗死模型中,将神经调节蛋白加载到特殊微粒中,可使

治疗因子在局部持续释放,从而促进血管生成,减少心室重构,改善左心室功能。

二、干细胞用于动脉粥样硬化治疗的主要问题

干细胞应用于动脉粥样硬化的治疗已呈现出巨大潜力,但动脉粥样硬化起病隐匿,病程长,不同阶段具有不同的病理特征,干细胞治疗动脉粥样硬化目前尚属起步阶段,存在着诸多问题,主要为临床前问题,包括以下几点。

如何将干细胞的体外和动物研究结果转化为对患有动脉粥样硬化斑块的人群研究。首先,评估不同来源的干细胞治疗潜力的临床试验,主要集中在评估招募此类细胞治疗或缓解继发于严重肢体缺血和糖尿病的外周动脉疾病的安全性和有效性。这些研究中的大多数仍在进行中,只有少数试验已完成,因此,干细胞治疗动脉粥样硬化的治疗问题较为突出,治疗剂量、时间效应尚不清楚,需要有效的临床研究加以证实。其次,如何用干细胞靶向参与动脉粥样硬化形成的特定途径,并将干细胞保留在作用部位,即动脉粥样硬化病变处,而不影响其他区域和其他机制。此外,干细胞治疗动脉粥样硬化的机制相比其他领域较为落后,尤其是干细胞在不同的动脉粥样硬化病理阶段的作用机制需要深入研究。最后,安全性问题在干细胞治疗动脉粥样硬化中仍较突出,有动物试验结论表明,干细胞治疗潜在性地导致血管壁钙化,甚至损伤腹主动脉及引起其他潜在的不良反应,需要进一步研究以降低不良反应的发生。

综上所述,尽管干细胞在心血管疾病中的应用仍然存在诸多问题,但干细胞和干细胞衍生的外泌体在心血管疾病中的作用必将得到进一步的发展和更广泛的应用。

参考文献

第七章

消化泌尿系统疾病

第一节　干细胞用于肝脏疾病的治疗

一、肝脏疾病概述

肝脏是人体主要的代谢器官,在过去几十年中,肝脏疾病发病率不断攀升,成为全球死亡的主要原因之一。据估计,中国 1/5 以上的人口患有某种形式的肝病,尤其是乙型肝炎病毒(hepatitis B virus,HBV)和丙型肝炎病毒(hepatitis C virus,HCV)感染、非酒精性脂肪性肝病(non-alcoholic fatty liver disease,NAFLD)、肝硬化、肝癌等,使肝脏疾病成为我国发病率和死亡率的主要贡献者之一[1]。

肝脏疾病常规以饮食、运动联合药物治疗为主,但这些药物仅能通过改善肝脏功能,延缓疾病进展。对于肝纤维化、肝衰竭等终末期肝脏疾病,原位肝移植是目前最有明确效果的方法。但肝移植受肝源稀少、费用高昂限制,迫切需要新的治疗方法。随着干细胞研究的持续发展,通过干细胞移植治疗肝脏疾病或有望成为有效的治疗途径。

二、干细胞用于肝脏疾病治疗

目前,肝脏疾病研究涉及的干细胞主要有 ESC、iPSC 和 MSC。干细胞移植可以通过调控肝脏炎症、减轻氧化应激、分泌细胞因子调控免疫反应,从而改善肝功能,对非酒精性脂肪性肝病、肝纤维化、肝衰竭等肝脏疾病均具有良好的治疗潜能。

(一)干细胞治疗非酒精性脂肪性肝病

非酒精性脂肪性肝病全球患病率为 25%,包括从伴或不伴有轻度炎症的脂肪变性(非酒精性脂肪肝)到非酒精性脂肪性肝炎(non-alcoholic steatohepatitis, NASH)的连续疾病综合体,是肝硬化和肝细胞癌的主要原因[2]。随着肥胖及其相关代谢综合征全球化的流行趋势,非酒精性脂肪性肝病已成为欧美等发达国家和我国富裕地区慢性肝病的重要病因。目前,临床以饮食、运动联合调脂药物进行干预治疗为主,尚且没有特异性治疗方法。

干细胞移植可通过改善肝功能、促进脂质代谢、减轻氧化应激来促进非酒精性脂肪性肝病的逆转。体内研究初步表明,通过肝门静脉移植大鼠 AD-MSC 治疗高脂饮食诱导的非酒精性脂肪性肝病大鼠后,其组织病理及血清学均显示大鼠体内脂滴沉积减少且促炎细胞因子显著下调,证实 AD-MSC 可作为一种治疗非酒精性脂肪性肝病的潜在手段[3,4]。

(二)干细胞治疗肝纤维化及肝硬化

肝纤维化是指由于感染性(HBV 和 HCV)、毒性/药物诱导(主要是酒精诱导)、代谢性(非酒精性脂肪性肝病)、胆汁淤积或自身免疫性长期肝脏损伤引起进行性肝实质细胞破坏,肝实质塌陷并逐渐被富含胶原蛋白的组织替代的过程,其特征在于 ECM 降解和生成失调,从而造成 ECM 大量沉积。肝纤维化长期以来被认为是一种被动且不可逆的过程,但随着基质降解生物学的发展,通过调控重塑基质微环境,可为推动肝纤维化的消退创造条件。若不及时进行干预,随着肝纤维化持续发展至晚期阶段,肝实质逐渐被大量 ECM 替代,最终发展成临床上恶性肝硬化和肝功能衰竭。目前,肝纤维化临床治疗以针对原发病因治疗为主,包括戒酒、抗病毒、抗血吸虫治疗等,尚无针对纤维化消退的有效治疗手段。随着纤维化发展,对于终末期肝病患者,肝移植的迫切需求与供体肝脏的严重短缺之间存在着普遍矛盾,因此,为这类疾病制定新型治疗策略具有广大的市场需求。基于可以减少肝脏炎症、细胞凋亡,随后改善纤维化,刺激血管生成,并促进肝脏组织再生等优势[5],干细胞疗法有望成为肝纤维化患者的一种有前途的治疗策略。

MSC 基于其免疫抑制特性和细胞因子分泌能力,在肝纤维化治疗中展示出极大潜力,具体机制如图 7-1 所示。尽管 MSC 参与调控炎症和纤维化过程的诸多细节仍然未知,但其已被证明可通过产生抑制性细胞因子或诱导调节性 T 细胞的发育发挥免疫调节作用[6]。在肝纤维化发展过程中,肝星状细胞(hepatic steuate cell)是 ECM 的主要细胞来源,MSC 可以通过其衍生的 IL-10 和 TNF-α 直接抑制肝星状细胞活化和 ECM 生成[7]。在其余纤维化模型中,MSC 已被证明可通过增加 MMP(即 MMP-2、MMP-9 和 MMP-13)的表达或降低 TIMP 的表达来逆转纤维化[8]。同时,MSC 可以产生多种生长因子和细胞因子,如 HGF,

对肝损伤起保护作用,有利于肝脏再生[9]。迄今,不同组织的 MSC 已用于治疗四氯化碳或硫代乙酰胺诱导的肝硬化小鼠模型,结果表明,MSC 可有效发挥抗纤维化作用,改善肝功能[5]。

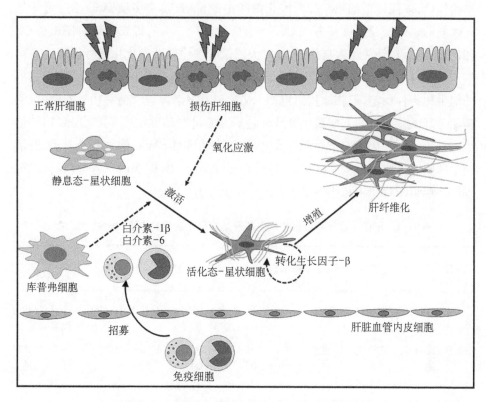

图 7-1　MSC 治疗肝纤维化的作用机制示意图

① MSC 可通过分化为肝细胞样细胞(hepatocyte-like cell, HLC)来替代死亡的肝细胞;② MSC 通过抑制活化 HSC 的增殖并促进其凋亡来抑制 HSC 活化;③ MSC 通过与免疫细胞相互作用来减轻免疫反应

骨髓(bone marrow, BM)是 MSC 的主要来源,骨髓细胞(bone marrow cell, BMC)具有旁分泌、促血管生成及抗纤维化效应,可参与修复肝脏损伤、纤维化消退及组织再生等过程。研究证实,将 BMC 通过尾静脉移植至肝纤维化小鼠,可减少瘢痕形成并刺激再生。在这些研究的基础上,部分临床研究已经用 BM 衍生细胞的自体移植治疗肝硬化患者,尽管这种方法具有可行性,但其机制和长期益处尚不清楚。

ESC 和 iPSC 已被证明可以在小鼠和人类中产生大量功能性 HLC,以补充受损的肝细胞。此外,iPSC 由于来源广泛,且能够分化成 3 个胚层,可生成肝脏类器官。这些类器官能够自我更新,再现原始组织的功能,且不涉及伦理问题[10],可成为肝脏再生治疗的有用工具。

目前在美国临床试验数据库(ClinicalTrials.gov)上已经有多项 I / II 期临床试验注册,以探讨干细胞在肝纤维化治疗中的价值,其中多项 MSC 治疗肝纤维化疾病的临床试验可供参考,如表 7 - 1 所示。在一项随机安慰剂对照试验中,相比于对照组,外周注入自体 MSC 对失代偿肝硬化患者的生化指标没有有益影响[11]。在 HCV 终末期肝病患者中,与对照组($n = 20$)相比,MSC 治疗的患者肝功能生化指标稳定,但胶原蛋白重塑标志物没有显著差异。而一项针对 72 名酒精相关肝硬化患者的 II 期随机开放标签研究通过肝动脉输注 BM - MSC 以评估干细胞治疗肝硬化的安全性和有效性,结果表明,BM - MSC 输注 6 个月后,肝活检中的胶原蛋白面积明显减少,Child - Pugh 评分改善,但 MELD 评分没有改善,细胞治疗组与对照组相比不良事件发生率无差异[12]。

表 7 - 1 干细胞治疗肝纤维化疾病与肝功能衰竭疾病的主要临床试验汇总

NCT 登记号	适应证	阶段	样本数	试验状态	细胞来源	主要临床结果
NCT01454336	肝纤维化	I 期	3	已完成(2010 - 06~2013 - 07)	自体 BM - MSC	肝纤维化程度降低
NCT01220492	肝硬化	I / II 期	266	已完成(2009 - 05~2016 - 04)	UCB - MSC	安全性良好,肝功能改善
NCT05080465	肝硬化	III 期	700	已完成(2019 - 08~2021 - 10)	自体 BM - MSC	N/A
NCT03626090	肝硬化	I / II 期	20	招募中(2018 - 08~)	自体 BM - MSC	N/A
NCT01342250	肝硬化	I / II 期	20	已完成(2020 - 10~2021 - 10)	hUCB - MSC	安全性良好,肝功能改善
NCT04243681	肝硬化	IV 期	5	已完成(2020 - 01~2020 - 10)	自体 MSC/HSC	安全性良好
NCT03945487	失代偿肝硬化	II 期	200	招募中(2019 - 05~)	UCB - MSC	N/A
NCT03838250	酒精性肝硬化	I 期	10	招募中(2019 - 06~)	自体 BM - MSC	N/A

NCT 登记号	适应证	阶段	样本数	试验状态	细胞来源	主要临床结果
NCT05106972	失代偿肝硬化	N/A	30	招募中（2021 - 12～）	UCB - MSC	N/A
NCT03254758	失代偿肝硬化	Ⅰ/Ⅱ期	27	招募中（2017 - 07～）	AD - MSC	N/A
NCT03460795	肝硬化	Ⅰ/Ⅱ期	30	进行中,未招募（2018 - 03～）	MSC+Treg	N/A
NCT05224960	失代偿肝硬化	Ⅱ期	240	进行中,未招募（2022 - 02～）	hUCB - MSC	N/A
NCT05227846	失代偿肝硬化	Ⅰ期	9	进行中,未招募（2022 - 03～）	hUCB - MSC	N/A
NCT04822922	急/慢性肝衰竭	Ⅱ期	16	进行中,未招募（2021 - 03～）	hUCB - MSC	N/A
NCT00956891	肝功能衰竭	N/A	158	已完成（2005 - 05～2010 - 07）	自体 BM - MSC	安全性良好,具有短期有效性
NCT03863002	慢加急性肝衰竭	Ⅰ/Ⅱ期	45	进行中,未招募（2019 - 10～）	MSC	N/A

（三）干细胞治疗肝功能衰竭

急性肝衰竭(acute liver failure, ALF)是指在无肝脏基础性疾病情况下,由于病毒感染、药物中毒等诱因,短时间内肝脏出现大量肝细胞坏死并伴有严重肝功能损害,最终引起肝性脑病的一组严重临床综合征。急性肝衰竭起病急骤,短期内可发生多器官功能障碍,病死率极高。

慢加急性肝衰竭(acute-on-chronic liver failure, ACLF)是伴有或不伴有肝硬化的慢性肝病患者的一种潜在可逆疾病,在未接受治疗的情况下,慢加急性肝功能衰竭容易造成多器官衰竭,3 个月内的死亡风险较高。随着肝病和肝硬化负担在全球范围内不断增加,慢加急性肝功能衰竭成为肝硬化失代偿期危重患者死亡的重要原因[13]。除了在重症监护下的对症治疗外,原位肝移植是目前治疗肝功能衰竭最有效方法。但肝移植受肝源匮乏、移植费用高昂等限制,迫切需要新的临床治疗方法。干细胞由于其自我更新及分化潜能,基于干细胞的疗法逐渐成为新颖且具有广阔市场前景的治疗策略。

近年来已有诸多在动物层面基于干细胞治疗急性肝衰竭的研究。来自日本和中国的研究团队分别使用人诱导多能干细胞衍生肝细胞样细胞（hepatocyte-like cell，HLC）（即 hiPSC－HLC）作用于急性肝功能衰竭的小鼠及猪模型，发现干细胞移植可明显抑制急性肝衰竭中致命性细胞因子风暴，并通过旁分泌抑制机体炎症介质分泌、调节免疫反应等，缓解肝脏损伤，最终促进肝脏再生修复。

MSC 在治疗肝功能衰竭中同样具有重要的地位，大量研究表明，MSC 释放的因子可以通过旁分泌作用诱导肝脏修复并改善全身炎症。动物研究发现，在急性肝衰竭模型中使用 MSC 可通过产生抗炎细胞因子 IL－10 等减轻肝脏炎症，抑制肝细胞坏死[14]。然而，这种旁分泌作用不仅基于细胞因子和生长因子的分泌，还在于其分泌的 EV。最近的研究表明，急性肝衰竭动物模型中，给予来自 BM－MSC 的外泌体能够减轻肝脏炎症、坏死和氧化应激，并促进肝细胞增殖[15]。

在模型动物层面验证了干细胞治疗的有效性后，不少科学家进一步通过临床试验探索其推广至人体的有效性和安全性。在一项小型开放标签对照试验中对比了随机接受人 MSC 治疗的 24 名继发于 HBV 再激活的慢加急性肝功能衰竭患者与接受安慰剂的 19 名对照患者的临床疗效，结果发现在治疗 72 周时，干细胞治疗组的死亡率较低（21% *vs.* 47%，*P* = 0.02）[16]。此外，在另一项针对 56 名接受重复输注同种异体 BM－MSC 的患者进行的开放标签、非盲随机对照试验中发现，干细胞的治疗可显著提高患者的生存率（73.2% *vs.* 55.6%，*P* = 0.03）并有效降低感染乙型肝炎的发生率[17]。一项荟萃分析总结了 4 项随机对照研究（RCT）和 6 项非随机临床试验（在中国、伊朗和瑞士进行）中干细胞治疗对慢加急性肝功能衰竭患者的影响，显示治疗 12 个月后总胆红素、ALT、白蛋白和 MELD 评分总体下降[18]。此外，目前在美国临床试验数据库（ClinicalTrials.gov）上有多项 I／II 期临床研究注册，如表 7－1 所示，探讨了 MSC 在急性肝衰竭／慢加急性肝功能衰竭中的治疗价值。总之，干细胞移植通过免疫调节、调控炎症因子分泌等途径有效促进干细胞增殖，进而推动组织修复并治疗肝功能衰竭，但未来仍需要大规模、长期随访的临床试验持续验证其安全性和有效性，这对于推动干细胞在肝脏疾病中的应用具有重要意义。

三、干细胞治疗肝病展望与挑战

随着干细胞治疗的深入探究，其在肝脏疾病中的潜在应用范围越来越广泛，许多临床研究已陆续开展。目前认为干细胞治疗将在以下 3 个方面应用于肝脏疾病治疗：① 通过调节肝脏微环境减少肝纤维化中的瘢痕形成，促进肝脏再生；② 下调免疫介导的肝脏损伤；③ PSC-HLC 可补充或替代肝细胞功能。

对于肝功能衰竭或肝硬化患者，iPSC/ESC 可能是产生功能性肝细胞以补充肝功能不足的绝佳候选者，而 MSC 则似乎是改善肝纤维化和炎症微环境的最佳候选者。因此，iPSC/ESC 衍生的 HLC 和 MSC 的共同移植可能为一系列新的肝病治疗干预提供潜力。但肝功能衰竭和肝硬化具有不同的致病特性和疾病严重程度，考虑到不同干细胞(ESC、iPSC 和 MSC)的可变特性，将来为不同患者定制个体化干细胞疗法将十分重要。

尽管干细胞疗法已在肝脏疾病治疗领域展示出巨大的应用潜能，但临床应用仍存在干细胞输注的最佳细胞类型、治疗时机、细胞数量、给药途径等问题亟待解决。同时，干细胞疗法的长期临床有效性和安全性需要在大型随机对照试验中进一步确证。此外，输注 MSC 引起的体内组织学变化探究及干细胞命运追踪也具有重要意义。

第二节　干细胞用于炎性肠病的治疗

一、炎性肠病概述

炎性肠病(inflammatory bowel disease, IBD)是一种累及回肠、结肠、直肠的特发性肠道炎症性疾病，包括溃疡性结肠炎(ulcerative colitis, UC)和克罗恩病(Crohn's disease, CD)。炎性肠病临床表现以腹泻、腹痛、里急后重、黏液血便等腹部症状为主，也可出现贫血、发热、营养不良等全身表现，严重影响患者生活质量，并易发展为结直肠癌。近年来，随着发病率逐年增加，炎性肠病将成为严峻的全球医疗保健问题。炎性肠病发病机制尚未完全明确，环境、遗传、感染和免疫因素导致的肠道黏膜免疫系统异常反应在炎性肠病发病中起重要作用[19]。

炎性肠病目前以标准药物治疗为主，使用的主要药物包括氨基水杨酸盐、抗生素、皮质类固醇、免疫抑制药物等，控制活动性炎症和调节免疫紊乱，改善疾病的主要腹部症状，并同时治疗肠外表现，如厌食、发烧、体重减轻、皮肤、肝脏、肾脏表现等。当由于药物被快速代谢清除、产生抗药抗体等原因造成药物治疗失效时，推荐进行手术治疗，然而部分患者由于大范围小肠受累及营养不良等难以开展手术治疗。干细胞具有再生能力和免疫调节功能，可通过干细胞移植改善免疫反应，修复损伤组织，为炎性肠病的治疗提供新的方向。

二、干细胞用于炎性肠病治疗

近年来,干细胞移植在治疗自身免疫病方面取得进一步发展,其可以同时修复受损的肠道组织,纠正免疫异常,以保持相对稳定的内部环境和正常生理功能。肠道中的隐窝和壁龛可以支持植入的干细胞,促进其分化,有效治疗炎性肠病。目前炎性肠病治疗主要涉及的细胞包括肠干细胞(intestinalstem cell, ISC)、HSC 和 MSC。

（一）肠干细胞

肠上皮是黏膜层的一部分,包括成熟分泌细胞、成熟吸收细胞、祖细胞/转运扩增细胞和干细胞,细胞的规则分布和强大的自我更新能力使肠上皮成为研究 ASC 生物学的理想选择。位于隐窝底部的 ISC 对于维持肠上皮的稳态至关重要,ISC 通过分化为多个上皮后代来更新上皮细胞,并驱动黏膜再生。在不同种属中,ISC 可占隐窝细胞数目的 0.4%~60% 不等。小鼠小肠干细胞周期大约为 24 h,大肠干细胞约为 33 h,人 ISC 细胞周期为鼠的 2~8 倍。肠道干细胞具有如下特点：① 保持自身数量,即具有自身维持能力;② 作为一种未分化细胞,可通过多次分裂分化为各种子代细胞,具有多向分化潜能;③ 在组织损伤时可扩增产生大量干细胞,具有克隆能力。

多项研究在小鼠实验性结肠炎模型中移植了负责组织稳态和损伤反应的 ISC,发现其黏附并成为上皮的组成部分,改善黏膜愈合[20-22]。人类肠道上皮可以通过内窥镜采集,ISC 可以作为类器官在体外分离和富集。然后将富含干细胞的类器官移植回患者体内(或作为纯化干细胞的悬浮液),从而有望促进黏膜愈合。ISC 移植能够刺激上皮愈合过程,但在持续炎症期间难以移植,因此单一疗法可能无法成功,需要同时进行免疫调节治疗,以便为移植细胞提供最佳条件以重建屏障完整性。除炎性肠病外,ISC 移植还可能对其他以黏膜屏障功能受损为特征的胃肠道疾病产生影响,包括坏死性小肠结肠炎、瘘管、非甾体抗炎药引起的损伤或胃十二指肠出血。总之,开发用于培养人类 ISC 的优化方案可能对未来的患者护理产生决定性影响。

（二）造血干细胞与间充质干细胞

除了 ISC 移植,通过 HSC 或 MSC 进行的干细胞治疗对于严重的难治性病例是一种很有前景的治疗选择。HSC 可从脐带、骨髓及外周血中分离,作为髓系(单核细胞、红细胞、巨噬细胞、中性粒细胞)和淋巴系(T 细胞、B 细胞和 NK 细胞)的祖细胞,HSC 具有多向分化能力,可分化为多种血细胞和免疫细胞。HSC

治疗炎性肠病的机制可能如下：① HSC 定植于肠黏膜损伤处，分化为肠上皮细胞，修复肠损伤；② HSC 移植可重置异常 T 细胞的免疫系统，并产生新的具有免疫耐受的 T 细胞种群，从而修复免疫损伤。一项纳入 24 例克罗恩病患者的研究证实，HSC 移植后第 1、3、5 年的缓解率分别为 91%、57% 和 19%[23]。对克罗恩病患者的 1 年随访研究显示，5/6 患者表现出临床和内镜下完全缓解。研究证实，小剂量环磷酰胺和粒细胞刺激因子可改善外周血 HSC 移植效果，在长期随访中获得临床和内镜下缓解[24]。

MSC 存在于身体所有组织中，可从骨髓、脂肪组织中分离，除了具有多向分化潜能，还具有免疫调节能力，可以下调黏膜免疫反应并促进组织愈合，证实了其在自身免疫病治疗性移植中的临床实用性。在炎性肠病发生过程中，促炎性 T 辅助细胞 Th1/Th17 和调节性 T 细胞（Treg）之间失去平衡，导致巨噬细胞和 B 细胞的激活及循环白细胞募集到肠道中。MSC 可以通过抑制 Th1 和 Th17 细胞的增殖和功能，促进 Treg 分化，并具有向炎症和组织损伤部位归巢，分泌细胞因子促进组织修复，分化成各种类型细胞的能力。MSC 免疫抑制活性是由细胞间的接触和免疫调节分子的释放引发的，不仅可以抑制 T 细胞、NK 细胞、B 细胞和树突状细胞的增殖和功能，还可以增加调节性 T 细胞的增殖，其出色的免疫调节功能使其有望成为治疗炎症性疾病的替代疗法[25]，如图 7-2 所示。

多项临床试验已经证实了 MSC 局部给药在炎性肠病中的治疗效果，如表 7-2 所示。在一项 I 期研究中，克罗恩病相关肛瘘患者接受了 AD-MSC 瘘管内注射，给药 8 周后观察 3/10 患者病灶部位完全愈合，其他患者观察到部分闭合不引流，且效果可持续长达 8 个月，无不良反应[26]。在后续 II 期试验中，克罗恩病相关肛瘘患者接受治疗 8 周后，27/42 名患者的瘘管完全愈合，23/26 名患者在 1 年后持续愈合，其他 6 名患者闭合不全，其中 5 人实现了超过 50% 的瘘管闭合，引流减少超过 50%[27]。同时，一项自体 BM-MSC 移植的研究中，10 名药物或手术无效的患者在接受 MSC 瘘管注射后，7/10 患者中观察到瘘管持续完全闭合，在 3/10 患者中观察到不完全闭合，在 MRI 上获得了没有纤维化组织的再生组织图像[28]。此外，除了局部注射 MSC 外，系统性输注 MSC 治疗克罗恩病方面也取得了重大进展。目前为止，美国临床试验数据库（ClinicalTrials）中显示已有 10 项基于 MSC 治疗炎性肠病的临床试验已完成，分别使用 BM-MSC、AD-MSC、UCB-MSC 治疗中重度克罗恩病及克罗恩病瘘管，并取得了很好的临床效果[29]。其中由第三方实验室 Osiris Therapeutics Inc.（美国）开发的同种异体 BM-MSC Prochymal®，已通过几项 I~III 期临床试验证实了其对于难治性官腔克罗恩病的有效性、安全性[30,31]。

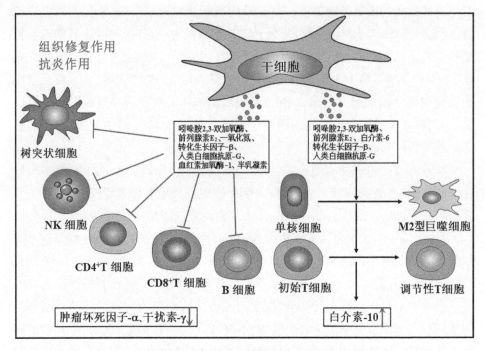

图 7 - 2 MSC 的抗炎机制示意图

MSC 可以通过抑制 Th1 和 Th17 细胞的增殖和功能,促进调节性 T 细胞分化,并具有向炎症和组织损伤部位归巢,分泌细胞因子促进组织修复,分化成各种类型细胞的能力;不仅可以抑制 T 细胞、NK 细胞、B 细胞和树突状细胞的增殖和功能,还可以增加调节性 T 细胞的增殖

表 7 - 2 干细胞治疗炎性肠病的主要临床试验汇总

NCT 登记号	适应证	阶段	样本数	试验状态	细胞来源	主要临床结果
NCT02150551	炎性肠病	Ⅰ 期	1	已完成(2015 - 09 ~ 2019 - 09)	异体 BM - MSC	安全性、耐受性良好
NCT01659762	克罗恩病	Ⅰ 期	16	已完成(2012 - 07 ~ 2015 - 07)	自体 BM - MSC	安全性、耐受性良好
NCT00294112	克罗恩病	Ⅱ 期	10	已完成(2006 - 03 ~ 2006 - 07)	hMSC	安全性良好,疾病缓解
NCT01144962	克罗恩病/肛周瘘管	Ⅰ/Ⅱ 期	21	已完成(2010 - 06 ~ 2014 - 09)	异体 BM - MSC	安全性良好,肛周瘘管愈合
NCT03901235	克罗恩病	Ⅰ/Ⅱ 期	60	招募中(2018 - 01 ~)	MSC	N/A

NCT登记号	适应证	阶段	样本数	试验状态	细胞来源	主要临床结果
NCT01090817	克罗恩病	Ⅱ期	21	已完成(2010-01~2014-06)	MSC	达到临床缓解
NCT05262829	克罗恩病	N/A	40	进行中,未招募(2022-02~)	hUCB-MSC	N/A
NCT01915927	克罗恩病/肛周瘘管	Ⅰ期	20	已完成(2013-07~2019-12)	自体MSC	安全性、耐受性良好
NCT02445547	克罗恩病	Ⅰ/Ⅱ期	82	已完成(2012-06~2015-06)	UCB-MSC	疾病缓解,轻微副反应
NCT05039411	克罗恩病/肛周瘘管	Ⅰ期	7	招募中(2022-03~)	UCB-MSC	N/A
NCT00115466	克罗恩病/肛周瘘管	Ⅱ期	24	已完成(2004-10~2006-07)	自体AD-MSC	耐受性良好,肛周瘘管愈合
NCT00475410	克罗恩病/肛周瘘管	Ⅲ期	200	已完成(2007-02~2009-08)	自体AD-MSC	安全性良好,肛周瘘管愈合
NCT01011244	克罗恩病/肛周瘘管	Ⅱ期	43	已完成(2010-02~2011-09)	自体AD-MSC	安全性、耐受性良好
NCT01144962	克罗恩病/肛周瘘管	Ⅰ/Ⅱ期	21	已完成(2010-06~2014-09)	异体BM-MSC	肛周瘘管愈合
NCT01440699	克罗恩病/肛周瘘管	Ⅰ期	6	已完成(2011-09~2012-12)	异体AD-MSC	耐受性良好,肛周瘘管愈合
NCT03609905	溃疡性结肠炎	Ⅰ/Ⅱ期	50	招募中(2018-07~)	异体AD-MSC	N/A
NCT04519671	克罗恩病/肛周瘘管	Ⅰ/Ⅱ期	40	招募中(2020-11~)	异体BM-MSC	N/A
NCT04519697	克罗恩病/直肠阴道瘘	Ⅰ/Ⅱ期	40	招募中(2020-10~)	异体BM-MSC	N/A
NCT04519684	克罗恩病/回肠袋	Ⅰ/Ⅱ期	40	招募中(2020-10~)	异体BM-MSC	N/A
NCT03000296	克罗恩病	N/A	50	进行中,未招募(2013-10~)	自体HSC	N/A
NCT00297193	克罗恩病	Ⅲ期	45	终止(安全原因提前终止)	自体HSC	N/A

N/A,不适用。

三、干细胞治疗炎性肠病展望与挑战

目前炎性肠病治疗面临很大的挑战,治疗主要目标为深度缓解和阻止疾病进展。干细胞疗法具有修复炎症损伤、重建免疫系统等作用,已被证明是炎性肠病的潜在治疗方法,未来研究应深入探索其治疗机制及有效性和安全性论证,为炎性肠病的细胞治疗开拓更广阔的应用前景。

目前,MSC 是炎性肠病最主要的治疗手段,但仍存在一些待解决的问题:① MSC 来源和起源问题,骨髓、脂肪和脐带来源 MSC 在体内的功效差异应进行进一步研究,自体和异体 MSC 在造瘘克罗恩病方面都显示出一定的疗效,而同种异体 MSC 在腔内克罗恩病中显示出比自体 MSC 更优的治疗效果;② MSC 的最佳治疗剂量和给药方式仍未确定,需进行剂量递增试验来进一步探究;③ MSC 与其他免疫抑制药物共同使用时,应考虑它们潜在的相互作用;④ 尽管尚未报告过与 MSC 相关的重大不良事件,但仍应进行长期随访以明确评估 MSC 治疗的安全性。

第三节　干细胞用于胰腺炎的治疗

一、胰腺炎概述

胰腺炎是指由于多种病因引起的胰腺组织炎性病变,表现为胰腺内胰酶被感染、外伤等病因刺激后异常激活,导致胰腺组织自身消化、水肿、出血甚至坏死,并且随着胰腺组织损伤进行性加重,引起多器官功能障碍和多脏器衰竭[32]。胰腺炎根据病理改变的不同可分为急性胰腺炎(acute pancreatitis, AP)和慢性胰腺炎(chronic pancreatitis, CP)。根据炎症严重程度不同,急性胰腺炎又可分为轻症急性胰腺炎(MAP)和重症急性胰腺炎(SAP)。其中,轻症急性胰腺炎占80%,临床较为常见,主要以胰腺水肿为主,病情常呈自限性,预后良好;重症急性胰腺炎多伴有胰腺出血、感染等病理改变,常合并多器官功能障碍,疾病后期会出现胰腺坏死和器官衰竭,死亡率高达 30%~40%[33]。而慢性胰腺炎患者直接死亡率虽然较低,但患者的生存质量差,且广泛的纤维化病理改变是潜在的胰腺癌变基础。据报道,慢性胰腺炎患者由于并发症的形成,在 20~25 年内的死亡率约为 50%[34]。

临床上针对急慢性胰腺炎的治疗手段主要集中于手术治疗、药物使用、营养

支持等,然而,现有治疗手段仍然无法显著降低急性胰腺炎的死亡率或提高慢性胰腺炎的治愈率。因此,目前迫切需要新的治疗手段缓解胰腺炎患者的病痛,并提高其生存率和生活质量。随着干细胞疗法的不断发展,其为胰腺炎的治疗提供了新方向,有望成为急慢性胰腺炎的可靠疗法。

二、干细胞移植用于胰腺炎治疗

近年来,研究者们普遍认为胰腺实质内腺泡细胞消化酶的激活及自身消化是触发急性胰腺炎发病的关键。活化的消化酶可明显引起胰腺间质水肿,加剧空泡化形成,甚至导致腺泡细胞凋亡、坏死。大量研究表明,骨髓、脂肪、脐带和胎盘等来源的 MSC 在胰腺组织修复中有重要价值,如图 7-3 所示,具有自我更新、多向分化、低免疫原性和免疫调节等特性,不仅可以显著抑制炎症反应的发生,缓解胰腺自身的损伤,而且可以保护体内其余器官免受炎症刺激,为急慢性胰腺炎提供了一种全新的干预方法。

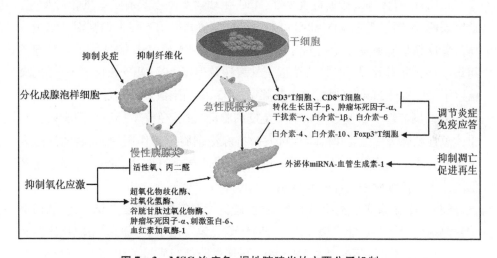

图 7-3　MSC 治疗急、慢性胰腺炎的主要分子机制
包括调节炎症免疫应答、抑制氧化应激、抑制凋亡并促进再生、向腺泡样细胞分化和抑制纤维化等

(一) 干细胞用于急性胰腺炎治疗

急性胰腺炎是全球常见的胃肠道疾病之一,临床表现为急性上腹疼痛,伴有恶心、呕吐、发热等症状。急性胰腺炎最常见的病因是胆结石,其次为酗酒。此外,高钙血症、高甘油三酯血症、内镜下逆行胰胆管造影后外伤等皆为其主要诱因[35]。炎症反应是急性胰腺炎早期最重要的病理变化,局部胰腺组织损伤后会

出现系统性炎症反应综合征,导致器官损伤并最终引起器官衰竭[36]。在急性胰腺炎的进展中,不仅胰腺组织会遭受损伤,体内其余器官也会受到不同程度的损伤。例如,在急性胰腺炎发展的过程中,小肠因微循环体液丢失、血容量不足、内脏血管收缩和缺血再灌注损伤后发生结构和功能的改变;肺血管上皮屏障由于炎症因子的刺激通透性不断提高,伴随着液体大量渗透进肺泡间隙及肺间质,常出现肺水肿和换气障碍。临床上针对急性胰腺炎的治疗主要分为非手术治疗和手术治疗,非手术治疗包括液体复苏、药物使用、营养支持、脏器功能维护等,手术治疗主要针对胰腺局部并发症感染或消化道梗阻的产生等。但迄今尚无有效治疗措施可以降低重症急性胰腺炎的临床高致死率,并减轻急性胰腺炎组织损伤的发生。干细胞因其能够产生多种生长因子、细胞因子、趋化因子,并在细胞免疫调节或迁移过程中释放抑制性炎症介质和关键作用蛋白酶的特性,有效对抗急性胰腺炎炎症介质并发挥出良好的抗炎作用,为急性胰腺炎的治疗提供新策略。

目前,已有多项基础研究证实了 MSC 在动物水平上具有良好的治疗效果。研究表明,不同组织来源的 MSC 可通过抑制血清和组织中促炎细胞因子水平或调节免疫细胞群来发挥免疫调节和抗炎作用,如 BM-MSC 能显著减弱胰腺的组织学评分并有效降低炎性细胞因子的表达及 TGF-β、TNF-α 和 IFN-γ 的血清水平[37];AD-MSC 可通过减少胰腺中 CD3$^+$ T 细胞数量并增加淋巴结和胰腺中 Foxp3$^+$ 调节性 T 细胞数量来调节免疫细胞群,改善免疫微环境从而有效治疗重症急性胰腺炎[38]。同时,MSC 可发挥抗腺泡细胞凋亡作用,研究表明通过人羊膜间充质干细胞(human amniotic mesenchymal stem cell, hAMSC)移植显著降低了体内单核细胞趋化蛋白-1(monocyte chemotactic protein 1, MCP-1)的表达,减弱了胰腺腺泡细胞淀粉酶的表达,避免了淀粉酶的过度自身消化,从而保护腺泡细胞结构和功能完整[39]。此外,MSC 还表现出了良好的抑制氧化应激及缓解器官损伤作用,研究表明 BM-MSC 可通过降低脂质过氧化、稳定膜稳定性,并增强氧自由基的活性来降低病灶部位的氧化应激水平,从而有效改善胰腺炎症对小肠上皮损伤,减轻急性胰腺炎大鼠的肠黏膜损伤并促进黏膜修复[40]。另有研究表明,BM-MSC 移植后急性胰腺炎引起的肺损伤减少,表现为肺水肿、血清淀粉酶水平及 TNF-α 表达均显著降低,展现出良好的急性胰腺炎治疗潜能[41]。

尽管 MSC 在动物层面上表现出良好的急性胰腺炎治疗潜能,但进入临床研究阶段的试验较少,如表 7-3 所示,美国临床试验数据库(ClinicalTrials)中显示针对急性胰腺炎的临床试验仅有 2019 年开展的一项 I/II 期临床研究,目前该试验正在进行中。所招募的 36 名中重度急性胰腺炎患者被随机分为两组,安慰剂组和 BM－MSC 组。治疗后,第一周每天评估疗效和安全性,随后每周 1 次随访至第 90 天,以评估 BM－MSC 治疗中重度急性胰腺炎的临床疗效。

表 7-3　干细胞治疗胰腺炎的主要临床试验汇总

NCT 登记号	适应证	阶段	样本数	试验状态	细胞来源	主要临床结果
NCT04189419	重症急性胰腺炎	Ⅰ/Ⅱ期	36	进行中(2019－08~2022－06)	同种异体 BM－MSC	N/A
NCT02384018	慢性胰腺炎	Ⅰ期	3	已完成(2014－12~2017－11)	自体 BM－MSC	术后患者所需胰岛素量降低,12 个月内空腹血糖低
NCT05095532	慢性胰腺炎	Ⅰ期	42	招募中(2021－12~2026－06)	自体 BM－MSC	N/A

（二）干细胞用于慢性胰腺炎治疗

慢性胰腺炎是胰腺的进行性炎症反应,常继发于急性胰腺炎,炎症持续不断发展导致胰腺发生一系列复杂、不可逆的损害如胰腺纤维化、腺泡萎缩和胰管阻塞等,继而在临床上表现出胰腺内、外分泌功能不全及多种临床症状。在慢性胰腺炎发生发展过程中,胰腺星状细胞受到外界刺激会被迅速活化并分泌出病理性纤维化胶原基质,大量细胞外胶原基质的沉积导致胰腺纤维化的发生,纤维化的不断恶化将进一步加剧胰腺内分泌及外分泌系统的功能障碍,甚至会形成纤维组织瘢痕从而导致器官功能丧失。慢性胰腺炎的病因较为复杂,与饮酒、吸烟、高脂血症和遗传因素等均相关。鉴于炎症过程的进行性,慢性胰腺炎没有确切的治疗方法,目前国内外治疗指南中较为公认的治疗方式为综合消化内科、胰腺外科、麻醉及营养等多学科进行对症治疗,采取药物—体外震波碎石—内镜微创—外科的升阶梯治疗模式,治疗原则为控制疼痛、维持胰腺功能、防治并发症及纠正代谢紊乱,但并不能从根本上治愈疾病并促进胰腺功能的恢复[42]。MSC由于没有主要的组织相容性复合体Ⅱ类抗原,在同种异体移植后不会发生排斥反应且能显著抑制 PSC 的活化并具有免疫调节能力而被应用于慢性胰腺炎的研究治疗中,但相较于急性胰腺炎治疗,目前仅有少数研究聚焦于探究 MSC 对慢性胰腺炎的治疗潜力[43]。

有研究表明,MSC 对促纤维化因子可发挥出良好的免疫调节作用,在二丁基二氯化锡(DBTC)造模的大鼠慢性胰腺炎模型中,尾静脉输注 UCB－MSC 后,MCP－1、血管细胞黏附分子－1(vascular cell adhestion molecule 1, VCAM－1)、细胞间黏附分子 1(intercellular adhesior molecule, ICAM－1)、IL－6 和 TNF－α 的表达均显著下调,从而抑制 PSC 活性,并且促进 PSC 凋亡或恢复其至静息态,降低 PSC 产生的炎症因子水平,最终缓解胰腺纤维化程度[44]。同时 MSC 还表现出良好的抗凋亡作用,研究表明输注 BM－MSC 可通过降低胰腺腺泡细胞的凋亡从而保护胰腺功能的完好[45,46]。此外,有研究表明,病灶部位的单核细胞及巨噬细胞会促进慢性胰腺炎的发展,经 BM－MSC 治疗后,可有效抑制单核细胞和巨噬细胞的募集与活性,从而减轻慢性胰腺炎程度[47]。

目前干细胞治疗慢性胰腺炎的研究仍主要集中于临床前研究,进入临床研究阶段的试验较少,如表 7－3 所示,在 ClinicalTrials 数据库中仅有两项 I 期临床试验注册,以探索 MSC 用于慢性胰腺炎治疗的安全性和有效性。其中一项 I 期临床试验(NCT02384018)已于 2017 年完成,研究人群为 3 名接受全胰腺切除术和自体胰岛移植的慢性胰腺炎患者,初步研究结果表明通过门静脉输注自体 BM－MSC 安全性、耐受性良好,并且具有改善血糖控制、提高患者生活质量的潜力[48]。在此研究基础上,另一项扩大临床样本数($n = 42$)的 I 期临床试验(NCT05095532)于 2021 年 12 月启动,目前处于招募状态,旨在评估输注自体 BM－MSC 对随访期胰岛功能、血糖控制、疼痛缓解和生活质量等指标的影响,该项临床试验预计于 2026 年 6 月结束。

三、干细胞治疗胰腺炎的展望与挑战

干细胞临床前及现有的一些临床研究数据均显示了其在胰腺炎治疗方面具有广阔的前景,有望通过与传统治疗相结合进一步改善各类型胰腺炎疾病预后及功能水平。然而,在干细胞外源移植过程中也存在一定的安全风险。有研究发现,从 BALB/c 小鼠体内提取的 MSC 异体移植至 B6 小鼠 3 天后,B6 小鼠机体记忆 T 细胞被激活产生免疫排斥反应[49],实验表明即使是同种干细胞异体移植也可能会被机体排斥。同时,有研究表明,在评定急性胰腺炎发作的严重程度的评分系统,如 Ranson 标准、急性生理学和慢性健康评估(APACHE II)评分、序贯器官衰竭评估(SOFA)评分和计算机断层扫描(CT)严重程度指数(CTSI)等在预测疾病的严重形势方面存在巨大差异,将对胰腺炎疾病的诊断和干细胞的临床治疗带来新的难度[50]。

尽管干细胞在急、慢性胰腺炎治疗中表现出极大优势,但相关研究主要停留在临床前研究阶段,进入临床试验阶段的案例较少,主要原因是干细胞用于胰腺炎动物层面的治疗是可预测的、同质的,而临床急、慢性胰腺炎患者通常由于病因不同、宿主反应不同等具有一定的异质性,因此,需要进一步的实验来探究干细胞治疗在临床急慢性胰腺炎中的治疗功效,为胰腺炎的治疗提供更多的理论指导。

第四节　干细胞用于肾脏疾病的治疗

一、肾脏疾病概述

肾脏疾病按照病程可分为急性肾脏病(acute kidney disease, AKD)和慢性肾脏病(chronic kidney disease, CKD),各种肾脏疾病可渐进式发展为终末期肾病(end-stage renal disease, ESRD)。肾脏疾病已经成为全球性公共健康问题,其患病率占全球总人口的 10% 以上,据世界卫生组织(World Health Organization, WHO)估计,全世界每年有多达 500 万~1 000 万人死于肾脏疾病,到 2040 年慢性肾脏病预计将成为全球第五大死因[51,52]。

肾脏疾病的常规治疗包括多种药物的治疗,但这些药物只能延缓疾病进展,不能逆转病情的发展。目前延长终末期肾病患者寿命的治疗方案仅限于肾脏替代治疗,包括维持性透析治疗和肾移植,然而因肾移植供体紧张,维持性透析治疗不能完全替代肾脏功能而存在着明显的局限性,因此,迫切需要寻找新的治疗方法阻止肾脏疾病的发生及发展,进一步提高患者的生活质量。研究发现,干细胞可以通过直接分化、旁分泌效应等方式对肾脏起到保护作用。随着再生医学的发展,干细胞疗法为肾脏疾病的治疗提供了新思路,有望成为急慢性肾脏疾病的有效治疗手段。

二、干细胞用于肾脏疾病的治疗

目前肾脏疾病研究涉及的干细胞大致可以分为 ESC、成体肾干细胞和非肾脏来源的 ASC,其中包含了研究最多最广泛的 MSC,如 BM－MSC、UCB－MSC、AD－MSC 等多种类型干细胞。相关研究表明,干细胞疗法具有治疗肾脏疾病的作用,可减轻肾脏损伤,同时改善肾小球和肾小管的功能和结构,有望减轻或逆转肾脏疾病,现已揭示多种 MSC 治疗肾脏疾病的作用机制,如图 7－4 所示。

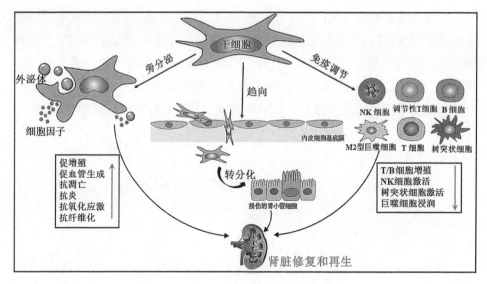

图 7-4 MSC 治疗肾脏疾病的多种机制

MSC 通过旁分泌、免疫调节和转分化为肾小管细胞等方面促进肾脏修复和再生

（一）急性肾损伤

急性肾损伤（acute kidney injury，AKI），既往也称急性肾衰竭（acute renal failure，ARF），是由多种病因及病理机制导致、涉及多学科的临床常见重症，主要表现为肾功能的快速下降及代谢废物的蓄积，还可伴随有水电解质紊乱、药物代谢异常、炎症因子风暴、远隔器官失功等，可合并多器官功能障碍而危及生命。急性肾损伤常见的病因是肾前性病变如肾缺血、内源性肾脏疾病如暴露于肾毒性物质及肾后性病变如尿路梗阻等。目前针对急性肾损伤的治疗主要包括消除可逆的肾损伤病因、避免使用肾毒性药物、控制容量超负荷、重症患者必要时可采取肾脏替代治疗等，但迄今尚无任何有效治疗措施可以减轻组织损伤、促进修复、防止慢性纤维化的发生。干细胞治疗目前已应用到多种因素引起的急性肾损伤，旨在抑制肾小管上皮细胞坏死和凋亡、促进损伤的肾小管上皮细胞修复。

不同来源的干细胞如内皮祖细胞（endothelial progeniter cell，EPC）[53]、人角膜缘干细胞（human limbal stem cell，HLSC）[54]和 MSC[55,56]均已在小鼠急性肾损伤模型中显示出肾脏保护作用，其中 MSC 运用最为广泛。目前认为干细胞治疗急性肾损伤存在分化和非分化两种机制。分化机制为干细胞注入患者体内后，通过识别受损的肾脏组织释放的信号并迁移至受损区域，分化成肾脏内各种实质细胞如肾小管上皮细胞、肾小球系膜细胞、足细胞等,恢复肾脏的形态和功能。非分化机制可能通过旁分泌机制、抗炎及抗纤维化机制等发挥作用,实现肾脏保护。

1. 基础研究　有研究发现,将雄性小鼠 BM－MSC 移植给雌性小鼠后,可以在雌性小鼠肾小管上皮细胞中检测到 Y 染色体,提示 BM－MSC 可以分化成肾小管上皮细胞,后续实验发现 BM－MSC 参与了急性肾损伤肾小管上皮细胞的修复过程[57]。另外,有研究发现将处理过的 AD－MSC 通过尾静脉注射至急性肾损伤小鼠模型中,结果肾小管上皮细胞的坏死及间质炎症细胞的浸润程度减轻,炎症因子和趋化因子的表达减少,证实 MSC 具有强大的抑制炎症及纤维化的作用[58]。此外,仍有多项研究证实了干细胞通过分泌具有旁分泌作用的因子或 EV 等促进肾脏损伤再生,保护肾脏功能[59,60]。各种动物体内实验均表明输注干细胞可以有效减轻急性肾损伤的肾脏损害,促进肾脏修复。

2. 临床研究　在基础研究充分证实,MSC 对急性肾损伤的治疗效果后,不少科学家已经开展临床试验来进行进一步验证。截至 2022 年 11 月,在美国临床试验数据库(ClinicalTrials)上已经有多项Ⅰ/Ⅱ期临床试验注册,以探索 MSC 用于急性肾损伤治疗的安全性和可行性。这些临床试验重点关注接受心脏手术受试者、实体器官癌患者、患COVID－19受试者和接受持续肾脏替代治疗者的干细胞治疗的安全性和有效性[59]。

第一个探索性Ⅰ期临床试验(NCT00733876)于 2013 年完成,研究人群为 16 名具有急性肾损伤高危因素的心脏手术受试者,以评价 MSC 治疗的安全性和有效性。临床结果显示,MSC 给药是一种安全的治疗方法,其具有对肾功能的早期和晚期保护作用及缩短住院时间和降低再次入院率的作用[61-63]。然而,在 156 名术后 48 h 发生急性肾损伤的患者进行的Ⅱ期研究(NCT01602328)中治疗效果并未得到验证,临床结果显示主动脉内给药同种异体 MSC 耐受性良好,但并未改善患者肾功能和死亡率[64]。近期报道了利用自体干细胞治疗严重急性肾损伤的Ⅰ/Ⅱ期临床试验的首例治疗结果,研究人员将自体来源的干细胞直接注入双侧肾动脉,细胞移植 23 周后除出现一过性发热和血小板增多外,未出现任何重大不良事件,肾功能得到长期改善,主要表现为血清肌酐水平的改善[65]。

此外,仍有多项临床试验正在进行中,如表 7－4 所示,其中一项Ⅰ/Ⅱ期临床试验(NCT03015623)正在研究产品 SBI－101 的安全性和耐受性。SBI－101

是一种生物/设备组合产品,由同种异体 BM‑MSC 和 FDA 批准的血浆置换设备两部分组成,旨在调节炎症和促进受损肾脏组织的修复[66]。该设备极大简化了 MSC 的移植方法,具有极大临床应用前景。

表 7‑4　干细胞治疗肾脏疾病的主要临床试验汇总

NCT 登记号	适应证	阶段	样本数	试验状态	细胞来源	主要临床结果
NCT00733876	急性肾小管坏死	Ⅰ期	16	已完成(2008‑08~2013‑10)	同种异体 BM‑MSC	安全性良好,未出现术后急性肾损伤或肾功能丧失
NCT01275612	实体瘤‑急性肾损伤	Ⅰ期	0	已撤回(2010‑11~2018‑03)	同种异体 BM‑MSC	试验因患者不符合入组标准而撤回
NCT01602328	急性肾损伤	Ⅱ期	156	已终止(2012‑06~2014‑08)	同种异体 BM‑MSC	耐受性良好,但未改善患者肾功能和死亡率
NCT03015623	急性肾损伤	Ⅰ/Ⅱ期	24	进行中,未招募(2017‑06~)	同种异体 BM‑MSC	N/A
NCT04445220	COVID‑19‑急性肾损伤	Ⅰ/Ⅱ期	22	进行中,未招募(2020‑11~)	同种异体 BM‑MSC	N/A
NCT04194671	急性肾损伤	Ⅰ/Ⅱ期	80	尚未招募(2021‑12)	同种异体 UCB‑MSC	N/A
不适用	慢性肾脏病 3 期或 4 期	Ⅰ期	10	已完成(2014‑11~2015‑10)	自体 CD34$^+$EPC	安全性良好,肾功能在治疗期间可保持稳定
不适用	慢性肾脏病 3 期或 4 期	Ⅱ期	52	已完成(2016‑10~2018‑07)	自体 CD34$^+$EPC	安全性良好,1 年综合不良临床结果发生率显著降低
NCT02166489	多囊肾引起的慢性肾脏病	Ⅰ期	6	已完成(2014‑03~2016‑01)	自体 BM‑MSC	安全性、耐受性良好,但 Scr、eGFR 无明显改善

NCT 登记号	适应证	阶段	样本数	试验状态	细胞来源	主要临床结果
NCT02195323	慢性肾脏病	Ⅰ期	7	已完成(2014-04~2016-01)	自体 BM-MSC	安全性、耐受性良好,但 Scr、eGFR 无明显改善
NCT02966717	原发性肾病综合征	Ⅱ期	116	进行中,未招募(2016-08~)	MSC(具体来源未知)	N/A
NCT04869761	糖尿病引起的慢性肾脏病	Ⅰ期	40	招募中(2021-10~)	同种异体 AD-MSC	N/A
NCT05018845	慢性肾脏病	Ⅰ期	20	招募中(2022-02~)	同种异体 UCB-MSC	N/A
NCT01843387	糖尿病肾病	Ⅰ/Ⅱ期	30	已完成(2013-07~2015-09)	同种异体 BM-MPC	安全性良好,GFR 有所改善
NCT02585622	糖尿病肾病	Ⅱ期	48	招募中(2017-12~)	同种异体 BM-MSC	N/A
NCT03840343	糖尿病肾病	Ⅰ期	30	招募中(2019-10~)	自体 AD-MSC	N/A
NCT04216849	糖尿病肾病	Ⅰ/Ⅱ期	54	招募中(2020-07~)	同种异体 UCB-MSC	N/A
NCT03171194	系统性红斑狼疮	Ⅰ期	6	已完成(2017-04~2018-10)	同种异体 UCB-MSC	安全性、耐受性良好,系统性红斑狼疮活动有所改善
NCT03174587	系统性红斑狼疮	Ⅰ期	7	已完成(2017-05~2019-08)	同种异体 BM-MSC	安全性、耐受性良好
NCT02633163	系统性红斑狼疮	Ⅱ期	81	招募中(2018-10~)	同种异体 UCB-MSC	N/A
NCT04835883	系统性红斑狼疮	Ⅱ期	10	招募中(2019-09~)	同种异体 BM-MSC	N/A
NCT03673748	系统性红斑狼疮	Ⅱ期	36	尚未招募(2022-03)	同种异体 BM-MSC	N/A

（二）慢性肾脏病

慢性肾脏病是指由多种原因引起的,以慢性肾脏结构破坏和功能障碍为特征的综合征,包括肾小球滤过率(glomerular filtration rate, GFR)正常和不正常的病理损伤、血液或尿液成分异常,以及影像学检查异常,或不明原因 GFR 下降(GFR<60 mL/min)超过 3 个月。各种原发性和继发性肾脏疾病持续发展,最终均可导致肾脏纤维化及终末期肾衰竭。近年来,慢性肾脏病因其高发病率、高致死率已成为全球范围内危害人类健康的又一重要疾病。慢性肾脏病的治疗手段有限,目前主要采取维持性透析和肾移植治疗,但这种治疗方法存在一些问题,包括缺乏供体来源、免疫排斥反应、手术费用高等。干细胞疗法为改善肾间质纤维化、保存肾功能、延缓肾衰竭提供了另一种治疗策略。慢性肾脏病治疗常用的细胞为 EPC 和 MSC。

1. 基础研究

(1)内皮祖细胞:一项 71 篇动物模型文献的系统评价和荟萃分析中发现以细胞为基础的治疗能够延缓慢性肾脏病进展,通过尿蛋白和尿素的下降证实了可改善肾小球硬化和间质纤维化[67]。EPC 主要通过释放血管生成因子如 VEGF、表皮生长因子(epidermal growth factor, EGF)、HGF、IL-8 和 EV,作用于局部血管内皮,促进血管再生和修复[68]。此外,部分 EPC 可原位分化为成熟内皮细胞,通过结合到受损的血管内皮,直接参与损伤血管内皮的修复[69]。外源性 EPC 已成功用于慢性肾脏病动物模型。在猪的肾脏血管疾病模型中研究发现,单次输注自体 EPC 可改善肾脏微血管系统,保护缺血肾脏[70]。另外有动物实验研究表明,输注自体 EPC 联合肾脏血管重建术能够恢复血液动力学、肾脏功能和肾脏供氧[71,72]。因此,EPC 对于慢性肾脏血管疾病的治疗具有一定潜力。

(2)间充质干细胞:MSC 是另一个慢性肾脏病细胞疗法的理想选择。它能够通过旁分泌生长因子和细胞因子作用于邻近的实质细胞,促进组织再生。与 EPC 一样,MSC 还可通过释放 EV,其中包含的丰富 mRNA 和 miRNA 微粒体参与调节基因信号的转录和血管生成。此外,MSC 还具有免疫调节作用,可促进组织修复和降低炎症反应。多项慢性肾脏病动物实验研究已经证实了 MSC 能够起到保护肾功能并减轻肾损伤的作用[73]。在猪的肾脏血管疾病模型中运用 MSC 联合肾血管重建术,能够恢复肾脏血液动力学功能,同时可减少缺氧、炎症反应、细胞凋亡、氧化应激、微血管损伤和纤维化[74]。值得注意的是,一项动物实验研究发现,MSC 可逆转肾性高血压,同时改善心脏功能,提示 MSC 具有保护肾脏和心脏功能的潜力[75]。

2. 临床研究　除了上述基础研究外,部分研究已经进入临床试验阶段。

(1)内皮祖细胞:目前已经在慢性肾脏病患者中对 EPC 进行了全面的评

估,大量研究结果表明慢性肾脏病患者的 EPC 数量明显减少且细胞功能也显著降低[76,77]。一项大规模慢性肾脏病队列研究中发现,非透析慢性肾脏病患者的肾功能分期与 EPC 数量无相关性,但是在从正常 GFR 向早期慢性肾脏病过渡时,EPC 的数量急剧下降[78]。一些研究探讨了透析治疗或肾移植对 EPC 数量和功能的影响,结果发现,增加尿毒症毒素清除的效率似乎可以改善 EPC 的数量和功能[79]。

(2) 临床研究:与 EPC 相比,MSC 用于慢性肾脏病或终末期肾病治疗的临床研究相对较少。如表 7 - 4 所示,一项临床试验通过静脉途径注射自体 BM - MSC 研究治疗慢性肾脏病的安全性与可行性,结果发现细胞移植后 1、4、8 周时患者血肌酐(Scr)、尿素氮(BUN)、24 h 尿蛋白明显下降,内生肌酐清除率(Ccr)明显升高,提示采用自身 BM - MSC 治疗慢性肾脏病可改善肾功能[80]。另一项为期 18 个月的单臂临床试验中,7 例不同原因导致的慢性肾脏病患者接受单次输注自体 BM - MSC 治疗,结果发现 6 例患者血肌酐水平、GFR 无明显改善,但未出现细胞输注的不良反应,证明了细胞移植的短期安全性和耐受性[81]。

(三) 糖尿病肾病

糖尿病肾病(diabetic nephropathy, DN)是糖尿病慢性微血管并发症之一,患病率高达 20%~40%,是导致终末期肾病的主要原因之一,主要病理特征为肾小管间质纤维化、微蛋白尿、肾小球和肾小管基底膜增厚及肾脏炎症反应。糖尿病肾病的发病机制涉及各种炎症因子、生长调节因子、趋化因子等相互作用从而产生级联反应。传统的治疗方法包括严格控制血糖、血压,限制蛋白质摄入,维持水电解质及酸碱平衡等,但疗效多不理想,尚无有效方法阻止糖尿病肾病的发生发展。近年来,MSC 被认为是具有治疗糖尿病肾病前景的治疗方法,多项糖尿病肾病动物实验研究表明,输注 MSC 可改善糖尿病肾病症状,包括血清肌酐和 BUN 水平升高及肾小球肥大等[82-84]。MSC 移植后主要通过 3 种作用模式发挥作用,包括直接修复肾细胞损伤、调节炎症和免疫反应及抗纤维化。

目前,已有多项 MSC 治疗糖尿病肾病的 Ⅰ/Ⅱ 期临床试验在 ClinicalTrials 注册,大部分处于招募中状态,如表 7 - 4 所示。一项多中心、双盲、剂量递增的随机对照临床试验(NCT01843387)评估了单次静脉输注骨髓间充质祖细胞(mesenchymal precursor cell, MPC)在 2 型糖尿病合并晚期糖尿病肾病患者中的安全性和有效性。与安慰剂组相比,单次静脉注射 MPC 在细胞移植 12 周后安全性良好,试验过程无严重不良反应发生,GFR 下降程度显著降低,但尿蛋白排泄、尿蛋白/肌酐、肌酐清除率、血脂、血糖和血压等指标与安慰剂组相比无显著性意义[85]。另一项 BM - MSC 治疗 2 型糖尿病肾病的临床试验(NCT02585622)已于 2017 年启动,旨在评估对糖尿病肾病患者 GFR、尿蛋白/肌酐、尿蛋白排泄、血糖、血脂和血压等指标的影响,目前结果表明,BM – MSC 治疗有效降低了患者 GFR 的年下降率。此外,我国也有几项 UCB – MSC 治疗糖尿病肾病的研究已进入干细胞备案的临床试验阶段。

(四) 狼疮性肾炎

系统性红斑狼疮(systemic lupus erythematosus, SLE)是一种自身免疫病,容易累及多器官或系统,主要表现为自身抗体产生和免疫复合物沉积。狼疮性肾炎(lupus nephritis, LN)是系统性红斑狼疮最严重的并发症之一,肾活检结果显示系统性红斑狼疮的肾脏受累率几乎达 100%。目前治疗狼疮性肾炎的主要药物为免疫抑制剂与糖皮质激素联合应用,尽管取得了良好的临床疗效,但对部分狼疮性肾炎患者治疗效果不佳,且长期使用免疫抑制剂不良反应明显。MSC 基于其组织修复能力和免疫调节性,已在多项狼疮性肾炎动物实验中展现出良好治疗效果,可抑制自身免疫功能亢进,从而恢复肾功能[86,87]。如表 7 – 4 所示,目前国内外的临床研究也多提示 MSC 联合免疫抑制剂等药物治疗狼疮性肾炎的安全性和有效性,临床缓解率高且并发症较少,可在一定程度上改善狼疮活动度、蛋白尿和补体水平[88,89],但这些研究多为小样本自身对照研究,仍需要大量多中心、高质量的随机对照试验加以验证,且进一步观察远期疗效。

三、干细胞治疗肾脏疾病的展望

目前,MSC 治疗肾脏疾病的基础研究和临床研究在一定程度上证明了干细胞疗法的可行性、安全性和有效性,但是目前相关研究主要停留在临床前研究阶段,尚无大规模随机对照临床试验开展,仍然需要更多的临床循证支持其应用,同时需要针对其治疗机制、移植方式、移植次数、细胞来源等进行更加深入的探讨,推动相关临床试验开展,使 MSC 成为肾脏疾病治疗的新策略。

第五节　干细胞用于胃肠疾病的治疗

一、胃肠动力障碍性疾病概述

自主神经系统通过肠神经系统错综复杂地控制胃肠道的主要功能,包括运动、分泌、感觉、储存和排泄功能。从大脑半球到周围自主神经的整个神经轴的疾病可导致胃肠动力障碍,常见的胃肠道症状包括流涎、吞咽困难、胃轻瘫、假性肠梗阻、便秘、腹泻和大便失禁等。通常使用无创成像、转运测量或压力活动和运动协调的腔内测量确定神经系统疾病及其分布,记录节段性肠道功能障碍[90]。

临床以治疗神经系统疾病为主,通过联合药物恢复正常水合作用和营养对症治疗为辅。补救胃肠功能的药理学干预措施并不能解决因肠道神经胶质回路丢失、缺失或受损而引起的运动障碍。涉及切除节段性肠段的手术方法可以治疗先天性巨结肠症,然而,手术的长期结果仍不清楚,可能导致运动障碍或肠功能受损。过去十年间,基于干细胞的疗法获得了广泛关注。

二、干细胞用于胃肠动力障碍性疾病治疗

肠神经系统(enteric nervous system, ENS)包含在肠壁的肌肉结构中,受胃肠道壁内神经支配,作为肠道调节装置的一部分,肠神经系统介导肠道脉管系统的运动、感觉、分泌和控制等多种功能。肠神经系统损害会严重破坏胃肠功能,尤其导致运动障碍。目前,许多胃肠动力障碍疾病的治疗仅限于姑息性干预措施,尽管可以减少并发症和疾病相关的死亡率,却不能达到完全治愈。

目前多项研究旨在开发针对肠神经系统疾病的细胞疗法,已经探索了许多组织来源,以确定能够在移植后产生肠神经系统成分的细胞类型,包括 ESC、iPSC 等,如图 7－5 所示。

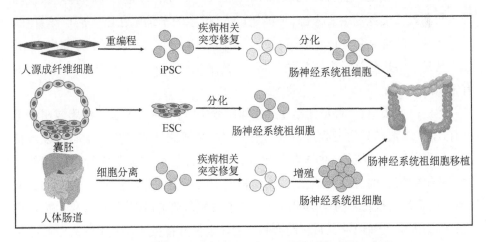

图 7－5　肠神经系统祖细胞生成和移植的重要步骤示意图

患者体细胞产生 ENS 祖细胞主要涵盖 3 条途径:① 人源成纤维细胞重编程为 iPSC,随后分化成 ENS 祖细胞;② 囊胚中多能 ESC 直接分化成 ENS 祖细胞;③ 患者肠道中突变细胞修复后增殖为 ENS 祖细胞

1. 胚胎干细胞　源自胚泡内细胞团的 ESC 具有多能性,来自小鼠(mES)和人类(hES)的 ESC 能够产生一系列神经细胞类型,包括肠神经元[91,92]。源自人类细胞的神经祖细胞能够产生神经嵴样细胞,这些细胞在体内鹌鹑胚胎中沿着正常的神经嵴迁移途径迁移,并在体外定植于胚胎小鼠肠道的外植体,在那里产生神经元。ESC 移植后产生神经元的潜能,可作为肠神经系统疾病治疗备选的细胞类型之一。与 ESC 相比,iPSC 可以从患者来源的组织中产生。因此,可实现自体移植,不需要免疫抑制治疗。Lai FP 等通过从先天性巨结肠患者中生成 iPSC,并将其分化为肠神经系统祖细胞,证实了其治疗肠神经系统相关疾病的潜力[93]。

2. 神经干细胞　NSC 与中枢神经系统的神经发生密切相关,是一组具有自我更新能力的多能祖细胞,是首批测试用于肠神经系统治疗的细胞类型之一。前期动物实验表明,将 NSC 移植到胃轻瘫小鼠的幽门壁中,可以通过产生表达 nNOS 的神经元显著改善胃排空[94]。将源自胎儿大脑皮层的 CNS-NSC 移植至肠神经破坏的成年大鼠直肠中,可引起神经元和神经胶质细胞的产生,增加 nNOS 和乙酰胆碱转移酶的表达,恢复直肠抑制反射[95]。Micci 等的一项研究表明,注射中枢神经系统衍生的 NSC 可以改善 nNOS$^{-/-}$ 小鼠的胃功能,这表明基于干细胞的疗法可以治疗幽门中的胃轻瘫样症状[96]。

3. 神经嵴细胞　神经嵴细胞(neural crest cell, NCC)是产生肠神经系统的神经元和胶质细胞的主要来源,神经嵴(NC)衍生的干细胞在出生后持续存在,可以从啮齿动物和兔的成年肠道及胎儿、出生后和成年人类肠道中分离出来,并证明其具有治疗肠神经系统疾病的潜力,其中从肠道分离出的 NC 衍生物是最有希望的治疗途径。

体内研究表明,当移植到出生后小鼠结肠中时,肠神经系统干细胞或祖细胞具有迁移、增殖和分化为适当表型的潜力。既往研究证实,NC 干细胞可以定植于无神经节肠道外植体,并具有分化成神经元、神经胶质和肌成纤维细胞的能力。移植物衍生的神经元表达一些肠神经元亚型标志物,包括一氧化氮合酶(NOS)、胆碱乙酰转移酶(ChAT)、钙结合蛋白和钙调蛋白,并且来自移植物神经元的细胞内电生理记录表明它们会激发动作电位并接受快速兴奋性突触后电位(fEPSP),说明移植物衍生的神经元已整合到肠道回路中[97]。在动物研究的基础上,更多的科学家尝试从人类肠道中收获肠神经系统干细胞,并证实通过常规内窥镜手术获得的肠道黏膜活检可用作干细胞的来源[98]。

三、干细胞治疗胃肠动力障碍性疾病展望与挑战

目前基于细胞的疗法为胃肠动力疾病提供了希望,但仍有下述几个方面的问题亟待解决。首先,有前途的干细胞来源是基于细胞的疗法的基础,该疗法将通过重新填充肠道神经节来恢复胃肠道运动和功能。其次,需要进一步的研究来确定将 NSC 输送到肠道的最佳方法和最优"剂量"。

肠神经系统具有许多有利于移植治疗成功的潜在优势,包括对来源和递送细胞的可及性,以及通过扩增从肠道未受影响区域获得的 NSC 用于自体移植来最大限度地减少免疫排斥的可能性。总之,在胃肠疾病中,肠神经系统缺陷是绝对和广泛的,一些具有较轻解剖表型的疾病如肠假性梗阻、慢传输便秘、食管贲门失弛缓症等更适合肠神经系统干细胞治疗。管理患有肠道动力障碍的儿童和成人是一个重大的挑战,细胞疗法将有望推动肠道运动障碍疾病向治愈方向转变。

参考文献

第八章

其他疾病的治疗

第一节 干细胞用于皮肤疾病的治疗及促进毛发再生

一、概述

在皮肤组织中,干细胞的常规作用为扩展并迁移到皮肤所需区域,提供稳定的细胞供应以维系表皮稳态、参与毛发循环和帮助受损组织修复。MSC 因易于获得、扩增、储存及良好的安全性等优势被广泛研究。MSC 在治疗皮肤疾病方面的潜力主要来自以下几个方面[1]。

1. **多向分化能力** 直接分化为内皮细胞、角质形成细胞和成纤维细胞样细胞。

2. **旁分泌能力** 在损伤部位分泌利于细胞存活和增殖的关键细胞因子和生长因子。

3. **免疫调节能力** 减少促炎细胞因子的产生,并促进免疫抑制型巨噬细胞(M2)的形成等。

4. **迁移归巢能力** 分泌促迁移因子,导致角质形成细胞、巨噬细胞和内皮细胞迁移到所需组织。

5. **造血支持能力** 通过增加内皮细胞和分泌促血管生成因子来诱导新生血管网络。

基于以上功能,MSC 已成为皮肤相关疾病治疗的一种新的选择。本节将重点阐述 MSC 在以下两个方面中的应用:① 促进皮肤创面修复(如危重肢体缺血、糖尿病足溃疡和皮肤烧伤等);② 治疗大疱性表皮松解症。

二、干细胞治疗用于创面修复

创面修复是人体正常而复杂的生物学过程,发生在所有组织器官中。修复过程包括 3 个阶段:炎症、增殖和组织重塑。这些阶段以一种精确且有规律的方式发生,阶段不连续、异常或延长会导致伤口修复延迟甚至不愈合[1]。

干细胞作为治疗慢性创伤的潜在选择,其起效机制主要依赖于:

(1) 在炎症期可以抑制过度的炎症反应,减轻炎症对于组织细胞的损伤。

(2) 利用其分化潜能,在增殖期分化为相应的细胞并通过旁分泌作用调控这些细胞的增生。

(3) MSC 具备间质细胞的特性,调节皮肤的完整性和稳态,在创伤修复与重塑中发挥作用。

因此,干细胞治疗有望加速伤口愈合,实现理想的皮肤及皮肤附属器再生。在创面修复研究中,干细胞治疗主要集中于危重肢体缺血(血管疾病)、糖尿病足溃疡和皮肤烧伤 3 个方面。

(一) 危重肢体缺血

危重肢体缺血(critical limb ischemia, CLI)是最严重的动脉闭塞性疾病,会导致身体特定部位(尤其是上肢和下肢末端)血流和氧气供应不足,从而引发皮肤和手足肌肉进行性溃疡。MSC 具备改善血液动力学和氧灌注参数的能力及血管生成能力,因此成为危重肢体缺血治疗的候选药物。

2020 年,干细胞产品 Stempeucel 在印度获准上市,是全球第一个被批准用于危重肢体缺血治疗的干细胞产品。Stempeucel 是一种来源于健康志愿者的同种异体混合 MSC。2021 年在印度开展的 Ⅳ 期临床研究结果公布:患者接受 Stempeucel 治疗后,在 12 个月的随访期内呈现出长期疗效,证实其具有良好的安全性和有效性[2]。2019 年注册的一项临床研究旨在确认肌内注射自体 AD-MSC 或基质细胞对血运难以重建的危重肢体缺血患者的疗效,预计 2023 年结束(NCT03968198)。2020 年注册的一项 Ⅱ 期临床试验预计招募 90 名志愿者,评估同种异体 AD-MSC 在糖尿病合并危重肢体缺血中的安全性和有效性(NCT04466007)[3]。其他临床试验参考表 8-1。

表 8 - 1 MSC 用于危重肢体缺血的临床研究

研 究 内 容	干细胞来源	临床阶段	状态	开始日期	参考来源
自体脂肪移植治疗不适于血运重建的危重肢体缺血	人自体 BM - MSC	/	进行中	2021 年	NCT04746599
同种异体 AD - MSC 在糖尿病危重肢体缺血中的安全性和有效性	同种异体 AD - MSC	Ⅱ期	进行中	2020 年	NCT04466007
MSC 簇在危重肢体缺血患者中的疗效和安全性	同种异体 AD - MSC	Ⅰ 和Ⅱ期	进行中	2020 年	NCT04661644
自体移植 AD - MSC 对危重肢体缺血患者的疗效	人自体 AD - MSC	Ⅱ期	进行中	2019 年	NCT03968198
危重肢体缺血中的细胞疗法	同种异体 UCB - MSC*	Ⅱ期	还未招募	2019 年	NCT03994666
自体干细胞用于治疗非选择性危重肢体缺血	人自体 BM - MSC	Ⅰ期	完成	2018 年	NCT03455335
人同种异体 MSC 治疗危重肢体缺血的安全性和有效性	同种异体 MSC	Ⅰ／Ⅱ期	未知	2017 年	NCT03239535

UCB - MSC：脐带血间充质干细胞。

附表 8 - 1

（二）糖尿病足溃疡

糖尿病足溃疡（diabetic foot ulcer，DFU）是常见的糖尿病慢性并发症,主要表现为足部溃疡、感染和（或）深层组织破坏。糖尿病足溃疡继发感染是非外伤性截肢的主要原因,截肢后患者的 5 年死亡率约为 50%[4]。目前常规内科治疗和外科治疗都只能延缓患者病情进展或缓解症状,不能修复已受损的血管及神经。MSC 移植是一种可用于治疗糖尿病足的新方法,相关临床研究参考附表 8 - 1（二维码）。

韩国 Anterogen 公司开发了一种治疗糖尿病足溃疡的新药 Allo - ASC - DFU（一种含有同种异体 AD - MSC 的水凝胶片）。2019 年公布的 Allo - ASC - DFU 治疗糖尿病足溃疡的Ⅱ期临床研究结果显示：治疗组和对照组伤口完全闭合的中位时间分别为 28.5 天和 63.0 天,且没有严重不良事件,证实同种异体 AD - MSC 治疗糖尿病足溃疡的安全有效（NCT02619877）[5]。德国 TICEBA 干细胞中心从 2008 年开始研究患者自体表达 ATP 结合盒转运蛋白 B5（ABCB5）的真皮 MSC 的提纯和体外培养,并回输患者体内以治疗糖尿病。该机构于 2021 年公布了第一个人体临床试验结果（2017 年开展），评估 ABCB5$^+$ MSC 产品（ATMP）在糖尿病神经性溃疡患者中的疗效和安全性。结果显示，ATMP 治疗组在 12 周时伤口面积中位数减少 63%，是一种有效的伤口闭合策略（NCT03267784、NCT03257098）[6]。该机构 2020 年发表的文章显示，他们进一步开发了符合 GMP 规范的扩增和制备工艺。通过此工艺，可以实现从手术丢弃的皮肤组织中富集 ABCB5$^+$MSC 细胞，并加工成先进治疗药物 ATMP 用于临床治疗[7]。澳大利亚一家研究干细胞和再生医疗的生物公司 Cynata Therapeutics 开发了一种干细胞技术平台 Cymerus™，该平台能够将 iPSC 诱导成间充质血管母细胞（mesenchymoangioblast，MCA），再由 MCA 衍生获得大量 MSC，该技术几乎可以实现由单个干细胞供体无限量生产 MSC，摆脱了需要不断寻找捐赠者的限制。该公司 2021 年注册了一项有关 CYP - 006TK 基于 Cymerus™平台制备得到的 MSC（Cymerus™ MSC）的Ⅰ期临床试验，评估其在糖尿病足溃疡患者中的安全性、耐受性和有效性（NCT05165628）。

（三）皮肤烧伤

烧伤是皮肤软组织损伤较常见的病因，大面积烧伤常由于皮源匮乏，救治延迟而致多器官功能衰竭、重度感染甚至死亡[8]。因此，烧伤后如何加速创面愈合、减少并发症、降低病死率显得尤为重要。近年来，MSC 在组织工程和创面修复领域发挥着重要的作用。

韩国 Anterogen 公司开发的 Allo - ASC - DFU 除了针对糖尿病开展了大量相关临床研究外，同时也在烧伤患者中评估其安全性和有效性（NCT02394873、NCT02619851）。有研究人员在热全层烧伤患者中进行了传统方法（常规早期切除并移植）和 MSC 疗法的对比研究，结果表明使用 BM - MSC 和 UCB - MSC 治疗可显著提高热全层烧伤患者的愈合率[1]。有其他研究人员选取了 82 例Ⅱ度烧伤患者作为研究对象开展试验，结果发现，UCB - MSC 移植对Ⅱ度烧伤患者新生肉芽组织 EGF 及 VEGF 表达促进效果优于常规烧伤治疗方法[9]。其他相关临床研究参考附表 8 - 2（二维码）。

附表8-2

三、干细胞治疗用于大疱性表皮松解症

大疱性表皮松解症（epidermolysis bullosa，EB）是一种遗传性皮肤疾病。其主要临床特征为皮肤机械性脆弱，易出现大疱、血疱，皮损糜烂面有大量渗液，易继发感染而危及性命[1]。

干细胞移植是治疗大疱性表皮松解症的一种极具潜力的治疗手段。一项

UCB-MSC 治疗隐性营养不良性大疱性表皮松解症的安全性和有效性研究的 I/II 临床试验结果显示,静脉输注 MSC 具有良好的耐受性,并且大疱性表皮松解症严重程度评分得到极大改善(NCT04520022)[10]。印度摩德纳大学的干细胞生物学家 Michele De Luca 等已将一种结合干细胞治疗、基因工程和组织工程的复杂产品(Hologene 5)推进到临床II/III期阶段,旨在为大疱性表皮松解症患者的皮肤病变提供永久性治疗(NCT05111600)[11]。德国 TICEBA 干细胞中心于 2018 年注册了一项 ATMP 用于治疗大疱性表皮松解症的I/II期临床研究,该试验旨在证明静脉注射 ABCB5+ MSC 的良好耐受性、可控安全性和潜在功效(NCT03529877)。韩国 Anterogen 公司开发的 Allo-ASC-DFU 也在大疱性表皮松解症患者中开展临床试验,以评估其安全性(NCT02579369)。该公司 2021 年注册的另一项临床研究旨在评估 Allo-ASC-SHEET 在营养不良性大疱性表皮松解症受试者中的安全性和有效性(NCT05157958)。其他相关临床研究参考附表 8-3(二维码)。

附表8-3

第二节　干细胞用于眼科疾病的治疗

眼睛作为意识感觉器官,其功能至关重要,大脑中约80%的知识和记忆都是通过眼睛获取的。然而,世界卫生组织发布的《世界视力报告》中显示,全球超过 22 亿人视力受损甚至失明。目前手术移植、激光疗法等具有一定局限性,因此研究人员投入了大量精力去探寻预防眼病和治疗眼病的新方法。

近年来,干细胞疗法在眼科疾病治疗方面取得了长足进步。首先,干细胞获取方式相对简单。干细胞增殖能力良好、来源丰富,且体外细胞培养速度快,能在较短时间获取大量细胞。其次,干细胞具有很大的分化潜力和明显的可塑性,可分化为角膜上皮细胞、内皮细胞等。干细胞能在眼内移植前成功预分化为所需细胞,是再生受损组织和器官的重要细胞来源。然后,干细胞移植后能进行非侵入性的检测以准确评估疗效。最后,干细胞疗法术后并发症少见,预后较好。

迄今,干细胞治疗眼科疾病的机制仍在探寻,目前较为常见的有以下几种。

(1)免疫调节机制:干细胞可分泌多种细胞因子,包括 TGF-β1、IL-1、IL-6、NO 等。干细胞还高表达一系列黏附分子和趋化因子,包括 ICAM-1、CCR3 等,诱导免疫细胞靠近干细胞,形成局部免疫微环境。

(2)促修复机制:干细胞可释放多种生长因子,如 VEGF、TGF-β、FGF 等,从而促进内皮细胞、巨噬细胞和其他组织祖细胞增殖,参与组织修复再生。在角膜热烧伤小鼠模型中,静脉注射的异体干细胞归巢到角膜损伤部位,可明显促进角膜上皮的修复。

（3）抗新生血管机制：在角膜损伤中,干细胞可产生高水平的血小板反应蛋白-1,从而抑制 VEGF 的表达,减少角膜新生血管的面积。

（4）细胞替代：干细胞分化能力强,具有分化为不同细胞类型的能力。在特定条件下,可分化为角膜上皮样细胞、角膜基质样细胞和内皮样细胞等来修复受损的角膜。

本节将对干细胞在青光眼、干眼病、视网膜疾病和角膜疾病这几类眼科疾病中的应用进行系统介绍。

一、青光眼

青光眼（glaucoma）是一种以视网膜神经节细胞（retinal ganglion cell, RGC）逐渐丧失为临床特征的进行性视神经病变,在我国不可逆性致盲眼病中位居第一。其前期症状不明显,通常患者感受到明显的视力下降、视野收缩时,已经出现了不可逆的视神经损伤。视神经损伤是由 RGC 凋亡造成。干细胞疗法为青光眼治疗带来了新的希望,一些临床研究正在开展,详细内容见表 8-2。

表 8-2　干细胞疗法在青光眼中的临床研究

研　究　内　容	干细胞来源	临床阶段	状态	开始年份（年）	参考来源
自体 BM-MSC 对晚期青光眼患者的安全性研究	自体 BM-MSC	Ⅰ期	完成	2015	NCT02330978
培养的异基因成人 UCB-MSC 治疗眼部疾病的安全性和有效性研究	培养的异基因成人 UCB-MSC	Ⅰ期	招募	2021	NCT05147701
自体骨髓干细胞治疗视网膜和视神经损伤/疾病的研究	自体 BM-MSC	不适用	招募	2017	NCT03011541
自体脂肪源性再生细胞治疗青光眼神经退行性病变的有效性和安全性研究	自体 AD-MSC	Ⅱ期	未知	2014	NCT02144103

小梁网干细胞（trabecular meshwork stem cell, TMSC）易分化为小梁网细胞,因此成为治疗青光眼的候选细胞。2018 年研究表明,将人源 TMSC 移植到小梁网被激光损伤的小鼠前房,能在小梁网损伤区域检测到大量 TMSC,说明 TMSC 会优

先归巢并整合到受损的小梁网区。此外,整合的 TMSC 会表达分化的小梁网细胞标志物水通道蛋白 1(AQP1)和几丁质酶 1(CHI3L1)。TMSC 移植还能减少 CD45$^+$浸润和分泌蛋白 SPARC 的表达,有效抑制炎症反应并预防纤维化。移植后 2 周和 4 周,小梁网细胞的形态和大小均恢复正常。并且受移植小鼠的施莱姆管(Schlemm's canal)内皮细胞中形成了巨大的空泡,表明能维持正常眼压和房水流出[12]。在另一项 2021 年的研究中还探讨了移植人源 TMSC 对 *myocilin Y437H*基因突变型青光眼小鼠的疗效。*MYOC* 基因突变会改变对应蛋白结构,错误折叠的 MYOC 蛋白积累在小梁网细胞的内质网中会诱导内质网应激、造成小梁网功能障碍、ECM 合成异常等。TMSC 治疗能改善青光眼中的许多问题,特别是能增加房水流出能力、降低眼压、减少 RGC 丢失、保留 RGC 正常功能、提高小梁网细胞密度和保持小梁网细胞活性等。TMSC 移植后重塑了小梁网 ECM,使纤维粘连蛋白和弹性蛋白表达下调,与未移植组小鼠有显著性差异,但其对内质网应激没有显著影响[13]。

虽然现在原发性开角型青光眼(primary open-angle glaucoma, POAG)中小梁网功能障碍的详细机制尚不完全清楚,但报道显示氧化应激在体内和体外都会造成小梁网功能障碍。氧化应激下,巨噬细胞线粒体会产生大量细胞内活性氧自由基,且小梁网细胞中的炎症标志物 IL-1、IL-6 和 IL-8 表达上调。AD-MSC 可用于青光眼的治疗。AD-MSC 可以通过与小梁网细胞共培养,或在小梁网细胞分泌的 ECM 中培养 10 天而被诱导分化为 TM 样细胞(AD-MSC-TM)。这些 AD-MSC-TM 具有小梁网细胞的基因型特征,将其注射到小鼠体内后,能顺利整合至小梁网组织,使眼压保持正常。并且,将 AD-MSC-TM 暴露在地塞米松中 11 天,肌动蛋白微丝的组织结构发生了明显变化,Myoc mRNA 水平上调,且集落形成率与原代小梁网细胞相似(2020 年)[14]。

二、干眼病

干眼病(dry eye disease, DED)以泪膜动态失衡为特征,是最常见的眼科疾病之一[15]。中度到重度干眼病会导致眼睛疲劳、干涩、慢性疼痛、有异物感等,这会降低患者的生活质量及工作效率。干眼病的诱发因素多种多样,炎症在其发病机制中起重要作用。越来越多证据表明,干眼病是涉及先天性免疫和获得性免疫的局部自身免疫病。患者的眼表组织和泪液中存在大量促炎因子,如 TNF-α、IL-1α、IL-1β、IL-6、IL-8、IL-12、IL-13、IFN-γ 等,炎症信号通路的激活加重了炎症免疫反应[16]。目前主要疗法是人工泪液的局部给药,但这只能舒缓病情,无法解决根本病因。

有研究利用刀豆蛋白 A 诱导的炎症性干眼小鼠模型评估 MSC 的治疗潜力。研究发现,给小鼠眼眶周围注射 MSC 能增加泪液产生,下调眼眶内腺及眼表 IL－2、IFN－γ 水平,并减少 CD4$^+$T 细胞的浸润。此外,输入 MSC 后小鼠的结膜杯状细胞显著增加,角膜上皮保持完整。这些结果表明,MSC 可以通过抑制炎症来治疗干眼病[17]。有临床研究招募了 22 例平均年龄为 27~67 岁的慢性移植物抗宿主病相关干眼病患者,经过静脉注射 MSC 后,12 例患者症状减轻,干眼评分、眼表疾病指数评分和席莫泪量测定试验结果均有改善[18]。其机制可能与 CD8$^+$CD28$^-$ T 细胞的增加有关。其他临床结果见附表 8－4(二维码)。

附表 8－4

三、视网膜疾病

本节主要介绍干细胞疗法在黄斑变性、视网膜色素变性、糖尿病视网膜病变方面的应用,其中临床研究详见附表 8－5(二维码)。

附表 8－5

年龄相关性黄斑变性(age-related macular degeneration,ARMD)在 45 岁以上人群中高发。目前常用药物为抗氧化剂维生素、叶黄素等,抗血管内皮生长因子药雷尼珠单抗、贝伐单抗等。药物疗法虽然能控制病情,但在停止治疗后复发率很高。为了解决该问题,干细胞疗法被人们关注[19]。2018 年发布了一项多能干细胞源性 RPE 移植的临床研究结果,干细胞来源的 RPE 比原代培养的 RPE 更容易制备,适合于临床应用。手术后 5 年,移植的细胞驱动的 RPE 片在移植部位稳定,移植物下方脉络膜体积相对稳定,患者矫正视力变化不大[20]。2019 年美国国立卫生研究院的研究者从黄斑变性患者身上采集了血细胞,将它们转化为 iPSC 后,再将其转化为 RPE 组织。iPSC 衍生的 RPE 生长在生物可降解的单层细胞支架上,一旦到达患者的视网膜就能起到促进整合的作用。该疗法选用自体血细胞来源的干细胞,能降低发生免疫排斥反应的风险。

视网膜色素变性(retinitis pigmentosa,RP)是一种进行性、遗传性、营养不良性退行性病变,临床症状为夜盲、进行性中心视力丧失、完全失明等。已经有多个体外研究报道,MSC 可分化为视网膜前体细胞、光感受器细胞和视网膜神经元样细胞。且 MSC 的诱导条件多样,无论是与视网膜细胞共孵育,还是与视网膜细胞提取物共培养,都能分化为视网膜样细胞,表达视网膜细胞的典型标志物[21]。有研究者于 2017 年设计了一种可注射的纤维蛋白凝胶,向眼部递送结膜间充质干细胞(conjunctiva mesenchymal stem cell,CJ－MSC)。该凝胶在体内和体外均能支持 CJ－MSC 的生长,起到 ECM 的作用。并且纤维蛋白凝胶还能调节细胞的黏附、运动,介导细胞的增殖和分化。用牛磺酸诱导 CJ-MSC 14 天后,通过免疫荧光和聚合酶链反应检测到光感受器细胞标志物视紫红质、RPE65。这表明干细胞疗法能增加光感受器细胞数量,促进视网膜修复,是治疗视网膜色素变性的一种有前途的策略[22]。

糖尿病视网膜病变(diabetic retinopathy, DR)是一种发生在糖尿病患者身上的血管并发症,持续的高血糖会导致视网膜周围细胞的永久性丢失和微血管内皮细胞的异常增殖。目前研究大多集中在发生不可逆转的损害之前,力求减缓或阻止疾病的发展进程[23]。AD-MSC 可用于糖尿病视网膜病变早期治疗。AD-MSC可显著表达 *NOTCH2*,且 AD-MSC 中 *NOTCH2* 的基因敲除干扰了人脐静脉内皮细胞血管网络的形成。NOTCH2 是一种新的人类脂肪组织来源的调节因子,能在体外调节 ADSC 向视网膜微环境的迁移,还能促使血管网络形成中内皮细胞的聚集。在分子水平上,NOTCH2 通过 PDGFRB 的表达和对化学诱导剂的敏感性来促进 AD-MSC 周细胞表型的形成[24]。AD-MSC 在糖尿病视网膜病变小鼠模型上也取得了显著成果。通过玻璃体内注射 AD-MSC,可有效防止视网膜脱落,实现中央视网膜的再血管化,还能避免 RGC 丢失[25]。一项初步临床试验评估了糖尿病视网膜病变患者静脉注射自体 BM-MSC 的疗效和安全性,结果显示患者的空腹血糖水平和超敏 CRP 含量均降低,最佳矫正视力显著提高(2018 年)[26]。

四、角膜疾病

角膜缘干细胞缺乏症(limbal stem cell deficiency,LSCD)会造成角膜上皮溃疡、结膜形成、角膜混浊等,无法自动更新角膜上皮细胞,病情严重时会导致失明。1989 年,Kenyon 和 Tseng 开创了患者自体角膜缘移植手术[27],但移植时供体眼角膜缘衰竭风险较高,同种异体角膜缘移植可能产生免疫排斥反应。为降低组织移植的高免疫排斥率,1997 年 Pellegrini 等首次提出基于干细胞疗法培养自体角膜缘上皮细胞,所用干细胞从对侧眼组织中提取出来[28]。2008 年,欧洲药品管理局批准了一种体外扩增的含有干细胞的自体角膜上皮,用于眼烧伤导致的角膜缘干细胞缺乏症治疗。在之后 2~3 年随访中,接受了该干细胞衍生产品治疗的患者成功率高达 76.6%[29]。

目前临床上角膜缘干细胞缺乏症还有非角膜缘干细胞疗法,即利用 MSC 进行治疗。与角膜缘干细胞相比,MSC 能从多种组织中获得,获取途径相对简单,且能在体外培养,更具有在临床大规模使用的潜力。此外,MSC 能够产生生长因子,促进角膜上皮细胞增殖,还能调节免疫功能和炎症反应。当角膜上皮细胞受损时,IL-6 表达增加,受损角膜处于氧化应激环境中。MSC 能产生吲哚胺 2,3-双加氧酶和环氧化酶 2 等抗氧化酶。并且 MSC 还能减少 T 细胞增殖,抑制巨噬细胞成熟,从而减少免疫排斥反应和炎症反应。MSC 用于角膜缘干细胞缺乏症动物的临床前研究表明,MSC 有效缓解了炎症,减少角膜浑浊程度和新生血管数量,同时促进角膜上皮化[30]。其他临床结果见附表 8-6(二维码)。

附表 8-6

第三节　干细胞用于肺部疾病的治疗

肺组织具有结构特殊性,毛细血管床丰富,高容量、低阻力。肺与人体呼吸息息相关,一旦肺部出现严重病变将会大大影响人的生活质量。干细胞来源广泛,易于分离、培养及扩增,且具有多向分化能力与低免疫原性,并且输入后易在肺内发生滞留,这为 MSC 治疗呼吸系统疾病提供了有利条件。

一、干细胞治疗肺部疾病的主要机制

干细胞,尤其是 MSC 能够生成大量的生物活性因子,如抗炎因子、免疫抑制因子、血管生成因子等,在肺部疾病治疗研究中展现出了巨大的潜力,有助于减轻肺部炎症及修复或重建受损肺组织等。总体来说,干细胞治疗肺部疾病的主要机制如下:

(1)旁分泌机制:干细胞具有旁分泌能力,可分泌诸多细胞因子,包括细胞生长因子、血管生成素、VEGF、某些趋化因子、炎症因子和调节肽等,都可直接或间接减轻肺内炎症反应和肺纤维化。如 MSC 在局部泌 VEGF,起到肺组织修复和血管重建的作用;分泌 IFN-γ、IL-10、HGF 等细胞因子,发挥抗炎作用。

(2)细胞分化机制:干细胞具有自我更新和分化潜能,可直接分化为肺部上皮细胞、Ⅰ/Ⅱ型肺泡上皮细胞等,实现肺脏再生。

(3)抗炎和免疫调节机制:干细胞可以通过分泌抗炎因子和抗菌多肽或抑制促炎信号通路,上调炎症信号通路,发挥细菌的吞噬作用、抗炎和免疫调节作用,缓解肺部炎症环境并减轻肺纤维化。

(4)抗氧化机制:干细胞具有一定的抗氧化和清除自由基的作用,有助于延缓肺部损伤的发生发展进程。

二、干细胞疗法在肺部疾病的应用特征

当肺部有损伤或损伤影响组织的结构完整性时,MSC 在恢复组织稳态中发

干细胞治疗与干细胞制剂

挥重要作用。MSC 可通过炎症细胞释放的趋化分子的梯度被吸引到损伤部位。在损伤部位,局部因子如缺氧、细胞因子和 Toll 样受体配体诱导被招募的 MSC 增殖,增殖的 MSC 表达加速组织再生的生长因子,如 MCP－3、基质细胞衍生因子－1(stuomal cell derived factor-1, SDF－1)、TGF－β1、VEGF、血小板源性生长因子(platelet-derived growth factor, PDGF)和 HGF,以刺激血管生成,为宿主细胞的恢复建立一个保护环境,从而提高肺部损伤组织的修复潜力。此外,受损的肺组织延长了 MSC 在肺部的滞留时间,MSC 的免疫调节和组织修复特性在肺部得以最大限度显现。

三、干细胞疗法用于类器官疾病建模

由于不同生物物种间差异,将药物试验从动物模型转化到人类疾病治疗具有高失败率;肺同种异体移植是许多肺部疾病疗法之一,但一直受到供体短缺、免疫排斥反应等的限制。因此,类器官的研究对于体外药物筛选、肺移植供体来源、肺癌病理过程探讨及个体化医疗等均有重大意义。人肺类器官可作为早期预警细胞培养系统,用于基础研究和诊断,也可用作传染病建模和药物开发的相关平台。

多项研究证实了从 hPSC 分化衍生出肺类器官的可行性[31-33]。hPSC 包括 hiPSC 和 hESC,通过衍生的肺类器官实现疾病建模的方法之一是利用基因修饰引入致病突变。研究证实,将特发性肺纤维化相关基因突变引入肺类器官导致了结构和细胞组成的异常,包括间充质细胞和胶原蛋白的积累增强,再现了特发性肺纤维化的重要特征[34]。

目前,关于感染过程的研究已经显示出使用人类器官培养物比 2D 细胞培养和体内动物实验的优势。类器官模型模拟了肺上皮的天然结构,感染呼吸道病毒后有明显的病灶形成。研究者利用 hPSC 培养成 3D 肺类器官(含分支气道和肺泡结构),达到了人类妊娠中末期的发育阶段,在此基础上考察了不同呼吸道病毒感染后的疾病特征[35]。2019 年新冠疫情暴发后,亟须筛选理想的抗 SARS－CoV－2 的候选药物。一种干细胞衍生的三维类器官培养技术的出现证实了低剂量的 INF－λ1 可以减少 SARS－CoV－2 的复制[36]。

四、干细胞疗法用于肺部炎症相关疾病的治疗

(一) 急性呼吸窘迫综合征

急性呼吸窘迫综合征(acute respiratory distress syndrome, ARDS)是各种直接和间接致伤因素导致的肺泡上皮细胞及毛细血管内皮细胞损伤,造成弥漫性

140

肺间质及肺泡水肿,导致急性低氧性呼吸功能不全,从而引起呼吸窘迫。

近几年来,越来越多的临床前研究和早期临床研究证实了 MSC 治疗急性呼吸窘迫综合征的安全性和有效性。临床前研究中相对普遍的小鼠模型为脂多糖(lipopolysaccharide, LPS)诱导的急性呼吸窘迫综合征模型。2020 年发表在 Cell 杂志上的一项研究证实,在同时给予盐酸和 LPS 诱导的急性肺损伤小鼠模型中输注 MSC 可观察到促炎细胞因子表达降低,中性粒细胞浸润减少,出血和间质水肿得到缓解[37]。探索其保护机制时,发现 MSC 可以通过旁分泌 HGF 减轻急性呼吸窘迫综合征模型中的肺部炎症。相关评估 MSC 治疗急性呼吸窘迫综合征患者的安全性和有效性的临床试验如表 8-3。

表 8-3 2017~2021 年干细胞用于急性呼吸窘迫综合征的临床研究

研究内容	干细胞来源	临床阶段	状态	疾病	开始日期(年)	参考来源
hUCB-MSC 在治疗急性肺损伤中的应用:单中心前瞻性临床研究	hUCB-MSC	Ⅰ期	招募	急性肺损伤	2021	NCT04951882
MSC 用于 COVID-19 引起的急性呼吸窘迫综合征	MSC	Ⅲ期	进行中	急性呼吸窘迫综合征(COVID)	2021	NCT04371393
COVID-19 引起的急性呼吸窘迫综合征患者 MSC 的多次给药	MSC	Ⅱ期	进行中	急性呼吸窘迫综合征(COVID)	2020	NCT04466098
COVID-19 引起的急性呼吸窘迫综合征的细胞免疫疗法	MSC	Ⅰ和Ⅱ期	已完成	急性呼吸窘迫综合征(COVID)	2020	NCT04400032
在 SARS-CoV-2 相关急性呼吸窘迫综合征中使用 hUCB-MSC 进行细胞治疗	hUCB-MSC	Ⅰ和Ⅱ期	已完成	急性呼吸窘迫综合征(COVID)	2020	NCT04333368
MSC 在 COVID-19 引起的急性呼吸窘迫综合征中的应用	hUCB-MSC	Ⅰ期	进行中	急性呼吸窘迫综合征(COVID)	2020	NCT04456361

研究内容	干细胞来源	临床阶段	状态	疾　病	开始日期（年）	参考来源
hUCB－MSC 输注对 COVID－19 相关急性呼吸窘迫综合征的疗效	hUCB－MSC	Ⅰ期	已完成	急性呼吸窘迫综合征（COVID）	2020	NCT04625738
hUCB－MSC 用于 COVID－19 患者	hUCB－MSC	Ⅰ和Ⅱ期	已完成	急性呼吸窘迫综合征（COVID）	2020	NCT04355728
异基因人牙髓间充质干细胞治疗重症 COVID－19 患者的安全性和有效性研究	异基因人牙髓 MSC	Ⅰ和Ⅱ期	招募中	重症 COVID－19	2020	NCT04336254
MSC 治疗 COVID-19 的安全性和有效性	MSC	Ⅰ期	进行中	COVID－19	2020	NCT04371601
BM－MSC 治疗重症 COVID－19 患者	BM－MSC	Ⅰ和Ⅱ期	进行中	重度 COVID－19	2020	NCT04346368
hUCB－MSC 治疗重症 COVID－19 的研究	hUCB－MSC	——	进行中	重症 COVID－19	2020	NCT04273646
MSC 治疗 COVID-19 患者	MSC	Ⅰ期	招募中	COVID－19	2020	NCT04252118
hMSC 治疗 COVID-19 的临床研究	hMSC	Ⅰ和Ⅱ期	招募中	COVID－19	2020	NCT04339660
hUCB－MSC 治疗严重 COVID－19	hUCB－MSC	Ⅱ期	已完成	COVID－19	2020	NCT04288102
hUCB－MSC 治疗 COVID－19	hUCB－MSC	Ⅱ期	招募中	COVID－19	2020	NCT04269525
hUCB－MSC 治疗重症病毒性肺炎的疗效及安全性	hUCB－MSC	Ⅰ期	未知	重症病毒性肺炎	2020	NCT04282928
急性呼吸窘迫综合征的 hMSC（STAT）	同种异体 BM－MSC	Ⅱ期	进行中	急性呼吸窘迫综合征	2019	NCT01775774

研究内容	干细胞来源	临床阶段	状态	疾 病	开始日期（年）	参考来源
HLCM051（MultiStem ®）治疗肺炎急性呼吸窘迫综合征（ONE - BRIDGE）的疗效和安全性研究	HLCM051	Ⅱ期	进行中	急性呼吸窘迫综合征（COVID）	2019	NCT03807804
MSC 给药修复急性呼吸窘迫综合征（REALIST）（COVID - 19）	人脐带衍生的 CD362 富集 MSC	Ⅰ和Ⅱ期	进行中	急性呼吸窘迫综合征	2017	NCT03042143

（二）慢性阻塞性肺疾病

慢性阻塞性肺疾病（chronic obstructive pulmonary disease，COPD）是一种影响着全球超过 2 亿人的疾病，每年导致约 300 万人死亡。长期炎症是慢性阻塞性肺疾病的主要特征之一，也是近端气道和远端肺组织中重塑和实质破坏的驱动因素，最终导致慢性支气管炎和肺气肿的临床疾病表现。目前关于慢性阻塞性肺疾病的临床治疗主要以缓解临床症状为主，尚无可以完全补偿慢性阻塞性肺疾病相关肺功能丧失的干预手段。

肺内移植远端气道干细胞（distal airway stem cell，DASC）可以重建功能性肺结构。实验证实，将来自慢性阻塞性肺疾病人类患者的 DASC 移植到慢性阻塞性肺病小鼠模型中，小鼠肺部组织损伤得到修复，肺功能得到改善，这表明 DASC 移植在慢性阻塞性肺病治疗中具有潜在的治疗作用[38]。同样的，外源性 MSC 已被报道具有改善慢性阻塞性肺疾病模型中呼吸系统损伤的能力；但在中重度慢性阻塞性肺疾病患者中未发现明显呼吸功能改善。

多项临床试验结果均已证实静脉输注 MSC 的安全性，但结果鲜有疗效差异[39-41]。CRP 是在机体受到感染或组织损伤时血浆中一些急剧上升的蛋白质，炎症标志物之一。近期临床研究结果表明：与对照组相比，MSC 仅在循环 CRP 水平较高的患者中具有一定的疗效差异[40]。其他相关临床试验研究如附表 8-7（二维码）。

（三）支气管肺发育不良

支气管肺发育不良（broncho-pulmonary dysplasia，BPD）是指由机械通气反

附表 8-7

143

复过度扩张肺泡和肺泡导管(容量损伤),吸入高浓度氧气和气管插管所引起肺损伤。在低胎龄的新生儿中常见,多为呼吸窘迫综合征及其治疗的后遗症。随着围生医学的不断进步,早产儿的存活率增加,使得支气管肺发育不良的发病率相应增长,但临床相关治疗经验匮乏。

在支气管肺发育不良疾病模型中,MSC 的来源、给药途径及给药时间的差异会对支气管肺发育不良的治疗效果产生一定的影响:与成人 AD-MSC 和 BM-MSC 相比,hUCB-MSC 可发挥更好的保护作用[42,43];气管输注比腹腔注射或静脉注射具有更好的治疗效果[44],也有研究者认为静脉注射效果更佳[45];疾病发展早期给药的效力优于晚期给药。多项临床前研究表明,在高氧暴露诱导的支气管肺发育不良动物模型中给予 MSC 治疗有利于肺泡化和肺血管生成,并减弱了肺部炎症和纤维化程度[45]。然而,在临床试验中仅证实了 MSC 体内输注的安全性和下调体内炎症细胞因子的能力,并未使晚期或危重症支气管肺发育不良患儿的生存率具有统计学差异[44-46]。相关临床试验研究如附表 8-8(二维码)。

附表 8-8

五、干细胞疗法用于肺部肿瘤的治疗

肺癌的两种主要亚型是非小细胞肺癌(non-small cell lung cancer, NSCLC),约占所有病例的 85%;另一种是小细胞肺癌(small cell lung cancer, SCLC),约占所有病例的 15%。尽管在早期检测和治疗方面取得了进展,但后期耐药性的产生不可避免,肺癌的预后较差。

在肿瘤治疗方面,MSC 在体外和体内条件下表现出不同的生物学功能。有研究者认为,它们的促肿瘤和抗肿瘤能力可以归因于所研究的肿瘤类型、用于获得 MSC 的分离方法和实验中使用的细胞密度的差异。MSC 在肿瘤微环境中发挥治疗作用是对肿瘤细胞周期的调控来实现。通过抑制增殖相关的信号通路,如磷脂酰肌醇 3-激酶/蛋白激酶 B(PI3K/Akt),MSC 可以诱导细胞周期停滞并减少癌症生长[47]。研究表明,敲低 MSC 中 TGF-β1 的表达水平可以逆转上皮-间充质转化的诱导作用,增强 MSC 对肺癌细胞的抗增殖和促凋亡作用[48]。

研究表明,MSC 在抗癌药物递送方面具有很大潜力,可以高度选择性地递送到肿瘤组织,同时发挥协同抗癌作用,是近年来的研究热点之一。肿瘤微环境与慢性炎性微环境相似,均具有丰富的促炎细胞因子,可诱导 MSC 的定向迁移[49,50];一些黏附蛋白、生长因子和趋化因子也参与 MSC 向肿瘤微环境迁移的过程。在 A549 原位肺肿瘤小鼠模型的研究中发现,负载抗癌药物紫杉醇 PLGA 纳米粒的工程化 MSC 可归巢至肺部肿瘤部位并形成药物储库,随着时间的推移释放药物,结果表明,该策略在降低纳米粒毒性的同时抑制了肺部肿瘤的生长,显著提高了小鼠的存活率[51]。此外,BM - MSC 可作为 OV 的载体和放大器,保护病毒免受宿主的免疫反应,并将其传递到肿瘤部位[52]。

一方面,MSC 的肿瘤归巢特性,使其具有将特定的抗癌药物传递到肿瘤部位的潜力;另一方面,MSC 的促肿瘤作用限制了其临床应用,这说明 MSC 在肿瘤治疗扮演了双刃剑的角色,因此将其用于肿瘤治疗时须慎重考察,避免带来不必要的负面影响。为了更好地发挥 MSC 的治疗潜力,需要基础和临床研究队伍之间的多功能协作,以推动更多 MSC 相关的抗肿瘤疗法走向临床应用。

第四节 干细胞用于衰老的治疗

衰老一般意味着 ASC 的减少和干细胞功能的失衡。通过干细胞移植的手段,及早补充干细胞和重新激活机体干细胞活力,改善细胞及器官的代谢功能,恢复体内细胞应有的活力,是一种抵抗衰老的有效手段。目前一些科学研究和临床结果已证实干细胞在抗衰老方面具有良好效果,如神经系统疾病、心血管疾病、骨髓衰竭、肌肉萎缩等。

一、神经退行性疾病

神经退行性疾病是由神经元和(或)其髓鞘的丧失所致,随着时间的推移而恶化,出现功能障碍。神经退行性疾病可分为急性和慢性两大类,前者主要包括脑缺血、脑损伤、癫痫;后者包括阿尔茨海默病、帕金森病等。

(一)阿尔茨海默病

阿尔茨海默病(Alzheimer's disease,AD)是一种起病隐匿、进行性发展的神经系统退行性疾病。临床上以记忆障碍、失语、失用、失认、视空间技能损害、执行功能障碍及人格和行为改变等全面性痴呆表现为特征。阿尔茨海默病的病理特征是老年斑块和神经原纤维缠结(neurofibrillary tangle,NFT),伴有进行性神经变性。斑块主要是由 Aβ 肽组成的细胞外聚集体,各种形式的 Aβ 可诱导细胞功能障碍和毒性。研究表明,阿尔茨海默病患者使用如他克林、多奈哌齐、卡巴拉汀、加兰他敏等药物的治疗,只能缓解症状而无法治愈。因此,亟须新的治疗方法来明确阿尔茨海默病的病理生理学以对抗阿尔茨海默病。

研究发现,干细胞治疗不仅可再生新神经元以取代受损的神经元,而且还具有调节免疫系统的潜力。干细胞已被证明可分泌神经营养因子,调节神经可塑性并产生新神经元[53]。十几年前,hiPSC 的技术首次出现,随后出现了一系列直接分化为身体各种细胞类型的方法,包括脑细胞,为解决神经退行性疾病提供了新的希望[54]。

越来越多的研究发现,神经炎症与阿尔茨海默病等各种神经退行性疾病的进展有关。小胶质细胞是触发大脑炎症状态的关键参与者,其他神经胶质细胞(如星形胶质细胞)与小胶质细胞相互作用,并可能进一步导致异常炎症和神经毒性。2021 年开发了一种提取小胶质细胞用于构建 hPSC 衍生的三培养系统——包含 hPSC 衍生的小胶质细胞、星形胶质细胞和神经元的组合体,能够基于 SMAD 信号传导双重抑制,分离细胞间的相互作用,该技术可抑制神经炎症的发生途径[55]。

研究发现,MSC 可增强病理神经元的自噬来减少 Aβ 沉积和清除 Aβ 来挽救记忆缺陷[56]。也有研究表明,MSC 还具有恢复突触的功能,突触缺失是阿尔茨海默病的一个明显特征,影响认知障碍。2020 年,有研究发现 MSC 对突触蛋白损失具有保护作用,能够恢复 SYT1、SYP 和 GAD65 突触标志物的水平[57]。

鉴于 MSC 在阿尔茨海默病动物模型上取得的实验结果,目前已注册了多项 MSC 用于阿尔茨海默病患者治疗的临床试验(如 NCT01547689、NCT01696591 和 NCT02054208),证明 MSC 用于治疗阿尔茨海默病是一种可行且耐受性良好的方法,在随访的 18~24 个月期间,没有患者出现严重并发症。最近,干细胞疗法,主要是 MSC 移植,为阿尔茨海默病的治疗提供了新的潜力,近几年采用干细胞治疗阿尔茨海默病的临床试验申报情况如表 8-4 所示。

表 8-4　干细胞用于阿尔茨海默病的临床研究

研 究 内 容	干细胞来源	给药方式	临床阶段	状态	开始日期(年)	参考来源
NSC I 期临床试验中对阿尔茨海默病受试者的长期安全性和有效性随访研究	NSC	脑部手术	/	未知	2012	NCT01696591
同种异体 MSC 在阿尔茨海默病中的应用	hMSC	静脉给药	II 期	招募	2016	NCT02833792

研 究 内 容	干细胞来源	给药方式	临床阶段	状态	开始日期（年）	参考来源
NSC Ⅰ期/Ⅱa 期临床试验中对阿尔茨海默病受试者的安全性和有效性的随访研究	hUCB－MSC*	脑室内给药	Ⅰ和Ⅱ期	招募	2017	NCT03172117
阿尔茨海默病多重输注干细胞疗法	hMSC	静脉输注	Ⅰ期	进行中	2019	NCT04040348
确定 Hope Biosciences 自体间充质干细胞（HB－AD－MSC）疗法治疗阿尔茨海默病的安全性和有效性的临床试验	HB－adMSC*	静脉输注	Ⅰ和Ⅱ期	中止	2020	NCT04228666

HB－AD－MSC*：人自体脂肪间充质干细胞。

（二）帕金森病

帕金森病（Parkinson's disease，PD）是一种常见的神经系统变性疾病,平均发病年龄为 60 岁左右。帕金森病最主要的病理改变是中脑黑质多巴胺能神经元的变性死亡,引起纹状体多巴胺含量显著性减少。

研究表明,多巴胺能神经元可以由 hESC 或 hiPSC 分化形成,在 2020 年有研究者开展了 iPSC 衍生的多巴胺能祖细胞（dopaminergic neuron progenitor cell，DAP）用于帕金森病患者的个性化细胞治疗研究,在人源化小鼠模型中的测试研究表明,DAP 缺乏免疫原性,不需要使用免疫抑制剂,术后临床植入 DAP 18~24个月后,患者帕金森病症状得到稳定或改善[58]。通过体外分析确认 DAP 的特征后证实：DAP 群体中没有残留的未分化 iPSC 或早期 NSC,并且在癌症相关基因中没有遗传畸变。此外,免疫缺陷小鼠的体内研究显示 DAP 没有致瘤性或毒性。当 DAP 移植到 6－OHDA 病变大鼠的纹状体中时,动物行为表现出明显改善[59]。基于以上结果,2018 年中国研究人员将单性生殖胚胎干细胞（human parthenogenetic embryonic stem cell，hPESC）移植至患有帕金森病的猴子体内,研究发现大多数实验猴子产生了可变且明显的行为改善,时间长达 24 个月及以上,纹状体多巴胺轻度增加,功能显著改善。这些结果表明,临床级 hPESC 可以作为治疗帕金森病的可靠细胞疗法,为中国首个基于 ESC 的帕金森病 Ⅰ/Ⅱa

期临床研究（NCT03119636）提供了临床前数据[60]。

此外，移植 MSC 可改善由帕金森病引起的运动功能受损。向帕金森病大鼠中全身输注 hMSC 可减少不协调的肢体运动。这种现象与 MSC 可以使纹状体多巴胺水平升高和酪氨酸羟化酶阳性多巴胺能神经元数量的增加有关，表明 MSC 具有再生作用[61,62]。此外，MSC 还可以调节 BCL－2 的表达，研究发现向帕金森病小鼠移植 MSC 后，观察到 BCL－2 抗凋亡因子上调。相比之下，BCL－2 促凋亡因子的表达降低，表明 MSC 具有良好的抗凋亡作用，在神经变性中具有保护作用[63]。

研究表明，帕金森病与神经炎症有关，包括星形胶质细胞增多症和小胶质细胞增多症，其与中枢炎症反应协同作用，致使大脑的黑质致密部多巴胺能神经元变性。已有研究发现，输注 MSC 可降低帕金森病大鼠模型静脉血中 GFAP 的基因表达，并减少小胶质细胞的活化[64]。另外，移植前激活 MSC 可针对帕金森病发挥显著作用。对 MSC 进行基因工程改造，使其分泌不同神经营养因子，如脑多巴胺神经营养因子，在帕金森病模型中注射这些经体外激活的 MSC 后，显示出多巴胺能神经元增加和运动能力的恢复[65]。

目前，有研究将自体 BM－MSC 注射到 7 名帕金森病患者的脑室下区，初步表明其安全和耐受性良好，并在一些患者中观察到持久的运动功能改善。在另一项临床研究中，对 5 名进行性核上性麻痹患者通过脑动脉输注了 BM－MSC，治疗前这类患者的运动功能恶化很快，但输注 BM－MSC 后，患者保持病情稳定长达 6 个月以上[66]。临床试验的初步数据显示，患者对 MSC 具有良好的耐受性，并且改善运动功能。近几年干细胞用于帕金森病的临床试验见附表 8－9 所示（二维码）。

附表 8－9

二、其他衰老性相关疾病

（一）脱发

脱发（alopecia）包括雄激素性脱发（androgenetic alopecia，AGA）、女性型脱发（female pattern hairloss，FPHL）、自身免疫性斑秃、瘢痕性脱发等。目前常用的治疗脱发的药物为米诺地尔、非那雄胺和糖皮质激素，但存在不良反应和病情反复的问题。研究发现，AD－MSC 可以促进毛发生长，且来源丰富，易于分离提取，近几年已成为治疗脱发的新型疗法。

AD－MSC 治疗脱发的主要机制包括：① 调节毛囊生长周期；② 缓解毛囊局部的炎症反应和氧化应激，减轻毛囊损伤；③ 分泌 VEGF、HGF、FGF 等生长因子,促进血管生成,改善毛囊周围局部血液运输情况;④ 拮抗雄激素对毛发再生的抑制作用等[67]。

早在2010年就有学者发现从 AD‒MSC 的条件培养基中得到的蛋白质提取物中含有多种生长因子[68],包括 VEGF、HGF 等,可促进头发生长。2017年,有文献报道了采用 AD‒MSC 培养基的蛋白提取物的冻干粉末 AAPE 治疗雄激素性脱发、女性型脱发的临床试验[69]。治疗2~3个月后,可见新生稀疏毛发,6个月后患者的头发数量显著增多,且停止注射后不再脱发,依然可见头发生长,对近一千人采取这种治疗方式均未出现感染或过敏现象,证明其安全性高。目前,该产品已经在韩国上市且国内美容机构已经引进这种疗法。

AD‒MSC 还能治疗免疫性脱发。免疫性脱发是因反应性 T 细胞的过度活化,导致自身免疫系统攻击毛囊组织,从而脱发。研究发现,将毛囊干细胞(hair follicle stem cell, HFSC)与 AD‒MSC 共培养,AD‒MSC 可以增强 HFSC 的增殖、分泌功能及诱导毛囊形成的能力,促进毛囊进入生长期[70]。对小鼠造模后,皮下注射 AD‒MSC 进行治疗,小鼠毛发长度、毛发质量、毛囊数量等均显著增加,进一步研究确认了 AD‒MSC 能够有效抑制过表达的免疫系统及炎症细胞对毛囊结构的破坏。

治疗脱发最常用的干细胞来自脂肪,但也有使用其他来源干细胞治疗脱发的报道,如 HFSC 和 hUCBSC 等,附表8‒10列出了干细胞用于治疗脱发的临床研究(二维码)。

（二）心肌梗死

急性心肌梗死(acute myocardial infarction, AMI)是指冠状动脉急性、持续性缺血缺氧所引起的心肌坏死。传统治疗方法包括药物、经皮冠状动脉介入治疗和冠状动脉旁路移植术等。干细胞移植可通过抗炎等机制保护梗死局部的心肌细胞并促进血管新生,进而改善心脏功能。MSC 被认为是目前治疗心肌梗死的首选[71]。MSC 治疗心肌梗死的主要机制包括:① 分化为功能性心肌细胞样细胞;② 旁分泌多种细胞因子,诱导血管的新生;③ 减少心脏和脾脏的 NK 细胞和心脏的中性粒细胞,发挥抗炎作用。

附表8‒10

研究发现,采用 MSC 移植治疗心肌梗死的大鼠,与未治疗组大鼠相比,左心室射血分数和左心室舒张末期容积显著升高[72]。近两年来,AD‒MSC 因易获得的特性成为治疗心肌梗死的主要研究对象。有研究建立兔急性心肌梗死模型,在梗死病灶周围心肌内注射心外膜 AD‒MSC。与注射磷酸盐缓冲液的对照组相比,治疗组射血分数显著增加,血管密度显著增加,梗死面积显著缩小,体现出治疗心肌梗死的潜力[73]。还有研究选取了中国 11 家医院共 160 名心电图 ST 段抬高症状的心肌梗死患者,考察了 MSC 治疗急性心肌梗死患者的有效性和安全性。结果表明,MSC 能够有效治疗心肌梗死,改善其心肌活力和心脏功能[74]。

（三）机体衰老

机体衰老(aging)是机体在退化时期生理功能下降和紊乱的综合表现,是不可逆的生命过程,受各种内外因素影响。有研究显示,来源于百岁老人的 iPSC 中,端粒长度增加、线粒体功能增强、衰老标志物消失[75],表明衰老干细胞的记忆通过重编程被改变,从而恢复干细胞功能。进一步研究发现,人类的衰老与基因组中特定位置的 DNA 甲基化改变有关,与衰老相关的 DNA 甲基化改变可被 iPSC 所抵消,由衰老细胞和百岁老人供体细胞生成的 PSC 端粒长度恢复正常,它们的基因表达和细胞生理学似乎与 ESC 没有区别。这表明 iPSC 可以产生新的有机体,并且没有显示出任何衰老的迹象[76]。

（四）皮肤衰老

皮肤衰老(skin aging)表现为表皮增厚粗糙,皱纹增多,皮肤弹性减弱。在紫外线和其他理化因素刺激下,真皮成纤维细胞(human dermal fibroblast, HDF)老化和增殖减少,同时皮肤内部组织 ROS 增多,ROS 激活诱导胶原损伤的 MMP,使胶原蛋白大量流失。

目前并无干细胞直接对抗皮肤衰老的相关报道,而对于干细胞培养液或提取物的研究发现其具有显著的抗衰老作用,其主要机制为培养液或提取物中富含干细胞分泌的各类细胞因子和生长因子,如 VEGF、HGF、FGF 等,能够防御氧化应激,减少 ROS 的产生和胶原的破坏,促进胶原蛋白的生成与成纤维细胞的增殖,并抑制酪氨酸酶的生长活性,最终抑制黑色素的合成,使皮肤美白去皱,延缓衰老。研究发现,将 MSC 分化为 EPC,并制备得到条件培养液(EPC - CM)用于培养正常 HDF,可以保护其免受过氧化氢带来的氧化应激损伤[77]。

目前干细胞治疗用于抗皮肤衰老的临床项目只有一个(NCT03976206),但近几年关于干细胞及相关产物对抗皮肤衰老的研究有不少进展,潜力依然无限。

第五节　干细胞用于免疫疾病的治疗

干细胞不仅具备自我更新和多向分化的潜能,还拥有免疫调节特性。干细胞可通过分泌 TGF - β1 和前列腺素 E_2(prostaglandin E_2, PGE_2)等参与抑制 T 细胞的增殖,或将初始 $CD4^+$ T 细胞诱导为调节性 T 细胞(Treg),将 1 型辅助性 T

细胞(Th1型)极化为Th2表型。此外,干细胞可以抑制$CD8^+$ T细胞和NK细胞的细胞毒活性,并干扰B细胞的成熟和抗体的产生。除了与淋巴细胞群体相互作用外,干细胞还可以调节髓系细胞的增殖、分化或功能,使其具有更强的免疫调节表型和免疫抑制功能[78]。目前,已有体外研究与临床前研究证实干细胞治疗免疫系统疾病具有良好的效果,相关的临床研究也正在逐步推进。

一、自身免疫病

自身免疫病是由于免疫系统缺陷诱发体内产生针对自身抗原的免疫反应,损伤自身组织的一类疾病。目前,自身免疫病的发病原因和机制尚未完全明确,多认为病因是多因素相互作用的,包括遗传因素、环境因素和激素水平等。它们的共同特征是自身免疫系统过度激活,出现靶器官或多器官系统的慢性炎症。

(一)系统性红斑狼疮

系统性红斑狼疮(systemic lupus erythematosus, SLE)是一种多脏器或组织的自身免疫性的炎症性结缔组织病。在系统性红斑狼疮患者中,Treg细胞功能受损,B细胞大量增生,机体的免疫平衡被破坏。免疫系统的失衡导致抗dsDNA和抗核抗体(antinuclear antibody, ANA)等自身反应性抗体产生。临床上对于系统性红斑狼疮的治疗多采用抗炎症治疗和免疫抑制剂疗法,重症患者可采用大剂量免疫球蛋白冲击和血浆置换。这些疗法仅能缓解系统性红斑狼疮患者的病理进程,无法治愈疾病[79]。

2020年研究人员在系统性红斑狼疮动物模型中发现BM-MSC治疗可降低抗dsDNA抗体、ANA、蛋白尿和血清肌酐,系统性红斑狼疮小鼠肾小球系膜细胞增殖和肾小管间质纤维化减少,肾小球免疫复合物沉积减少[80]。一项2018年发表的临床前研究验证了UCB-MSC通过分泌Factor H抑制C5a和C5b-9在系统性红斑狼疮小鼠肾小球中的蓄积,从而降低蛋白尿和血浆肌酐水平[81]。随后2021年的研究证明,UCB-MSC移植可通过miR-199a-5介导Sirt1/p53信号传导,加速脾脏$CD4^+$T细胞的衰老并改善系统性红斑狼疮小鼠症状[82]。2021年的临床前研究证实,miR-20a过表达可以促进AD-MSC的增殖。与AD-MSC相比,经miR-20a高表达AD-MSC治疗后系统性红斑狼疮小鼠血清肌酐、抗dsDNA抗体、24小时尿蛋白水平、肾炎评分和C3/IgG沉积均下降[83]。

近年来,MSC已初步应用于系统性红斑狼疮的临床治疗。BM-MSC可降低系统性红斑狼疮患者的尿蛋白水平,降低或恢复血清肌酐水平,降低抗dsDNA抗体水平至基线以下,有效恢复系统性红斑狼疮患者的肾功能[84]。2017年发布的一项 UCB－MSC 治疗狼疮性肾炎的随机双盲临床试验中,预计将 25 名系统性红斑狼疮患者纳入治疗方案。然而,实验在治疗 18 名患者后终止,与对照组相比,治疗组的尿蛋白、血清白蛋白、补体、狼疮活动性指数评分和肾功能水平无显著差异[85]。同期另一项研究结果显示,UCB－MSC 治疗 30 例对常规治疗无效的难治性系统性红斑狼疮患者 3～12 个月后,患者外周血 TGF－β 水平升高,Treg 数量增多。相比之下,Th17 细胞与 IL－17,TNF－α 和其他促炎因子的表达水平显著降低[86]。近 5 年采用干细胞治疗系统性红斑狼疮的临床试验申报情况如附表 8－11 所示(二维码)。

附表 8－11

（二）类风湿性关节炎

类风湿性关节炎(rheumatoid arthritis, RA)是以慢性、多发性末端关节炎,甚至关节损伤等表现为主的关节免疫性炎症疾病。尽管尚未完全了解其发病机制,但已明确类风湿性关节炎与机体 Th1/Th2 轴、Th17/Treg 轴失衡及促炎因子过量释放、抑炎因子释放减少有关[87]。

2019 年研究人员制备了一种装载可生物降解性水凝胶的多孔金属复合支架。相较于空白复合支架组,装载了 BM－MSC 的支架组兔滑膜组织没有明显的炎症细胞浸润,血清炎症因子 TNF－α、IL－1β、IL－6 和 OVA－Ab 均有所恢复[88]。此外,一项发布于 2019 年的 Meta 分析显示经 MSC 治疗后,48 项临床前研究中 42 个项目均显示类风湿性关节炎的严重程度和组织病理学评分均有所改善。爪厚度改善 53.6%,组织学评分降低 44.9%,临床评分下降 29.9%[89]。MSC 最具决定性的特征是其可以在体外分化为成骨细胞、脂肪细胞和软骨母细胞。因软骨组织不能再生,骨关节炎的研究已经显示出 MSC 治疗可有效改善关节功能、疼痛水平,提高患者生活质量。

与骨关节炎相比,MSC 在类风湿性关节炎中的临床试验相对较少。在 2020年公布的一项临床试验中,63 名对类风湿性关节炎常规治疗反应不佳的患者参与了 Ⅰ/Ⅱ 期随机对照研究。受试者被随机分配到 MSC 单药治疗组($n=32$)或MSC 联合 IFN－γ 治疗组($n=31$)。MSC 单独治疗的有效率为 53.3%,联合IFN－γ 治疗的有效率为 93.3%[90]。近 5 年采用干细胞治疗类风湿性关节炎的临床试验申报情况如附表 8－12 所示(二维码)。

附表 8－12

（三）1 型糖尿病

1 型糖尿病(type 1 diabetes, T1D)是一种慢性代谢紊乱综合征。目前认为 1型糖尿病主要由于自身免疫反应导致胰岛 β 细胞受损,合成胰岛素功能受阻,胰岛素缺乏从而引起永久性高血糖。在 1 型糖尿病患者中,IL－2、IFN－γ、

TNF-α、谷氨酸脱羧酶抗体和胰岛细胞抗体等典型的 Th1 型炎性细胞因子和自身免疫抗体增多。1 型糖尿病患者需要终生使用胰岛素替代治疗。

早在 2014 年发表的体外研究证实了 BM-MSC 可降低经谷氨酸脱酸酶刺激的 1 型糖尿病患者 PBMC 中的 IFN-γ 的水平,并显著增加 TGF-β、IL-10、IL-6 和 PGE$_2$ 水平。此外,CD4$^+$IL17$^+$ Th17 型 T 细胞数量减少,Foxp3$^+$ Treg 细胞数量增加[91]。随后进一步发现 BM-MSC 以通过直接接触、释放可溶性标志物和 EV 的方式抑制树突状细胞的增殖和活化,降低 Th17 细胞数量和 IL-17 水平,增加 Foxp3$^+$ Treg 细胞数量,从而有效抑制胰岛内炎性 T 细胞的浸润[92]。一项 2017 年公布的临床试验中,21 名 1 型糖尿病患者在进行自体 HSCT 后接受监测,患者被回顾性地分为短期或长期缓解组。在整个随访过程中,两组患者的 CD3$^+$CD4$^+$ T 细胞数量均低于基线,B 细胞在治疗后 2~3 个月恢复到基线水平。在长期缓解组中,胰岛特异性自身反应性 CD8$^+$ T 细胞在移植后持续存在,但 Treg 数量增加。实验结果表明,自体 HSCT 对于胰岛特异性 T 细胞频率较低的 1 型糖尿病患者能够更有效地平衡机体自身免疫系统[93]。近 5 年采用干细胞治疗 1 型糖尿病的临床试验情况如附表 8-13 所示(二维码)。

附表 8-13

二、移植物抗宿主病

移植物抗宿主病(graft-versus-host disease, GVHD)是供者移植物的 T 细胞被受者的组织相容性抗原激活进而引起受者的抗原免疫反应。这些被激活的供者来源的 T 细胞以受者靶细胞为目标发动细胞毒攻击而致病[94]。

2018 年的临床前研究证实 MSC 可用于改善 HSCT 后的移植物抗宿主病及实体器官移植后产生的移植物抗宿主病,其机制主要通过 MSC 表达 IDO 和 PD-L1,调控 IFN-γ、TNF-α 和 IL-1β 等炎症细胞因子的表达,抑制效应 T 细胞[95]。同年,研究人员发现用低氧和钙离子预处理的小 MSC(small MSC primed with hypoxia and calcium ions, SHC-MSC)在治疗同种异体排斥反应方面显示出增强的免疫调节功能。与 UCB-MSC 相比,SHC-MSC 可以抵抗由 MCP-1 和 p53/p21 级联介导的传代依赖性衰老,并分泌大量促血管生成因子,下调血清 IL-2、TNF-α 和 IFN-γ 水平,从而抑制 T 细胞增殖[96]。环磷腺苷效应元件结合蛋白 1(cAMP-response element binding protein-1, CREB1)可以通过直接上调负责谷胱甘肽合成和氧化还原循环的 *NRF2* 靶基因,从而增强 BM-MSC 的谷胱甘肽恢复能力。高表达 *CREB1-NRF2* 靶基因的 BM-MSC 具有改善的自我更新、迁移、抗炎和 T 细胞抑制能力。该治疗方案可减轻人源化小鼠模型的移植物抗宿主病症状[97]。

在 BM－MSC 治疗移植物抗宿主病中的临床应用比其他类型的免疫介导的疾病发展得更迅速。2017 年公布的一项采用 MSC 治疗类固醇难治性移植物抗宿主病的临床研究结果显示,入组的 46 名Ⅲ/Ⅳ级患者中有 23 名患者症状得以缓解。其中 3 例完全缓解,14 例部分缓解,6 例短暂缓解[98]。2018 年公布的一项临床试验结果中,7 名中度和 7 名重度慢性移植物抗宿主病患者接受 AD－MSC 联合环孢素与泼尼松进行治疗。10 名患者能够在第 56 周停止使用类固醇,其中 8 名患者完全缓解[99]。目前,澳大利亚治疗用品管理局批准的同种异体 BM－MSC,用于治疗儿科患者的急性移植物抗宿主病;新西兰政府药品管理局和加拿大卫生部批准的异体体外培养的成人 MSC,用于治疗 6 个月至 17 岁难以接受全身皮质类固醇治疗或其他免疫抑制剂治疗的急性移植物抗宿主病患者。日本药品和医疗器械管理局批准的同种异体 BM－MSC,用于治疗急性移植物抗宿主病[100]。尽管多项 MSC 治疗移植物抗宿主病的疗效显著,但这一趋势并没有在所有试验中保持一致。商业化的 BM－MSC 产品 remestemcel－L(Ryoncil)的疗效在一项多中心随机Ⅲ期试验中进行了评估,比较了 rcmcstemcel－L 和安慰剂分别与二线治疗的联合使用。但是,该研究在意向性治疗人群(所有随机患者)中未能达到具有统计学意义的有效性($P = 0.42$)[101]。近 5 年采用干细胞治疗移植物抗宿主病的临床试验情况如附表 8－14 所示(二维码)。

附表 8－14

参考文献

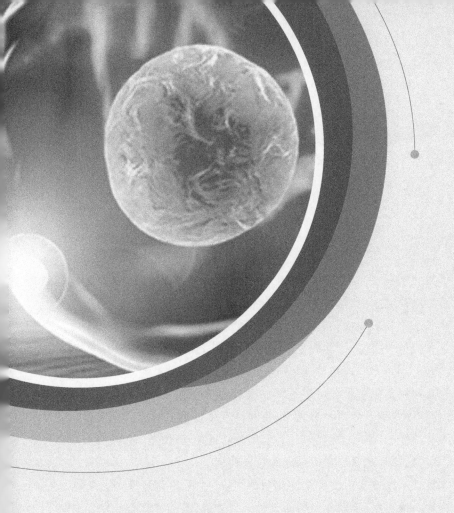

第三篇
干细胞制剂技术及应用

干细胞制剂以"细胞"为制剂主要成分,制剂工艺及其治疗机制与传统药物有较大差别,同时,干细胞制剂本身的多样性、异质性、复杂性等对研发企业和监管机构均提出了一定的挑战。截至目前,国内外均有众多企业的产品以不同的制剂进入临床试验阶段,亦有部分产品上市。

　　干细胞制剂的生物利用度不仅取决于细胞自身的活性、有效亚群数量,也与细胞进入体内的形式、途径和作用过程等密切相关。干细胞制剂的动态性、异质性,导致如何将干细胞制成安全、有效、均一、稳定、使用方便的制剂,是研究中的重点和难点问题。

　　本篇以干细胞制剂技术及其应用为重点,将系统阐述干细胞制剂与传统制剂的区别、干细胞制剂的设计开发流程、干细胞制剂的发展与临床应用情况、常用的干细胞制剂方法、干细胞制剂的最新研究进展等,为相关行业人员提供参考。各企业应依据自身产品的科学性和各阶段的风险因素,以质量源于设计为核心理念,在产品全生命周期内,建立和不断完善质量管理体系,最终保证干细胞制剂的"安全、有效、质量可控"。

第九章

干细胞制剂

第一节 干细胞制剂的一般使用方法

一、干细胞制剂与传统制剂的区别

1957年,Thomas发表的研究成果《同种异体动物重建骨髓的造血衰竭》开始了全新的细胞治疗时代。经过几十年的科学研究与临床实践,干细胞作为一类具有自我更新和多向分化潜能的原始细胞,在人类的许多重大疑难疾病如脑卒中、心肌梗死、糖尿病、帕金森病等显示出非常好的治疗效果。这些"活细胞"进入体内,通过完全不同的机制实现治疗作用,可能通过旁分泌实现调节作用,也可能通过趋化作用定向分布到特定组织中,或分化成特定功能细胞,展示出全然不同于传统药物的预防、治疗机制和效果,给当代医学提供了崭新的治疗手段。

传统药物(中药、西药)均通过其含有的生物、化学分子发挥治疗作用,虽然其作用后效果可表现在细胞、组织、器官及整体水平,但本质上是通过作用于分子水平各种通路、受体及调节细胞周围环境和干扰细胞或物质代谢等发挥药理学作用(表9-1)[1]。而干细胞特有的生物学属性,使得干细胞制剂与传统药物治疗机制完全不同(表9-2)[2]。

表9-1 传统药物作用机制

作用机制	药物作用机制详解
改变细胞周围环境的理化条件	抗酸药碳酸氢钠、氢氧化铝等通过中和作用使胃液酸度降低
参加或干扰细胞物质代谢过程	补充维生素、铁剂、激素等能提供机体缺乏的物质,参与正常生理代谢过程,使缺乏症得到纠正

续　表

作用机制	药物作用机制详解
通过对体内某些酶的抑制或促进而起作用	新斯的明能抑制胆碱酯酶产生拟胆碱作用
影响细胞膜离子通道	局麻药可通过抑制钠离子通道而阻断神经传导,从而产生局麻作用
改变生理递质的释放或激素的释放而产生作用	服用大量碘可抑制甲状腺素分泌
影响免疫功能	糖皮质激素能抑制机体的免疫功能,可用于器官移植时的排斥反应
与受体结合	普萘洛尔可抑制 β 受体,使机体对去甲肾上腺素敏感

表 9-2　干细胞制剂作用机制

作用机制	机　制　详　解
归巢、器官特异性	移植后的细胞迁移到与其相似或受损的器官,通过招募内源性细胞或通过自身修复受损的细胞或使组织再生,如 HSCT、MSC 移植
多向分化	PSC,TSC 在一定条件下分化为另一其他功能细胞,如 MSC 可分化为骨细胞、软骨细胞等
免疫反应,炎症调节	通过免疫调控因子,激发或抑制免疫系统功能,减少炎症反应
内分泌、旁分泌作用	分泌包括生长因子、趋化因子等数百种生物活性分子,从而参与组织修复、血管生成等,发挥治疗作用
抗氧化应激	分泌超氧化物歧化酶、过氧化氢酶等抗氧化剂缓解氧化应激造成的损伤
促进血管再生	分泌血管内皮生长因子等促进血管再生

　　传统药物经过上百年发展,制剂理论与制剂技术已非常成熟,形成了系统的基于药物作用机制和给药方式的制剂方法。根据给药途径分类,可分为胶囊剂、片剂、注射剂、喷雾剂等;根据形态分类,可分为固体制剂、半固体制剂、液体制剂及气体制剂等。随着生物技术药物的发展,疫苗、重组蛋白类药物、基因治疗药物发展出很多新型制剂类型(表 9-3)[3]。但干细胞是“活细胞”,其制剂及制剂工艺与传统药物、传统生物技术药物有诸多区别,药剂学基础理论,如溶解和溶出、界面化学、流变学,以及制剂稳定性理论均不完全适用于干细胞制剂。此外,干细胞制剂与生物技术药物制剂的研发理念与临床作用规律有很大不同(表9-4),在体内的吸收、分布、代谢及排泄过程也完全不同。干细胞制剂的动

态性、异质性问题从根本上挑战了传统药物均一性、稳定性的基本质量要求,因而干细胞制剂开发难度大,给干细胞的临床应用带来诸多障碍。

表9-3　生物技术药物制剂

剂　型	特　　点
靶向制剂	通过淋巴系统定向、提高对靶细胞的亲和力、磁性定位及酶对前体药物的作用等方式来实现。可明显提高药物的选择性,使药物应用剂量减少,疗效提高,毒副反应减少。常用作抗癌药物的载体
微粒制剂	增强药物靶向性、渗透性等,减少血管刺激,避免药物胃肠道失活,实现长效缓释,提高药物生物利用度、耐受性等
蛋白多肽类制剂	常温下稳定性差,体内生物半衰期短、易降解,较难透过生理屏障,通常采用化学手段进行修饰,或通过基因工程技术提高稳定性,也可通过与传统药剂学方法结合提高稳定性
寡核苷酸及基因类药物制剂	通过基因修正、修补、替换及失活等在核酸水平实现疾病的预防和治疗,非常不稳定,细胞膜通透性差,通过电转等物理导入法或病毒载体、非病毒载体等载体法实现药物递送

表9-4　干细胞制剂与生物技术药物制剂的区别

项　　目	生物技术药物制剂	干　细　胞　制　剂
产品属性	培养细胞获得的产物	活的细胞
产品定义	定义明确或可被定义	随 CMC 开发及临床研究不断完善
细胞差异	差异较小的单克隆细胞株	种类多,异质性很强的细胞
起始物料	主细胞库或工作细胞库	从供者提取,经过复杂处理产生
工　　艺	单元操作明确,操作参数稳定;不同单元操作之间有检测、验证等待时间;纯化工艺要求高	不同细胞工艺、流程差异大;操作流程连续,检测、验证时间间隔极少;不需要或很少进行纯化
生产规模	工业化、规模化生产成熟	手工操作程度高,规模化水平低

二、干细胞制剂的设计与开发

干细胞制剂的作用效果不仅取决于细胞自身的活性,也与细胞进入体内的形式、途径和作用过程等密切相关,因此制剂设计是干细胞临床应用和新药研究的起点。由于干细胞生物活性多样,易于变化,如何将干细胞制成稳定、安全、有效、均一、使用方便的制剂,是研究中的重点和难点问题。

2015 年至今,我国监管机构开始规范干细胞制剂管理,众多行业协会参与到干细胞制剂规范化建设过程中,陆续出台多项指导原则,为干细胞制剂开发提供了明确的方向,见附表 9-1 我国干细胞制剂相关法规(二维码)。

附表 9-1

干细胞制剂虽与传统药物制剂不同,但制剂设计的基本目的不变。第一,保证制剂迅速到达作用部位,保持其有效浓度(干细胞制剂保持其生物学效力),最终达到较高的生物利用度;第二,避免或减少在体内转运过程中的破坏,传统药物需确认是否存在肝脏首过效应,是否会被生物膜、体液环境或酶破坏等,干细胞制剂则关注是否首先被肺部截留(给药方式为静脉注射时),是否被体内微环境抑制活性等;第三,降低或消除药物的刺激性与毒副作用,因各类干细胞毒副作用远小于各类传统药物,因而该方面需投入的研究较少;第四,保证药物稳定性,干细胞活性的变化和不可预测性给干细胞制剂稳定性研究带来了一定难度。干细胞制剂的剂型、处方研究、包装和密闭系统、制剂工艺及制剂稳定性的研究均应根据适应证和临床给药方式,并结合企业所研发细的功能特性、治疗机制等进行充分研究后确定。

质量源于设计(quality by design,QbD)是继 GMP 之后药物工业另一崭新系统化理念,强调产品的质量、有效性和安全性是通过设计/研发而注入的。2017年 6 月,我国加入国际人用药品注册技术协调会(The International Council for Harmonisation of Technical Requirements for Pharmacenticals for Human Use, ICH)后,开始全面实施 QbD 原则。QbD 原则以预先设定的目标产品质量概况(quality target product profile,QTPP)作为研发起点,在确定产品关键质量属性(critical quality attribute,CQA)基础上,基于风险评估和实验研究,确定关键物料属性(critical material attribute,CMA)和关键工艺参数(critical process parameter,CPP),进而建立能满足产品性能且工艺稳定的控制策略,并实施产品和工艺的生命周期管理(包括持续改进),QbD 核心思路见图 9-1。

基于 QbD 产品开发着眼于最终质量目标,"以终为始",干细胞的制剂研究始于预期的临床用途。通过对既往研究数据(自己的研究结果及类似产品的经验、临床前、临床数据)和治疗机制(细胞本身及其治疗机制前瞻性科学研究、文献)的研究,明确该干细胞制剂的预期临床用途,深入研究干细胞预期的生物学、药理学、理化性质等,是制剂研究的基础和前提。根据上述研究及临床治疗需要,综合各方面因素开展干细胞制剂给药途径和剂型研究、处方研究、包装材料和密闭容器研究、制剂工艺研究及制剂稳定性研究。基于 QbD 原则,干细胞制剂开发研究内容示例,见表 9-5。

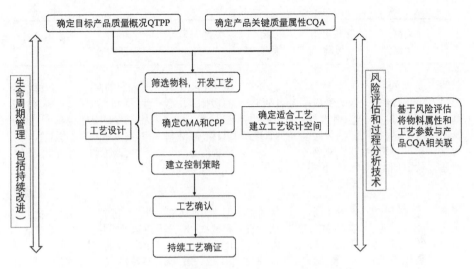

图 9-1　质量源于设计（QbD）思路示意图

表 9-5　干细胞制剂设计开发项目示例表（基于 QbD 原则）

项目	关键质量属性	重要初始风险	控制策略	关键因素/工艺	研究/验证内容	输出文件/资料
给药途径与剂型研究	① 满足适应证治疗需要；② 体外、体内稳定；③ 生产、贮存、运输方便；④ 成本可控，常见剂型	① 体内作用效果不佳，影响疗效；② 体外/内稳定性不足	充分处方前研究——对预期适应证的药理作用、干细胞生物学效力确认	干细胞顺应培养、制剂、体内环境转变，保持生物学效力	① 广泛文献查阅；② 辅料配伍研究；③ 初步动物有效性研究（生物分布）	① 部分药效学研究综述（文献研究部分）；② 风险管理计划
处方研究	① 安全、有效、稳定、便利；② 细胞成分、亚群等；③ 细胞数量；④ 辅料种类、最小用量	① 生物学效力受损；② 与储存条件冲突	处方筛选、优化	① 规格；② 辅料成分、含量；③ 制剂适用性；④ 储存、运输、使用稳定性	① 浓度、数量、装量等；② 辅料配方；③ 辅料安全性（来源、毒性、免疫原性等）；④ 制剂理化、生物学、微生物学性质	① 处方筛选记录；② 辅料在处方中作用研究记录；③ 辅料质量标准；④ 制剂工艺小试

项目	关键质量属性	重要初始风险	控制策略	关键因素/工艺	研究/验证内容	输出文件/资料
包装材料和密闭容器研究	① 安全；② 与制剂相容；③ 符合法规要求；④ 临床使用方便	① 生物学效力受损；② 引入外源性风险；③ 与细胞、人体不相适应	① 充分相容性研究；② 严格供应商管理	① 材料对成分的吸附；② 微粒；辅料的溶出，填充材料的脱落	① 材料的密封性、抗机械压力；② 与细胞相容性；③ 材料对细胞吸附	① 包材相容性研究资料；② 供应商管理
制剂工艺研究	① 制剂功能稳定；② 差错、污染概率低；③ 自动化、连续化生产；④ 工艺稳定	① 生物学效力受损；② 污染；③ 装量、含量、功能等不稳定	① 制剂工艺研究；② 建立过程控制；③ 建立放行策略	① 制剂规模和批次；② 理化性质（外观、pH、渗透压等）；③ 生物学属性（形态、数量、活率等）；④ 微生物属性（无菌、内毒素、支原体）；⑤ 残留（抗生素、添加物等）	① 工艺控制参数及可接受范围，洗涤、容器转移、冻存、复苏、运输等物理状态改变对干细胞功能的影响（设计空间）；② 工艺稳健性、批间差异	① 三批工艺验证方案及报告；② 制剂质量标准；③ 制剂工艺规程；④ 制剂放行规程；⑤ 风险管理报告
制剂稳定性研究	符合上市稳定性研究要求	资料不充分，不足以支持上市	稳定性研究方案支持贮存条件及有效期验证	① 模拟实际生产和使用条件，全面考察影响制品安全性、有效性及敏感的稳定性指标（与放行检验一致）；② 包括中间品、半成品、成品所有阶段产品的稳定性研究；③ 最大规格、最小规格各至少 3 批；④ 复核样本量为检定量的 3 倍	① 影响因素试验：高温、光照、振荡、冻融；② 加速试验；③ 长期试验；④ 运输稳定性（放置方式、运输路线、交通工具、运输距离、运输时间、运载模式、外界环境）；⑤ 使用稳定性：输液管道种类、给药条件（温度、光照、时间）	① 贮存条件；② 有效期；③ 各指标最大可接受范围

干细胞制剂常涉及冻存,应着重开展制剂的冻存和复苏工艺研究及验证工作。如冻存细胞复苏后经洗涤等工艺处理再给予患者,还应开展洗涤工艺研究,并关注操作过程的安全性风险和刚复苏细胞对洗涤工艺的耐受性。若最终产品以冷冻状态运输到临床研究中心,则应说明制剂运输方式,并提供制剂解冻前后功能一致性数据,鼓励采用先进的带有在线监测的程序降温设备开展不同降温程序研究。

包装及密闭容器系统的适用性应结合产品给药途径(静脉给药、局部给药、眼用制剂)、制剂性质(新鲜细胞、冷冻制剂)等选择合适的内包材(西林瓶、软袋等),参考 YBB00142002《药品包装材料与药物相容性试验指导原则》开展干细胞制剂生产过程中的样品(采集的组织或细胞、制备过程中的细胞)和成品与直接接触包装材料的相容性研究,可选取小规格同材质的包装容器进行,但应涵盖拟包装制品的密度和体积范围;应开展可提取物/浸出物研究,并进行安全性评估。以软袋为例,包装材料和密闭容器系统研究应关注的内容,见附表9-2(软袋为例)(二维码)。

附表9-2

综上所述,完成制剂处方、制剂工艺和包装及密闭容器系统评价后,建立制剂工艺控制与放行策略,即形成制剂工艺流程图。图9-2为 UCB-MSC 制剂工艺示例,本示例采用实验室冻存、复苏后制剂、放行策略,仅供参考,不具有广泛适用性。

任何制剂开发工作最终均以质量管理体系为载体,以实现制剂生产过程的完整、一致与可追溯,形成全生命周期的工艺管理,图9-3为 UCB-MSC 全生命周期工艺流程图示例。在设计开发阶段除形成各项研发、验证、风险管理等记录外,应逐步输出质量管理体系中"人机料法环"涉及的各级管理制度、操作规程和记录表单等文件,如对分析方法进行验证、对供应商进行审计等,使质量管理体系随研发不断完善,最终保证体系的落地与有效运行。

三、干细胞制剂一般使用方法

经多年科学研究及临床应用,大部分情况下干细胞副作用极小,无免疫排斥反应,仅有少数禁忌证,如肿瘤、重要脏器功能障碍、凝血功能障碍、感染等。干细胞制剂治疗疾病谱非常广泛,对众多传统治疗手段无效或效果不佳的疾病有极好的治疗效果,活的细胞进入体内后能够不断分泌细胞因子或其他活性物质,或激活内源性干细胞,具有更长期的治疗效果。

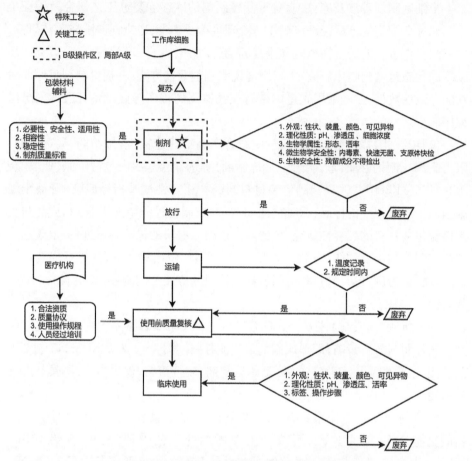

图 9-2　干细胞制剂工艺流程图（以 UCB-MSC 为例）

　　目前,干细胞制剂使用方法有细胞水平和组织水平两个层面,以细胞水平功能修复,或细胞分泌的活性因子发挥治疗作用为主,细胞水平制剂绝大部分为注射液,有极少量的组织水平干细胞制剂获批。2017 年开始,自我国干细胞按药物监管以来,从吴祖泽院士的人 DPMSC 注射液开始,国家药品监督管理局药品审评中心受理的干细胞药物逐年增加,除一款为凝胶外,其余均为注射液形式,见附表 9-3 我国已受理的干细胞新药申请(2017 年至 2023 年 5 月)(二维码)。

　　干细胞注射液制剂,依据适应证和给药方式,单次给药细胞剂量为 $1\times10^5\sim$ 1×10^8,制剂处方一般以 0.9% 生理盐水或复方电解质注射液作为基础溶媒,辅料主要有能源物质(如 L-谷氨酰胺、腺苷)、抗氧化剂(N-乙酰半胱氨酸、亚硒酸钠)、活性生长因子(胰岛素)、抗凝剂(肝素钠)等。目前也有干细胞制剂添加临

附表 9-3

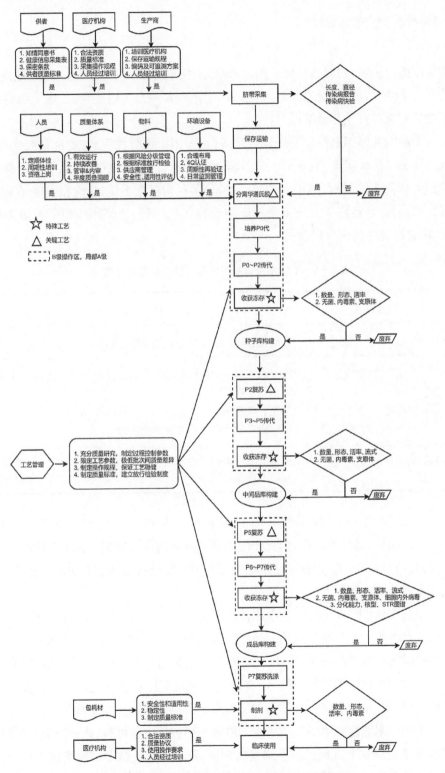

图 9 - 3　UCB - MSC 制剂全生命周期工艺流程图

床级冷冻保护剂,如渗透性保护剂 DMSO、甘油、丙二醇等,非渗透性保护剂如聚乙烯吡咯烷酮、蔗糖、聚乙二醇[poly(ethylene glycol),PEG]等,实现干细胞制剂的长期保存及复苏后的即时使用。

干细胞液体制剂治疗疾病种类繁多,主要用于退行性疾病、免疫系统疾病,或其他全身性疾病等(表9-6)[4],未来具有极广泛的应用前景。但用于全身输注的干细胞液体制剂,体积大,携带、运输、保存均存在不便,非均相液体制剂比表面积大,非常容易产生细胞凝集等物理稳定性问题,为临床应用带来诸多风险,需进行更多研究加以改善。

表9-6 干细胞液体制剂常见给药方式及治疗疾病

给药方式		治 疗 疾 病
微创介入		肝硬化患者从肝动脉导管输注细胞制剂
定位局部注射	定向脑内注射	治疗病灶集中的疾病如脑出血后遗症或神经功能退行性疾病如帕金森症
	脊髓局部注射	治疗脊髓损伤
	蛛网膜下腔注射	治疗病变较为广泛的神经功能疾病
静脉、动脉注射		用于全身性疾病、阿尔茨海默病、帕金森病、退行性疾病、自身免疫病等

人体功能主要通过组织器官实现,细胞水平治疗有时候会导致效果不佳,疗效持续时间短,需反复治疗,因此干细胞制剂越来越多与组织工程学方法结合用于多种疾病治疗,一定数量的活细胞与工程材料结合从结构上或功能上替代、修复或重建受损的组织器官。

早在1986年,Weinberg首次用体外培养的牛主动脉的血管内皮细胞、平滑肌细胞及外膜的成纤维细胞构建组织工程化血管[5]。1993年,美国麻省理工学院的化学工程师 Langer 和 Vacanti 较为系统地提出了"组织工程"的概念,利用生命科学和工程学的原理与技术,在研究正常及病理状态下组织与功能关系的基础上,修复、维护和促进人体各种组织或器官损伤后的功能和形态[6]。

干细胞制剂组织水平应用研究的内容主要包括支架材料、种子细胞、三维构建及移植应用4个方面。种子细胞的来源、数量和质量是干细胞组织工程的第一限制因素。干细胞是目前组织工程最理想的种子细胞,通过组织工程学技术,理论上可以将干细胞在人为条件下诱导、分化、培养成任何一种人体细胞、组织或器官，从而实现在组织、器官水平的治疗。目前常见的各类生物材料和种子细胞均较多，见附表 9－4 干细胞组织水平治疗常用支架材料和种子细胞（二维码）[2]，但产品化进展缓慢，目前只有 2015 年上市的 Holoclar 采用角膜缘上皮干细胞与纤维蛋白胶支架结合的形式治疗成人患者因物理或化学灼烧而引起的重度角膜缘干细胞缺陷症。

附表 9－4

随着各类干细胞研究的深入，干细胞组织水平治疗得到了极大的发展。1998 年，Vacanti 用患者自体 BM－MSC 和多孔珊瑚成功构建组织工程骨[7]。2003 年，东京女子医科大学的 Matsumura 将 BM－MSC 作为种子细胞制成了组织工程血管[8]。2009 年，美国总统奥巴马撤销了前总统布什签署的限制胚胎干细胞研究的命令。美国 FDA 批准了全球首个 ESC 临床治疗试验，一定程度上为 ESC 作为组织治疗种子细胞扫除了障碍。2017 年，南京鼓楼医院生殖医学中心与中科院遗传与发育生物学研究所戴建武再生医学团队联合完成了国家首批干细胞临床研究项目备案，"卵巢早衰合并不孕症患者 UCB－MSC 移植干预的临床研究"，采用 UCB－MSC 复合胶原支架材料修复卵巢早衰。2018 年 1 月，南京鼓楼医院迎来中国干细胞治疗卵巢早衰临床研究的首个自然受孕健康宝宝，标志着干细胞组织工程取得了重大突破。

2006 年，日本京都大学研究工作者将小鼠成纤维细胞诱导转化为具有 ESC 样特性的 iPSC。iPSC 在形态、基因和蛋白质表达、表观遗传修饰状态、细胞倍增能力、类胚体和畸形瘤生成能力、分化能力等方面都与 ESC 相似。iPSC 具有类似于 ESC 的全能性，又无道德伦理争议，而且来源广泛，避免了免疫排斥反应，为整个干细胞生物学领域和临床再生医学提供了新的研究方向。2020 年，*Nature* 报道了南京艾尔普再生医学科技有限公司与南京鼓楼医院联合开展的世界首个 iPSC 治疗终末心衰的人体研究。该试验中，两名患者在接受冠状动脉搭桥手术的同时，其受损的心脏组织周围被注射了大约 1 亿个心肌细胞。该研究的整体治疗效果表现为患者从术前的心脏功能Ⅳ级恢复至术后的Ⅱ级水平[9]，该"hiPSC 来源心肌细胞注射液"产品在 2021 年 11 月获得中国国家药品监督管理局药品审评中心受理。2022 年 2 月 3 日，北京大学邓宏魁研究组、中国医学科学院彭小忠研究组和天津市第一中心医院沈中阳研究组合作在 *Nature Medicine* 发表题为"Human Pluripotent Stem Cell-derived Islets Ameliorate Diabetes in Nonhuman Primates"的研究论文，该研究在原有工作基础上进一步优化和改进了 hiPSC 向胰岛细胞的分化制备方案，获得了功能成熟的 hPSC 分化的胰岛细胞;将其移植入非人灵长类糖尿病动物模型中,系统评价了 hPSC 分化的胰岛治疗糖尿病的安全性和有效性[10]。2022 年 4 月 26 日,中国国家药品监督管理局药品审评中心官网公布:由呈诺再生医学科技(珠海横琴新区)有限公司申报的"异体内皮祖细胞(EPC)注射液"获得一项临床默示许可(受理号:CXSL2200090),拟开发用于治疗大动脉粥样硬化型急性缺血性脑卒中。随着科学和临床研究的推进,经过不到 20 年的发展,可以看到 iPSC 不断带来许多突破性的治疗效果,无疑已经成为细胞水平和组织水平最具治疗前景的一种干细胞。

第二节　干细胞制剂存在的问题

一、干细胞制剂的安全性

干细胞组织来源多样,各组织分化能力不同,供者遗传背景复杂,可能携带污染、致病性外源因子等。此外,干细胞制剂从采集到使用,需要经过复杂的培养,部分细胞还要经过诱导分化、基因编辑等,体外制备过程较长且要引入多种外来成分,可能会带来干细胞的生物学特性发生改变而导致免疫毒性和致瘤风险;干细胞制剂在保存、运输、复苏、分装过程中处在动态变化之中,且制剂多为临用前新鲜制备,一般要求 24 h 内移植,无法完成质量放行后给药,从而带来急性毒性、异常毒性和病原体感染等安全风险。

目前,对干细胞制剂缺乏有效的体外质量控制手段和质量评价标准。临床前评价数据往往不够充分,未建立起干细胞制剂与适应证、移植方法、移植时机之间的生物学效力关系,干细胞临床应用的安全性和有效性尚存在诸多未知与风险。制定符合临床治疗要求的干细胞制剂生产、储存、运输质量标准,建立科学、严格的质量检测方法,并不断完善,逐步提高干细胞制剂的安全性,是干细胞制剂临床应用的关键。

二、干细胞制剂体内生物学行为

干细胞制剂比传统药物更易受到身体内环境的影响。有研究发现,经静脉移植到体内的细胞,血液循环系统损耗大部分细胞,在目标位点募集不足,到达病灶细胞少,甚至低于 1%。除细胞进入体内后分散问题,细胞所处的微环境变化多端,且需修复损伤部位多为不利于细胞生存的微环境,如急性炎症、纤维化、缺氧、缺血等。细胞还可能被体内原有细胞清除或凋亡,成活率低,或出现无法完成分化或细胞激活不足等现象,导致靶向治疗效果差。

细胞进入体内与微环境的相互作用,以及微环境内各种干细胞的演变规律,很多尚处于空白状态。干细胞为活体细胞,其示踪技术较传统药物复杂很多,需建立稳定性、重复性好的体内示踪技术,或建立较好的体内动态观测技术,阐明干细胞与组织微环境间的相互作用。

国内外大量的临床研究表明,干细胞制剂是安全的,对诸多疑难疾病的治疗均有较好的效果,但在临床应用前,必须熟悉每种细胞的适应证和禁忌证,做到对症用药。治疗过程中,应确认细胞剂量、移植方法及移植时机等,尽量标准化,观察移植后的不良反应,建立有效的控制策略。

未来干细胞制剂将会带来不可估量的医学价值和社会效益,但细胞获取来源、体外标准化操作及质量控制、标准给药途径、安全性和有效性评估,体内示踪等技术成熟程度等环节仍需不断完善,使干细胞的临床使用早日实现产品化及产业化。

第三节　干细胞制剂的发展策略与前景

一、药物递送载体

干细胞具有天然趋向肿瘤和低免疫原性的特性,是极具潜力的药物递送载体,其中 NSC 和 MSC 已用于肿瘤药物的递送。将抗肿瘤药物包裹于干细胞内,如前药转化酶、凋亡诱导剂或 OV 等,干细胞会根据肿瘤分泌的化学引诱剂、血管生成因子或炎症信号向其迁移,使药物更易进入肿瘤或趋近肿瘤,同时也降低抗癌药物的全身性毒性[11]。

二、3D 打印技术

3D 生物打印技术仍处于初级阶段,不能打印出真正意义上的复杂组织和器官,但在未来 3D 打印技术与干细胞复合,在组织水平治疗上有极大的意义。3D打印可产生出不同功能细胞的有序排列组合和三维空间结构,复制组织器官内复杂的神经、血管、体液网络,可能解决目前组织水平治疗涉及的微环境、血管分布、体液调节等诸多难题。2022 年初,中国科学院遗传与发育生物研究所王秀杰研究员、英国曼彻斯特大学王昌凌教授、清华大学刘永进教授组成的团队,在生物材料领域顶级期刊 *Bioactive Materials* 上发表了他们创造性开发的"六轴机器人生物打印机"和"油浴细胞打印体系",提出了模拟器官发育过程的新型循环式"打印-培养"方案并证明了其在制造复杂器官方面的优势,打印制造了具有毛细血管网络并可长期存活的功能化心肌组织[12]。这一全新生物打印体系突破了传统生物 3D 打印技术的平层打印局限,为复杂组织器官的体外制造提供了一种更加可行的解决方案。

三、体内生物反应器

基于传统组织工程的干细胞组织水平治疗,由两个完全独立的过程构成,替代物的体外三维培养和替代物体内植入后的再生。植入后替代物依赖于周围组织微环境实现生长或功能重建,体液、血管均对替代物与周围组织融合过程有巨大影响,很可能导致接种细胞大量死亡及再生微环境产生毒性。体内生物反应器是一种极具前景的解决方式,将组织替代物放入原位组织和器官部位,一个体内便携式系统控制循环,提供足够的干细胞,定制合适的工程支架,建立仿生生长环境刺激自我再生,比完全体外重建组织和器官更具实用性。

四、基因修饰干细胞

通过导入外源性功能基因或利用基因编辑技术对各类干细胞进行科学剪辑,赋予干细胞新的功能和提高干细胞的靶向性,iPSC 已在诸多领域显示出极高的治疗前景。此外,基因修饰 MSC 也具有极强的治疗前景[13],通过导入促进血管再生或促进神经、肌肉、皮肤、骨骼等生长特性的特定基因,利用 MSC 免疫调控、分化和修复等特性,显著提高对特定疾病的针对性和疗效,见附表 9−5,基因修饰干细胞策略及治疗疾病汇总(二维码)。

附表 9−5

五、联合治疗

人体组织和器官基本均由不同类型细胞组成,正常生理功能需要各种细胞间相互作用、信息交流、血管分布、神经调节及体液调节等条件,机械损伤、缺血损伤、炎性损伤等均可能涉及多种细胞变性、坏死或缺失等,单纯移植干细胞往往不能实现理想治疗效果。联合治疗可弥补微环境的不利因素,提高细胞功能,但联合治疗需准确把握时机,选择具有协同效应的联合手段。如 MSC 与 HSC 联合移植用于重建造血免疫功能,造血功能衰竭时既缺乏造血种子细胞,也缺乏造血支持微环境,MSC 的分化和因子分泌功能会显著提高 HSC 移植成功率。干细胞制剂还可联合多种传统药物,如联合活血药物治疗缺血性损伤,可减轻治疗副作用,提高疗效。

随着医疗技术进步,人类历史上的大规模传染性疾病和急性疾病已取得有效控制,然而人类面临的诸多重大疑难疾病,尤其老龄化相关疾病,如糖尿病、心血管疾病、癌症和阿尔茨海默病等多种退行性疾病,仍然极大威胁着人类健康。随着我国步入老龄化社会,许多疾病发病率不断攀升,亟待新的治疗手段进入临床。

诸多疑难杂症,多为体内某些正常细胞生理功能缺失或异常导致,以分子药物和手术治疗为支撑的现当代医学通过直接或间接作用影响细胞功能,极难使细胞功能恢复正常。以干细胞技术为核心的第三次医学革命,通过活细胞移植,有望对疾病组织细胞再生、替代与修复,从根本上改变困局,为人类面临的创伤性、神经性、免疫性、代谢性、退行性及肿瘤性等难治性重大疾病提供崭新的治疗方案,从而成为生物医药领域的新支柱。

参考文献

第十章

干细胞注射液

第一节　干细胞注射液的配制成分和使用方式

注射剂(injection)指药物制成可注入体内的无菌溶液及供临床使用配制的无菌粉末或浓溶液。注射剂作用迅速可靠,不受 pH、酶、食物等影响,可发挥全身或局部定位作用,但注射剂研制过程复杂,须进行缜密的研究。干细胞注射液作为一种更为复杂的注射剂,尤其需要对其配制成分和使用方式进行探索。

一、干细胞注射液的配制成分

（一）必需成分

1. 干细胞　干细胞是干细胞注射液的主要活性成分,干细胞移植分为自体移植(autologous transplantation)和异体移植(allogeneic transplantation),前者使用患者自己的干细胞,后者使用来自供体的干细胞,这些细胞经预处理和体外扩增培养之后回输至患者身体。

干细胞注射液配方决定了注射液质量和作用效果,其中关键的是干细胞。供体来源需要筛查传染性疾病,如乙肝、丙肝、梅毒感染和艾滋病等,并根据供体健康/疾病史或区域流行疾病情况增加相应的筛查项目。干细胞应选择质量良好的批次,应通过细胞鉴别和表面标志物检测证实细胞纯度高且形态良好,无菌、支原体、病毒和内毒素阴性以保证治疗安全可靠。干细胞注射液中干细胞浓度一般为 $2\times10^5 \sim 2\times10^8$ 细胞/毫升,用量视病情轻重、注射部位和注射方式而定,细胞代次在第 2~6 代范围内最佳,复苏后细胞活率须达到国家要求(≥80%)。

2. 人血白蛋白　人血白蛋白(human serum albumin, HSA)由肝脏产生,通常溶解在血清中,是哺乳动物最常见的血浆蛋白。在干细胞注射液中,HSA 一方面可作为氮源为细胞提供养分,另一方面具有增加循环血容量、维持血浆渗透压的作用。一般注射液中 HSA 的浓度为 1%~20%。

3. **二甲基亚砜**　二甲基亚砜（dimethyl sulfoxide，DMSO）是一种渗透性保护剂，它能够降低细胞冰点，减少冰晶的形成，减轻自由基对细胞损害，改变生物膜对电解质、药物、毒物和代谢产物的通透性，因此 DMSO 可以作为细胞冻存的保护剂。干细胞注射液中 DMSO 的浓度常控制 5%~20%。

4. **电解质溶液**　电解质溶液一般为溶媒，溶解注射液中其他辅料或补足注射液体积，其作用是可以保持细胞的渗透压稳定，利于细胞的活性，临床输入以复方电解质溶液为最佳，多为勃脉力 A（复方电解质溶液）。

（二）添加剂

1. **复方氨基酸**　复方氨基酸是由多种氨基酸组成，一般呈无色或微黄色的澄清液体，可参与蛋白质的合成和代谢，促进组织愈合，恢复正常生理功能。复方氨基酸在干细胞注射液中占比 10%左右，过高会导致恶心、发热、呕吐、胸闷、皮疹等不良反应。

2. **低分子量肝素钙**　低分子量肝素钙可使细胞在保存过程中维持良好的分散状态，减少黏附成团现象，降低细胞输注时栓塞的危险，同时也降低细胞聚集而被输液滤器过滤导致的细胞损失。微量的低分子量肝素钙添加不会引发临床出血等不良反应，一般低分子肝素钙控制在 0.5%左右的含量。

3. **维生素 C**　维生素 C 在干细胞注射液中可维持过氧化物酶的活性，从而保持细胞的活性。干细胞注射液中维生素 C 的一般用量在 0.3%~3%。

4. **羟乙基淀粉**　羟乙基淀粉（hetastarch，HES）是临床上广泛使用的人工合成胶体溶剂，作为扩充剂可以改善血流状态。HES 可使得细胞膜表面负电荷化，防止细胞聚集，有利于提高复苏后细胞活率，具有较好的细胞保护作用，保障输注时不堵塞器具。干细胞注射液中含量一般为 2%~6%。

5. **谷胱甘肽**　谷胱甘肽（glutathione，GSH）作为细胞内的抗氧化剂，在线粒体氧化还原反应中扮演核心角色，被广泛证明能够保护细胞在氧化损伤情况下的存活和功能，并阻止细胞凋亡。GSH 作为辅助成分，配合干细胞注射能够延缓和阻止皮肤细胞衰老，减少皮肤皱纹和色素沉淀，含量一般为 1%~3%。

二、干细胞注射液的使用方式

目前存在 3 种干细胞注射液的使用方式：

（1）第一种方式：按照配方逐步将各组分混匀，随后采用 0.22 μm 的除菌级滤器过滤除菌。将储存于-196℃液氮中的细胞取出，于 37℃±2℃水浴锅中进行复苏,随后于 B+A 级洁净区进行细胞清洗离心,再将复苏的干细胞重悬于上述溶液中制成单细胞悬液,即可得到一定浓度的干细胞注射液。这也是最普遍的配制方式。

(2)第二种方式:使用含有血清替代物或人源培养基扩增干细胞,待细胞成熟后收集、检测并冻存,之后将细胞培养基上清通过滤膜过滤,检测合格后冷冻保存,作为注射液主要配方备用。如专利 CN109260227A 中所述,待细胞数目达到要求后收集细胞、检测并冻存,收集细胞培养基上清通过 0.22 μm 滤膜过滤并且检测合格后储存于-80℃保存,使用时于 37℃ ± 2℃ 融化细胞和过滤后的培养基上清,并添加 10% HSA 混匀后得到干细胞注射液。

(3)第三种方式:首先配制含有 DMSO、营养成分和稳定成分的细胞冻存液,并置于 4℃冰箱预冷,将一定数目的新鲜干细胞重悬在冻存液中,并于-196℃液氮中保存。使用时将冻存的细胞于 37℃±2℃恒温水浴锅中复苏,将复苏的细胞悬液注入含有人血清白蛋白(HSA)等其他组分混合液中混匀,即可得到干细胞注射液,如专利 CN106798724A 中所述。

三、干细胞注射液的无菌要求

干细胞注射液属于无菌制剂范畴,参考 2010 年修订的《药品生产质量管理规范》中附录 1 无菌制剂的生产过程。为了保证制剂生产的质量,相关工作人员需具备一定的资质。为了保证无菌制剂质量达到规定的要求,每一个无菌制剂生产企业需定期对生产人员进行培训与考核。细胞注射液的生产必须在洁净区内进行,人员和(或)设备及物料必须通过缓冲进入洁净区。洁净区应当保持适当的洁净度,洁净区的送风需要经过过滤。

第二节　干细胞注射液的临床进展

干细胞具有低免疫原性和很强的免疫调节作用(能逃避免疫识别、抑制免疫应答)、炎症趋化、组织修复等生物特性,因此目前干细胞注射液已经在各种疾病的临床治疗中得到应用。

一、心血管疾病

心血管疾病(cardiovascular disease, CVD)是全球死亡的主要原因,据世界卫生组织估计每年因此夺走 1 790 万人的生命,占全球死亡人数的 32%。心血管疾病属心脏和血管疾病,包括冠心病、脑血管疾病、风湿性心脏病和其他疾病。超过 4/5 的心血管疾病死亡是由心脏病发作和脑卒中引起的,其中 1/3 的死亡发生在 70 岁以下的人群中。大多数心血管疾病都与功能性心肌细胞的丧失有关,由于心脏固有的再生能力有限,功能性心肌细胞不会被取代。近年来,细胞治疗已被提出,作为心脏再生的潜在治疗策略。

干细胞可以转移到梗死的心肌中,分化成心肌细胞或通过旁分泌机制帮助心脏细胞再生。第一个使用骨髓干细胞移植治疗心肌梗死的临床试验是 TOPCARE – AMI 研究,该研究结果表明了其效果的长期安全性和有效性[1]。之后一系列使用 BM – MSC 或祖细胞治疗心肌梗死的Ⅰ期临床试验进一步表明了其安全性。目前的给药方法包括心肌内注射、心内膜注射和冠状动/静脉注射。

（一）心肌内注射

心肌内注射是最直接、准确的方式,注射位置可以在术前使用超声心动图和核成像进行识别确定。自 Hamano 等于 2001 年首次成功移植骨髓干细胞以来,多项通过心肌内注射干细胞治疗心脏疾病的研究显示了心室功能的改善。

心肌内给药能够瞄准局部心肌,不会扰乱周围的组织和血管,避免了移植细胞的动员和归巢等复杂问题。心肌内注射最大的缺点是操作的侵入性,造成的并发症和死亡的风险更大,包括注射部位的潜在心肌穿孔、全身栓塞和心律失常[2]。

（二）心内膜注射

2007 年,Krause 等首次通过心内膜注射干细胞治疗急性心肌梗死患者[3],每位患者注射剂量为 2×10^8 骨髓单核细胞,在 12 个月的随访中患者的左心室射血分数有所提升。2016 年,Comellar 等对 28 名患者进行了自体脂肪细胞移植[4],通过心内膜注射导管系统进行给药,患者对治疗结果感到满意,更重要的是,该结果表现出此方案的安全性,没有与治疗相关的严重不良事件或并发症发生。

（三）冠状动脉注射

在标准球囊导管的辅助下通过冠状动脉将细胞直接输送到心肌区域,是临床上最常用的细胞输注方法[5]。在 2006 年,*New England* 报道表明冠状动脉注射干细胞后患者心脏功能均有所改善,表现在左心室射血分数提高、心脏收缩力增强等方面。2018 年,Francisco 等利用同种异源心脏干细胞通过冠状动脉注射治疗左心室心脏功能障碍患者[6],并在 1 个月、6 个月和 12 个月监测患者状况,未出现死亡报告或主要心脏不良反应,进一步验证了通过冠状动脉注射干细胞的安全性和有效性。

然而细胞大小是冠状动脉注射中至关重要的因素,最佳细胞大小受到冠状动脉毛细血管大小的限制[5],因此理论上当注射的细胞太大而无法与毛细管床直径匹配时,干细胞注射会导致微血管堵塞、感染或缺血。尽管如此,该方法在过去十年的临床应用中已被证明是相对可行和安全的。各种手术中,经冠状动脉注射因其侵入性最小和最简单而备受关注,并且这种方法可以很容易地融入临床实践。

(四)冠状静脉注射

基于导管的输送系统中另一种是冠状静脉注射(coronary venous injection)。该治疗方法由 Thompson 等首先进行了评估,在猪模型中证明了其可行性和安全性。几年后 Siminiak 等进行了第一阶段的临床试验,发现 6 个月和 12 个月的随访没有心律失常发生,心室功能总体改善。2016 年 Tuma 等对 24 名心力衰竭患者进行高、中、低剂量的脐带上皮细胞注射[7],随后的结果表明中剂量组和高剂量组患者的左心室射血分数和功能重塑有所改善。以上结果证实了该治疗方式在人类受试者中的可行性和安全性。

2009 年,Suzana 等在心肌梗死患者的临床试验中对比冠状动脉和静脉给药的差别[8],在给予自体骨髓干细胞的 3 个月和 6 个月进行评估和造影跟进,结果表明逆行冠状静脉的细胞留存率不如顺行冠状动脉,其治疗效果也偏低。总体而言,冠状静脉注射在临床试验中是可行的,因为冠状静脉相较于动脉更开放,理论上冠状静脉注射可以达到更好的治疗效果。

(五)总结

总而言之,细胞递送存在多种方法,每种方法都有其独特的方面和优缺点。虽然直接心肌注射已被证明是有效的[9],但由于心肌收缩、针刺部位渗漏和静脉冲洗,手术风险极大[2];基于导管的心内膜注射虽然可行,但受到技术和成像方式范围的限制;从解剖学上讲,动脉的管腔相对较窄,并且在比静脉更高的压力下输送血液,增加了细胞输送的难度和穿孔的风险;冠状动/静脉内注射创伤小且操作方便,被广泛应用于临床,显示了极好的治疗效果。

二、移植物抗宿主病

移植物抗宿主病(graft versus host disease, GVHD)是同种异体干细胞移植的潜在严重并发症[10]。在同种异体干细胞移植期间,当供体的 T 细胞(移植物)

将患者的健康细胞(宿主)视为外来细胞并攻击和破坏它们时,就会发生移植物抗宿主病,移植物抗宿主病分为急性和慢性两种,在某些情况下可能危及生命。MSC 不表达 HLA Ⅱ 组织相容性抗体或其他免疫激活物,因此使用 MSC 进行治疗也不需要组织相容性匹配,并且 MSC 可直接或通过旁分泌作用对免疫调节和组织修复产生作用,因此 MSC 可能成为类固醇难治性移植物抗宿主病的有效工具[11]。

2004 年,Le Blanc 等首次报告了使用 MSC 治疗移植物抗宿主病,自此关于静脉注射 MSC 用于治疗和预防移植物抗宿主病被广泛报道[12,13]。2008 年,*The Lancet* 杂志报道 Blanc 等对 Ⅱ 期试验的类固醇耐受急性移植物抗宿主病患者注射 MSC[14],55 例患者中 30 例完全恢复,9 例得到改善。2014 年,Fermín 等评估了患者连续静脉注射 BM－MSC 对类固醇耐受急性移植物抗宿主病的可行性、安全性和有效性[13],患者均接受至少 2 剂中位单细胞剂量为 1.1×10^6 MSC/kg(体重)的 MSC 注射液,其中 71%患者表现出完全或部分缓解。

目前除了用于骨髓内注射的慢性移植物抗宿主病试点试验外,所有试验都全身输注 MSC,它依赖于向病变部位的跨内皮细胞迁移过程,这可能对治疗效果产生直接影响[15]。此外,合适的输液时间、输液最佳细胞剂量及输液频率极大地影响了临床试验的结果。有必要对患者进行有效的长期临床试验,以确定是否存在与 MSC 注射相关的任何晚期毒性。

三、肝脏疾病

肝病是全球人类死亡的主要原因,肝移植被认为末期肝病患者的有效治疗方法,复杂的侵入性手术和供体肝移植器官的缺乏限制了临床适用性,注定了急性和慢性肝功能衰竭患者对替代治疗策略的迫切需要。干细胞具有高增殖和多向分化等能力,根据临床试验,MSC 治疗被认为是肝病患者的一种安全且有前途的治疗策略。

(一)静脉注射

干细胞注射液静脉肝脏注射方式包括外周静脉和门静脉注射:门静脉注射通常通过穿刺肝脏或颈部经颈静脉,通过超声或 X 线引导进行,干细胞输注到门静脉循环后,移植的细胞沿着门静脉进入血窦,并通过内皮细胞之间的挤压移入肝索。2009 年 Kharaziha 报道了 8 名肝病患者(通过门静脉或外周静脉接受 MSC 注射[16]),跟踪 24 周结果显示所有患者的治疗耐受性良好,凝血酶原复合物、血清肌酐和胆红素等指标改善,且期间并无不良反应。

（二）肝动脉输入

肝动脉移植干细胞,对肝纤维化、酒精肝等肝脏疾病进行干预的临床试验较少。2016 年,韩国科学家报道了 72 例酒精肝硬化患者,通过肝动脉输注 BM－MSC,跟踪 6 个月的结果表明自体 BM－MSC 移植可安全地改善酒精性肝硬化患者的组织学纤维化和肝功能[17]。

（三）脾内注射

脾内注射干细胞的临床试验最少。在埃及进行一项使用 BM－MSC 治疗终末期肝功能衰竭的临床试验中[18],发现门静脉注射比脾脏注射更有效。

（四）总结

肝门静脉注射显然是 MSC 移植治疗肝病的最佳途径,其移植速度更快,避免了目标器官外的积累。若肝门静脉注射存在困难,脾内注射可能是一种被广泛接受的替代方法,但会需要更多的 MSC。关于哪一种输注方式更安全有效,需要进行更大的试验来进一步研究。

四、骨修复

骨骼是一种在成年后仍然具有内在再生能力的结缔组织,然而在严重受损的情况下,骨组织的自我再生会被纤维组织的快速内生长打断,而且关节软骨自我修复能力较弱,导致孤立性软骨损伤后进行性组织丢失和功能障碍[19]。迄今,骨组织再生一直是再生医学领域生物修复的焦点,在过去的半个世纪中,由于干细胞独特的特性,其在骨组织工程中的巨大潜力已得到越来越多的认可。

（一）系统注射

系统注射是通过血管进行 MSC 直接注射。Wang 等最近的一项研究报告称[20],骨折后第 7 天注射 BM－MSC 可以改善小鼠模型的骨骼愈合。相关临床试验较少,因为系统注射会导致大量细胞困于肺部,引起不必要的麻烦[21]。

（二）关节腔注射

局部注射 MSC 被认为比全身注射更有效[21]。2014 年的一项试验表明[22],将 MSC 关节内注射到骨关节炎患者的膝关节中可改善功能和疼痛,且不会发生不良反应。

五、糖尿病及相关并发症

糖尿病是胰腺不能产生足量胰岛素或不能有效利用胰岛素而发生的慢性疾病。糖尿病治疗的最佳治疗方法是保留剩余的胰岛 β 细胞,恢复胰岛 β 细胞功能,并保护替代的胰岛素产生细胞免受自身免疫反应的影响。干细胞能够在糖尿病期间修复胰岛细胞数量和功能并调节自身免疫,使得它成为治疗糖尿病和相关并发症的新方向。

截至 2022 年,从 ClinicalTrials 上统计有 87 项已完成的干细胞治疗糖尿病的临床研究,另外 151 项仍在进行中。干细胞治疗 1 型和 2 型糖尿病可以改善胰岛 β 细胞功能和外周组织对胰岛素抵抗,以达到改善糖尿病患者血糖水平和胰岛功能修复的目的。从目前已有文献和临床试验结果来看,用于治疗糖尿病的干细胞输入方式主要有:静脉注射、胰腺主动脉注射和两者结合 3 种模式。

（一）静脉注射

Voltarelli 等 2007 年在 *JAMA* 中首次报道了自体 HSC 通过静脉注射治疗 1 型糖尿病[23],14 名患者在 7~36 个月后均不需要注射胰岛素,2 位患者持续 1~5 个月,7 位患者持续 6 个月,4 名患者持续 21 个月,1 名患者持续 35 个月,并且患者体内 C-肽和抗谷氨酸脱羧酶抗体水平均超过注射前,胰岛 β 细胞损伤均表现出被修复的趋势。

（二）胰腺主动脉注射

另外一种注射方式是通过胰腺注射干细胞。Wang 等将骨髓干细胞输注到 31 名 2 型糖尿病患者的胰腺主动脉中[24],在与高压氧联合治疗后 90 天结果显示,患者的平均糖化血红蛋白(glycosylated hemoglobin,HbA1c)值均显著降低,C 肽与基线相比显著增加,所有患者的胰岛素或口服降血糖药物均降至不同水平。2021 年,Khatri 等在小鼠模型上对比胰腺内注射和尾静脉注射 AD-MSC[25],结论表明通过胰腺注射干细胞治疗可改善小鼠高血糖,从动物模型的给药效果来看,胰腺注射疗效会优于尾静脉注射。

（三）静脉结合胰腺主动脉注射

2014 年,Liu 等招募了 24 名 2 型糖尿病患者[26],静脉注射和胰腺注射自体 MSC,之后连续追踪 12 个月,患者体内葡萄糖和 HbA1c 水平显著降低,C-肽水平和胰岛 β 细胞功能得到了改善,全身炎症和 T 细胞计数标志物减少,并无相关不良事件。

（四）存在问题

在注射干细胞后,糖尿病动物体内移植的大部分干细胞发生凋亡[27]。此外,因为干细胞来源不同,其纯度、活性和分化效率都不相同,并且患者也存在个体差异,目前无法对比哪一种注射方式更为有效,仍然需要更多设计严密、有规划的临床试验。

六、克罗恩病

克罗恩病(Crohn's disease, CD)和溃疡性结肠炎(ulcerative colitis, UC)是炎性肠病(inflammatory bowel disease, IBD)的主要形式。多种因素被认为是促成因素,包括环境、个体适应性、先天免疫反应等。抗 TNF 疗法的使用越来越广泛,但只有 1/3 的患者具有长期的缓解治疗效果。干细胞治疗可以大大减少其症状,甚至为患者带来长期缓解和愈合。近些年应用干细胞治疗克罗恩病表现出良好效果[28,29],其主要注射方式为系统注射和局部注射。

(一)系统注射

系统注射是通过动脉或静脉注射干细胞。在 MSC 治疗克罗恩病的第一次人体试验中,Onken 等治疗了 10 名患者,患者被随机分配接受静脉注射 MSC,虽然患者无明显治疗效果,但是高剂量组的患者疾病评分有所降低,且无不良反应发生。

(二)局部注射

肠道局部注射脂肪干细胞治疗复杂肛周瘘管的试验结果令人鼓舞,此外 2009 年开展的 Ⅱ 期临床试验中[30],24 名患者中 17 名(71%)观察到瘘管闭合,生活质量也有所提高,而仅接受纤维蛋白胶的 25 名患者中仅有 4(16%)名瘘管愈合。

(三)总结

使用干细胞治疗提供了一种安全且有前途的治疗替代方案,可以提高治疗效果,而不会有全身副作用或失禁的风险[28-31]。现有试验已经证明来自脂肪组织和骨髓组织的 MSC 均有良好的结果。未来的研究可能会揭示为什么干细胞可以改善愈合,局部注射效果优于系统注射,以及如何选择细胞类型、剂量和递送方式,以进一步提高愈合率并优化结果。

七、脑卒中

脑卒中又称作中风,其表现为大脑血液循环中断引起的突然神经功能障碍,根据发病机制可分为缺血性和出血性脑卒中[32],其患病率与年龄相关,是中老年人的常见病症之一,具有发病率高、致残率高、死亡率高及并发症多等特点[33,34]。目前被批准的治疗方法是静脉给药组织型纤溶酶原激活剂溶解血凝块,但这种治疗方式极易造成血管的堵塞[35]。干细胞药物是治疗脑卒中的另一种方式,在临床前研究中,脑卒中后的干细胞治疗通过不同的途径给药,包括脑内、病灶内、静脉、动脉内、鞘内和鼻内,但最合适的路线仍然不确定。

(一) 脑内注射

脑内给药被认为是干细胞进入脑组织的最佳方式,与其他给药方式相比,受伤区域可以存在更多的植入细胞,但是这种给药途径侵入性过强,手术风险较大[36]。2014 年一项Ⅱ期临床试验报告表明[37],通过脑立体定位装置进行的脑内注射外周血干细胞治疗 30 名患者,12 个月随访显示,外周血干细胞组的脑卒中量表和功能结果改善显著高于对照组,在研究期间没有发现严重的不良事件。

(二) 病灶内注射

病灶内注射相比于脑内给药侵入性更小,通过蛛网膜注射的细胞往往可以保持较高的细胞活率,但是这种给药方式的临床效果并不是很显著,且手术风险也较大。

(三) 静脉注射

静脉注射是细胞治疗脑卒中常用手段之一,其特点是免颅内侵犯、创伤小和操作简便,但其往往很难到达大脑的损伤区域,大部分细胞往往停留在肺部[38]。许多 MSC 治疗脑卒中的临床前试验均采用静脉注射,取得了良好的效果,包括减少梗死体积和改善神经功能[39,40]。关于这种细胞治疗方式的研究较多,最早的静脉输注干细胞治疗脑卒中报道来自韩国,共有 30 名患者参与了该研究,一年后的结果显示,治疗组的影像学检查展示出了更好的改善效果且各评分均有不同程度的提高,受试患者在治疗期间未出现严重的不良反应。2011 年,Osamu 等采用患者自体血清培养了 BM - MSC 用于治疗脑卒中[41],结果显示所有患者的脑卒中评分有所改善,磁共振成像评估显示平均病变面积约减少了 20%,且所有患者未出现严重的不良反应。

(四) 动脉内注射

动脉内注射是系统注射的另一种方法,最常见是通过颈动脉输注细胞,这种给药方式往往给药量较大,且相比于病灶内注射其侵入性更小,又可绕过肺循环,提高 MSC 的浓度[42]。最早的动脉注射报道是 2006 年 Mendonca 等在巴西的一篇病例报告[25,43],注射两个月后患者神经功能有所改善。Abdul 等也进行了动脉注射干细胞治疗脑卒中的研究,结果显示患者神经运动功能得到了修复。

(五) 鞘内注射

鞘内注射(intrathecal injection)是局部注射的一种方式,通过脑脊液循环,把干细胞运输到大脑中,在脑卒中治疗中使用较少。

（六）鼻内注射

鼻内注射是一种新型给药途径,它除了微创性外还具有较高的细胞输送能力,鼻内注射可以绕过血脑屏障直接进入大脑,改善受损区域[44]。目前相关的临床研究还较少,大多为临床前试验,用鼻内注射 BM - MSC 治疗缺血小鼠,实验结果显示缺血区域的细胞归巢增强,并增强了治疗效果[45]。使用培养的hUCB - MSC 通过鼻内注射,可以改善脑卒中大鼠的功能恢复,减少脑损伤,并改善脑卒中后的血管重塑[46]。为了推进这种给药途径的发展,需要进行更多的临床试验,以探索适当的剂量和技术,以减少细胞丛生或其他不利影响。

（七）方式对比

截至 2022 年 2 月,已经在 ClinicalTrials 注册有 95 项临床试验。总体来讲,静脉注射最易操作,但是其问题是注射位置不够精准,并且大部分细胞容易停留在肺部[47,48]。相比于静脉注射,动脉注射的细胞在早期更容易集中在脑部,但是无论是高剂量还是低剂量的注射量,动脉和静脉注射两者的治疗效果之间没有很大的差别[49]。此外,脑内和病灶部位注射是更针对发病区域的治疗,需要借助一定的手术或导管辅助[37,47,50]。创伤更小的鼻内注射能绕过血脑屏障,输送大量细胞至大脑受损区域[46],但目前仅限于临床前研究。由于越来越多的干细胞植入可能以更高的微栓子阳性率为代价,因此在安全性和有效性之间保持微妙的平衡无疑将是后续试验的关键因素。

八、系统性红斑狼疮

系统性红斑狼疮(systemic lupus erythematosus，SLE)是一种慢性多因素的自身免疫病,临床症状多样,具有较高的发病率和死亡率。系统性红斑狼疮的发病机制是基因、激素和环境相互作用的结果,但其确切病因尚不清楚,据估计每十万人中有 20~120 人罹患此病且多发于女性。传统的治疗方式是通过注射环磷酰胺或糖皮质激素来进行免疫抑制和免疫调节,但这种治疗方式有可能导致身体和心理的损伤甚至出现死亡,且长时间的免疫抑制会加大恶行肿瘤的风险[51]。干细胞治疗是治疗系统性红斑狼疮的新手段,并在许多的临床试验中取得了实质性的进展,有报道称 MSC 具有强大的抗炎特性[52,53],体外实验结果证实了 MSC 可以抑制和调节免疫细胞应答[54]。

干细胞注射液治疗系统性红斑狼疮常采用系统注射进行。Wang 等进行了一项为期 5 年的随访研究发现[55],34%的系统性红斑狼疮患者在接受静脉注射细胞治疗后症状有所缓解,复发率降低至 24%。已有研究表明,静脉注射 MSC

可降低 IL－1R、IL－6、TNF－α 等炎症因子的含量[56,57]，同时它也会提高血红蛋白、白蛋白、IL－10、IFN－γ 的含量。Wang 等对 UCB－MSC 的系统性红斑狼疮静脉注射治疗效果进行了研究[58]，结果显示 UCB－MSC 治疗的 3 年时间内，HAQ 和 DAS2 的评分持续下降，说明 UCB－MSC 治疗具有长期的疗效。一项多中心临床研究证实[59]，静脉注射 UCB－MSC 对严重难治性系统性红斑狼疮患者具有良好的耐受性和治疗作用，且未观察到相关的不良事件。

尽管在细胞治疗系统性红斑狼疮的研究中出现了很多不错的结果，但是干细胞并不总是能表现出较强的免疫抑制功能，在许多因素的影响下可能会失去其治疗作用。其原因可能是干细胞体外培养的影响，以及系统性红斑狼疮患者微环境的改变。目前的研究多为初步的 I／II 期，因此需要进行大规模、多中心、前瞻性的随机对照研究，探讨 MSC 治疗活动性和难治性系统性红斑狼疮的安全性、有效性和详细机制，进一步证实干细胞移植的有效性。

九、肺部疾病

肺部疾病包括慢性阻塞性肺疾病(chronic obstructive pulmonary disease，COPD)、急性呼吸窘迫综合征(acute respiratory distress syndrome，ARDS)、急性肺损伤(acute lung injury，ALI)和特发性肺纤维化(idiopathic pulmonary fibrosis，IPF)。其中，慢性阻塞性肺疾病是一种具有高发病率和死亡率的异质性疾病连续体，是 2015 年全球第四大死亡原因，其特征为肺实质慢性炎症，对吸入性有毒颗粒、肺气肿、纤维化和黏液分泌过多有反应，导致进行性呼气气流阻塞[60]。根据几项临床前数据，以 MSC 为主的干细胞目前正在用于治疗慢性阻塞性肺疾病。

(一) 系统注射

Weiss 等在随机双盲 I 期研究中纳入了 62 名患者[61]，使用同种异体 MSC 系统注射 4 个月，74%的患者进行了两年的随访，并无注射感染或死亡等不良反应发生，值得注意的是虽然部分肺功能检测并无显著差异，但 6 min 步行试验中血氧饱和度、急性加重次数、生活质量参数和循环 CRP 水平在患者中显著降低，说明 MSC 可抑制慢性阻塞性肺疾病中存在的炎症。Wilson 等在 2014 年对 9 名患者按照 3 种剂量，静脉注射 BM－MSC[62]，发现无明显不良反应产生。Chambers 等进行了一项 I 期临床研究[63]，以评估静脉注射胎盘 MSC 治疗特发性肺纤维化的可行性和安全性，肺功能监测 6 个月内，仅报告了轻微的不良事件，但没有证据表明出现肺纤维化。

（二）支气管内给药

干细胞是否会在全身循环或直接迁移到受损的肺组织尚不清楚，并且考虑到静脉注射的干细胞在肺部停留的时间不足以发挥作用，研究人员开始尝试新的给药方法。与静脉注射相比，支气管内给药（bronchoscopical deliver）是一种更直接、更精准的药物应用方式。De Oliveira 等首次尝试通过气管内给药 BM－MSC结合单向支气管内瓣膜插入（one-way endobronchial valves，EBV）来治疗慢性阻塞性肺疾病[64]，患者随机接受 1 亿单位异体 BM－MSC 或 0.9%的生理盐水。与生理盐水组相比，MSC 组血清 CRP 水平在 30 天和 90 天内显著下降，体重指数、气流阻塞、呼吸困难和运动能力指数显著下降，但在肺功能指标方面没有观察到群体间的统计学差异。根据上述数据可知，严重慢性阻塞性肺疾病患者的支气管内 MSC 给药相对安全，能够通过降低 CRP 水平来减少全身炎症，并提高慢性阻塞性肺疾病患者的生活质量。

（三）雾化给药

近几年，新的给药方式——雾化给药已经出现。在 2018 年，有研究使用 MicroSprayer®雾化剂将细胞通过支气管进入兔子肺部[65,66]，雾化不仅没有降低 MSC 的相关活性，反而减轻了卵白蛋白致敏兔的气道炎症和气道结构改变。在 2018 年，Averyanov 等对比了不同雾化方法中 MSC 的存活率情况，结果显示压缩机雾化效果优于超声雾化和网格雾化[67]。

（四）总结

总体而言，针对肺部疾病的干细胞治疗，多采用系统注射中的静脉注射，干细胞静脉注射到体内 0.5 h 后会集中在肺部，然后逐渐迁移到肝脏[68]，干细胞无法在肺部长时间停留可能会影响干细胞的治疗效果。此外，支气管内注射是将干细胞直接转移到患者肺部的好方法[64]，可能是未来的发展方向之一。在分布模式的均匀性方面，气管内给药不如自主呼吸患者吸入给药[69]，作为一种非入侵性给药方式，吸入给药的 MSC 和 MSC 衍生产品被视为静脉注射的替代品，但是这种方式所需的气溶胶配方相比于静脉注射的准备更复杂。

十、眼部疾病

人眼是由多种组织协调发展而成的一种特殊结构，它是由神经外胚层（如视网膜）、外胚层（如晶状体和角膜）和中胚层产生的组织构成。常见的眼部疾病有结膜炎、角膜炎、睑腺炎、巩膜炎、视神经炎等。许多类型的干细胞已经被用于眼的临床试验，并取得了一定的效果。

（一）细胞移植

早在 1988 年,Keivyon 等就通过移植自体的角膜缘干细胞来治疗眼部疾病患者,共有 26 名患者参与此研究,通过手术将长有角膜缘干细胞的移植物植入眼睛,随访 2~45 个月后发现患者的视力得到了持续的改善。近些年 iPSC 的出现和发展为眼部疾病的治疗提供了新的思路,在 2018 年报道了美国 FDA 批准的一项前瞻性试验[70],利用 hESC 诱导的视网膜色素上皮细胞(california project to cure blindness-retinal pigment epithelium 1, CPCB－RPE1)来治疗失明,通过对 5 名受试者进行手术移植覆盖细胞薄片,结果显示 CPCB－RPE1 可以短期改善一些晚期非新生血管性年龄相关性黄斑变性(non-neovascular age-related macular degeneration, nnAMD)患者的视觉功能。

（二）实质器官注射

除了手术移植细胞片之外,很多研究采用了器官实质注射的方式进行治疗。在 2013 年 Coulson－Thomas 等将 UCB－MSC 注入角膜基质中[71],结果显示 hUCB－MSC 被移植到黏多糖症小鼠的角膜后,可以恢复宿主角化细胞和内皮细胞的树突状和六角形形态,在体内共聚焦显微镜下显示角膜的混浊程度降低,移植前标记的 UCB－MSC 囊泡在角膜基质和内皮细胞中均有分布。

（三）总结

干细胞治疗眼部疾病是未来的发展趋势,但目前相关的研究还只在初级阶段。干细胞治疗还需要进一步的研究来提供更多的知识,已有研究发现干细胞在再生医学中的治疗效果归因于外泌体。除了干细胞自身研究外,生物工程和纳米技术与干细胞结合也是时下热点,如眼睛基本部位的 3D 开发及类器官[72],Garzón 等运用组织工程学成功通过干细胞生成了前角膜用于治疗角膜损伤[73]。

十一、血液疾病

血液疾病是由于血液异常或无法发挥作用[74,75]而引起的疾病,虽然有些血液疾病是由基因引起的,但有些可能是由于其他疾病、药物或饮食中缺乏营养而导致,包括白血病(leukemia)、骨髓瘤(myeloma)和淋巴瘤(lymphoma)等。骨髓移植是目前治疗其中许多疾病的最佳工具,但因为供需不平衡等原因,极少患者能够得到最佳的治疗[76,77]。

iPSC 技术的一个方面是识别不同疾病的分子通路,以更好地了解其发病机制,患者的 iPSC 可分化为当前疾病的特定细胞系,用于体外建模、药物合成、适当剂量确定和毒性评估[78,79];另一方面利用成体细胞诱导分化为 iPSC 后分化为各种细胞进而治疗各种疾病[79,80]。2012 年,Kobari 等表明源自正常或病理诱导的 PSC 的有核红系前体输注到小鼠体内后[81],从胎儿血红蛋白转变为成人血红蛋白,这一发现表明 iPSC 可以作为红细胞的补充来源,并且无需任何基因改造或药物治疗。NK 细胞因其独特的特性而被认为是基于 CAR 的细胞免疫治疗的候选者[82]。目前多家生物公司正在积极推进临床试验,如美国 Fate Therapeutics 公司多个产品已经进入临床前研究第一阶段,并且还有多家公司在积极推动此治疗方法的临床试验,前景广阔。

第三节　干细胞注射液存在的问题与发展策略

干细胞产品的研发生产流程包括从供体材料的获取、运输、接收、产品生产和检验到成品放行、储存和运输的全过程,如何确保产品质量(包括安全、鉴别、效力等)至关重要。目前认为干细胞注射液存在的问题主要有:细胞注射液质量、临床应用风险及最佳剂量的选择。

一、细胞注射液质量

细胞质量狭义通常指单位细胞或单个细胞所对应的生物学效力。由于不同实验室的培养体系、干细胞的来源属性及批次间的差异等因素,导致最终的干细胞注射液的质量存在差异,直接影响了 MSC 的动物实验和临床研究的结果,可以说细胞质量是治疗成败最为关键的因素。一些共识关键质量属性(CQA)可以反映干细胞的质量,如细胞活率、免疫抑制能力和细胞因子分泌量等。影响注射液质量问题的因素主要可以归纳为以下几方面:工艺和过程控制、质量检验、放行管理。

(一) 工艺和过程控制

工艺和过程控制主要包括供体(起始原材料)、其他原材料、辅料、包材、杂质和制备工艺几个方面,下面将逐一进行阐述。

1. 供体(起始原材料)　供者细胞来源应符合国家相关的法律法规和伦理的要求,原则上要求供者无传染性疾病、无遗传性疾病及无其他影响干细胞质量的疾病。

要求每一个干细胞制剂都应具备完整可追溯的信息,包括供者的一般信息、既往病史、家族史等,同时需提供干细胞的获取方式和途径及相关的临床资料。对用于异体来源干细胞供者,必须经过检验筛选证明无人源特定病毒(包括

HIV、HBV、HCV、HTLV、EBV、CMV 等)的感染、无梅毒螺旋体感染。必要时需要收集供者的 ABO 血型、HLA－Ⅰ类和 HLA－Ⅱ类分型资料,以备追溯性查询。对于自体来源的干细胞供者,根据干细胞制剂的特性、来源的组织或器官及临床适应证,对供体的质量要求和筛查标准及项目进行调整。

2. 其他原材料　原料选择时应考虑其使用的必要性、合理性和安全性,明确其来源和质量控制。原则上要求应尽量采用已经获得批准用于人体的或符合《中国药典》标准的原材料。

对一些可能会导致细胞突变或存在致敏可能性的非预期影响等原材料,应开展工艺去除效果验证和安全性风险评估,必要时对其残留量进行放行检测。干细胞制剂制备所用的培养基成分应有足够的纯度并符合无菌、无致病微生物及内毒素的质量标准,若使用商业来源培养基,应当选择有资质的生产商并由其提供培养基的组成成分及相关质量合格证明。必要时,应对每批培养基进行质量检验。除特殊情况外,应尽可能避免在干细胞培养过程中使用人源或动物源性血清,不得使用同种异体人血清或血浆。若培养基中含有人的血液成分,如白蛋白、转铁蛋白和各种细胞因子等,应明确其来源、批号、质量检定合格报告,并尽量采用国家已批准的可临床应用的产品。

3. 辅料　干细胞治疗产品中辅料的使用、用量、质量及稳定情况应加以研究和验证,证明其使用的必要性、安全性和合理性。宜优选经批准可用于人体的辅料,对于新型的辅料应开展适当的非临床安全性研究。对于即用型干细胞制剂,其冻存过程中的辅料如 DMSO、HSA 等成分,不仅对细胞质量有显著影响,同时辅料本身的选择也有很多毒理方面的考量,如 DMSO 对人体可能存在一定的毒性;对于冻存后需要复苏、洗涤的细胞制剂,辅料一般为稀释液,细胞在稀释液中的稳定性至关重要。

(1) 对于即用型细胞成品制剂,需要开发新型的冻存液(辅料),新型冻存液需要使用药用级别的成分,DMSO 等可能对后期复苏和输注有影响,在冻存阶段考察最佳的比例、增加急性毒性试验研究,减少后期成品制剂风险,在冻存的体积和细胞密度方面也要提前考虑,以便后续非临床研究及临床研究。

(2) 对于冻存后需要复苏、洗涤的细胞成品制剂,需筛选合规且稳定性良好的辅料,并进行成品制剂稳定、运输稳定性研究。提高细胞复苏后稳定性能够大大提高细胞成品制剂的临床试验辐射范围、放行操作难易程度和保证用药的可及性。在稳定性研究过程中考虑运输的方式,产品的包装和运输箱的设计,极端环境情况,确认合适的运输温度和时间。商业化阶段,也可以考虑在当地医院附近建立成品制剂的存储和放行基地。

4. 包材　注射剂常用包材有安瓿瓶、西林瓶+胶塞+铝盖、冻存袋等,包材中的部分原材料可能含有迁移至制剂中成为细胞制剂中的杂质。根据《国家药包材标准》《直接接触药品的包装材料和容器管理办法》《药品包装材料与药物相容性试验指导原则》等规定,需要对包材进行稳定性和相容性实验研究。建议在细胞制剂实际保存条件下进行定量或半定量测定,测定内容包括溶液颜色测定、可见异物测定、元素杂质测定、挥发或非挥发性成分测定、可提取物测定等等。

5. 杂质　根据FDA法规的定义,细胞治疗产品中杂质主要分为工艺相关杂质和产品相关杂质两类。工艺相关杂质是指生产过程中引入的残留类杂质,如残留的外源蛋白、生长因子、抗生素、诱导试剂、DMSO残留、微载体、病毒载体、DNA热原/内毒素等。产品相关杂质如非目的细胞、细胞非预期表达的产物、死细胞残留、细胞碎片和其他可能的降解产物等。杂质控制策略主要可以考虑以下两点。

（1）对于这些影响产品安全性的杂质成分,应在工艺中予以去除,在质量研究中予以检测,并进行定性/定量控制。例如,工艺研究中原料选则应具备质量稳定可控,有质量标准和供应商的检验报告,对关键物料开展入厂检验,建立内控标准,并考虑降低风险的措施,通过工艺控制策略以除去有生物活性的杂质,同时进行杂质残留检测,以证明其降低到了安全标准;对于热原/内毒素的控制,在工艺中对除热原的工艺应进行确认验证,或使用无菌无热原的物料。

（2）细胞产品中可能存在高风险杂质成分的情况下（如ESC或iPSC残留）,应当建立和明确杂质去除方法及杂质残留的定量检测方法。若杂质成分不能有效去除,则应当在动物模型或其他系统中进行安全性和毒性评估,并根据人体暴露最大剂量或体内安全性研究结果,设定安全合理的残留限度。

6. 制备工艺　干细胞制剂的制备工艺包括干细胞的采集、分离、纯化、扩增和传代,干细胞(系)的建立,培养基、辅料和包材的选择及使用,细胞冻存、复苏、分装和标记,以及残余物去除等。应对制剂制备的全过程进行全面的工艺研究和验证,制定合适的工艺参数和质量标准,确保对每一过程的有效控制。

研究者应明确过程控制中关键的生产步骤、制定敏感参数的限定范围,以避免工艺发生偏移。有些细胞治疗产品在给药前需经过产品成分物理状态的转变、容器的转换、过滤与清洗、与其他结构材料的联合,以及调整给药剂量等操作步骤,这些工艺步骤的确定也应该经过研究与验证,须建立规范的工艺操作步骤、工艺控制参数、内控指标和废弃标准。建议采用连续的制备工艺,若生产过程中有不连续生产的情况时,应对细胞的保存条件和时长进行研究与验证。建议尽量采用封闭的或半封闭的制备工艺,以减少污染和交叉污染的风险。

（二）质量检验

质量检验是为保证干细胞经特定体外处理后的安全性、有效性和质量可控性而进行的较全面质量检验。放行检验是在完成质量检验的基础上,对每一类型的每一批次干细胞制剂,在临床应用前所应进行的相对快速和简化的细胞检验。为确保制剂工艺和质量的稳定性,须对多批次干细胞制剂进行质量检验;在制备工艺、场地或规模等发生变化时,须重新对多批次干细胞制剂进行质量检验,通常质量检验如表 10 - 1 所示。

表 10 - 1　常见的细胞产品检测项及检测方法/指标汇总

检 测 项	检测方法/指标
细胞鉴别	细胞形态、遗传学、代谢酶亚型谱分析、表面标志物及特定基因表达产物等
存活率及生长活性	活细胞计数、细胞倍增时间、细胞周期、克隆形成率、端粒酶活性等,判断细胞活性及生长状况
纯度和均一性	通过检测细胞表面标志物、遗传多态性及特定生物学活性等,对制剂进行细胞纯度或均一性的检测
无菌和支原体检测	依据《中国药典》
细胞内外源致病因子的检测	应结合体内和体外方法,根据每一细胞制剂的特性进行人源及动物源性特定致病因子的检测
内毒素检测	依据《中国药典》鲎试剂法
异常免疫学反应	检测异体来源干细胞制剂对人总淋巴细胞增殖和对不同淋巴细胞亚群增殖能力的影响,或对相关细胞因子分泌的影响,以检测干细胞制剂可能引起的异常免疫反应
致瘤性	对于异体来源的干细胞制剂或经体外复杂操作的自体干细胞制剂、须通过免疫缺陷动物体内致瘤性试验,检测细胞的致瘤性
生物学效力试验	可通过检测干细胞分化潜能、诱导分化细胞的结构和生理功能、对免疫细胞的调节能力、分泌特定细胞因子、表达特定基因和蛋白质等,对MSC,无论何种来源,应进行体外多种类型细胞（如成脂肪细胞、成软骨细胞、成骨细胞等）分化能力的检测,以判断其细胞分化的多能性
培养基及其他添加成分残余量的检测	应对制剂制备过程中残余的、影响干细胞制剂质量和安全性的成分,如牛血清蛋白、抗生素、细胞因子等进行检测

（三）放行管理

细胞治疗产品的放行大多情况下属于风险放行,主要表现在一些放行检测项目需要使用快速检测方法,而这些快速方法非法定方法,在专属性和灵敏度等方面受到挑战,放行控制主要可以考虑以下几点。

（1）增加工艺过程控制,降低风险出现的可能性,如使用无菌保障优良的隔离操作系统替代开放式的生物安全柜;增加中间过程的检测以支持放行,基于风险评估在关键工艺处考虑留样管理,以备追溯。

（2）开发专属性和灵敏度良好的分析方法,同时对方法进行验证和法定方法进行非劣性验证。

（3）在早期放行过程中需要先采用快速方法风险放行,同时法定方法也需要进行检测。

（4）企业需要制定风险管理计划和应急预案,以确保产品出现异常时患者能够得到及时的应对处理。

二、临床应用风险

目前干细胞注射液主要给药途径有局部注射和全身系统注射,不同的注射途径对干细胞在体内的存留时间有较大的影响,并与干细胞的清除速度密切相关。因此,针对某些疾病,局部注射、腰穿、介入等方法会提高其归巢性和发挥更好的临床效果。靶向局部给药虽然可以提高药效,然而又会存在冻存液中 DMSO 局部富集问题,DMSO 被归类为 3 类溶剂,作为残留溶剂,允许的每日暴露量为 50 mg,部分患者在输注含 DMSO 的细胞制剂后会出现皮疹、恶心、呕吐、低血压等不良反应。若是全身系统注射,DMSO 会被迅速稀释,但仍建议在动物毒理实验中考虑 DMSO 的急性毒性试验和长期毒性试验。另外,开发不含 DMSO 的冻存液已成为趋势,目前已有多款不含 DMSO 的干细胞的冻存液获得发明专利,这样冻存液冻存的细胞可直接应用于临床,不仅方便,还能降低临床使用的风险性。

目前,使用的干细胞制剂主要有两种形式:一种是新鲜制备的细胞制剂,另一种是冷冻后复苏的细胞。两种产品形式各有优劣,需要开发者综合考虑,虽然冷冻细胞便于运输、质量放行、可大规模生产,但相对于新鲜制备的细胞,复苏的细胞很多生物学功能没有恢复,从而影响归巢性和存活率,同时冻存细胞需要复苏、洗涤制成制剂,这就对工艺在防止交叉污染和细胞质量方面提出极高的要求;新鲜细胞不利于规模化应用,同时新鲜细胞制剂存在质检滞后和运输时限问题,无法按照《中国药典》要求进行无菌、支原体等指标的最终判定合格后放行,存在一定的临床应用风险。

三、最佳剂量的选择

细胞剂量是影响临床疗效的关键因素,在目前的临床研究中,MSC 的使用剂量范围非常大,每名患者从千万到上亿数量级不等。MSC 的最佳剂量取决于不同的疾病和严重程度及输入途径等。由于 MSC 和传统药物的特性差异巨大,MSC 进入体内后,具有主动趋化到损伤部位的功能,MSC 在健康机体和疾病机体的体内分布也不一样。所以细胞治疗产品的首次人体试验起始剂量一般难以从传统的非临床药代动力学和药效学中评估确定,临床起始剂量的确定通常基于既往的临床使用经验。

为了探索细胞治疗产品的有效剂量范围,需设计早期临床试验。应结合产品的质量控制研究和临床前研究的结果来确定细胞治疗产品给药剂量,并充分考虑产品的生物学效力。很多细胞治疗产品会长期存在于受试者体内或作用时间持久,所以首次人体试验应采用单次给药方案,只有在初步了解产品的毒性和作用持续时间之后,才可考虑重复给药。考虑细胞治疗产品特有的安全性风险,通常采用半对数递增的方法来制定剂量递增方案,给药剂量增幅的设定应该考虑到临床前数据中与剂量变化有关的风险和活性及现有的任何临床数据,同时设定足够的给药间隔和随访时间,以观察急性和亚急性不良事件。

参考文献

第十一章

干细胞靶向制剂

第一节　干细胞靶向制剂的概念和机制

干细胞靶向制剂(stem cell-based targeting agents)，又称为基于干细胞的药物靶向递送系统(stem cell-based targeting drug delivery system)，是近几年在药剂学领域逐渐发展起来的一种新型靶向药物制剂。其利用不同干细胞作为药物载体，借助干细胞向疾病组织的天然归巢特性来实现将药物高效靶向递送至疾病组织[1]。目前，常见的干细胞制剂为各种来源的 MSC 制剂和 NSC 制剂等。其中，MSC 是目前研究最多的一类干细胞制剂。MSC 除了前述具有来源广泛、易于获取、可以体外扩增和自我更新、无伦理问题等优势外，还具有免疫调节、免疫豁免及向炎症组织进行自发归巢等特性[2~4]。因此，十分合适作为一种良好的靶向药物制剂，用于多种疾病的靶向治疗。当前，基于 MSC 的干细胞制剂已经被用于携载化疗药物、基因药物及一些诊疗药物，用于肿瘤、急性肺损伤、急性肾损伤和心肌梗死等疾病的靶向治疗，并显示了良好的治疗效果[5~8]。本章将具体以 MSC 制剂为例，介绍干细胞靶向制剂的靶向原理、靶向过程及用于不同治疗药物的携载和靶向治疗的效果。

当前，关于 MSC 制剂对疾病组织的靶向机制和靶向过程的研究还在不断深入探索中。普遍认为 MSC 向疾病组织的归巢与疾病组织的炎症微环境产生的多种细胞因子和趋化因子密切相关，MSC 上表达此类细胞因子和趋化因子的受体，使其可以顺着细胞因子和趋化因子的浓度梯度实现向疾病炎症区域的归巢[9,10]（图 11-1）。目前已知的与 MSC 制剂靶向归巢相关的主要细胞因子或趋化因子及其受体包括：SDF-1/CXCR4、HGF/c-Met、VEGF/VEGFR 及 MCP-1/CCR₄ 等[4,11]。一些主要的细胞因子或趋化因子及其受体总结在表 11-1 中。其中趋化因子 SDF-1 及其受体 CXCR4 是当前被研究最多的一对趋化因子及其受体,普遍认为其在 MSC 的靶向过程中发挥了重要角色。例如,Fontanella 等[12]发现下调 MSC 上的 CXCR4 表达会明显降低 MSC 对肝癌细胞的迁移能力。而其他一些研究显示上调 MSC 上的 CXCR4 表达则会明显加强 MSC 对肿瘤组织的靶向归巢能力[13,14]。此外,近年来的一些研究也显示诸如 IL－6、IL－8 及 MIP－1δ 和 MIP－3α 等炎症因子也在 MSC 的靶向归巢过程中发挥了重要作用[15,16]。

表 11－1　与 MSC 靶向归巢相关的细胞因子或趋化因子及其受体

细胞因子或趋化因子及其受体	干细胞类型	给药途径	文献
基质细胞衍生因子 1/趋化因子受体 4	人 BM－MSC	颈动脉内和颅内注射	[17]
	人 BM－MSC	静脉注射	[18]
	人 BM－MSC	静脉注射	[19]
	小鼠 BM－MSC	静脉注射	[20]
基质细胞衍生因子 1/趋化因子受体 4/趋化因子受体 7	SR4987 间充质干细胞系	静脉注射	[21]
巨噬细胞迁移抑制因子/趋化因子受体 4	人 BM－MSC	静脉注射	[22]
血小板源性生长因子及其受体	人 BM－MSC	颈动脉内和颅内注射	[17]
	小鼠 AD－MSC	体外实验	[23]
	人 BM－MSC	体外实验	[24]
表皮生长因子及其受体	人 BM－MSC	颈动脉内和颅内注射	[17]
	人 BM－MSC	静脉注射	[25]
基质金属蛋白酶-1/蛋白酶激活受体 1	人 BM－MSC	颅内注射	[26]
单核细胞趋化蛋白-1/趋化因子受体 2	人 UCB－MSC	静脉注射	[27]
	人 UCB－MSC	静脉注射	[28]
	人 BM－MSC	皮下注射或静脉注射	[29]
肝细胞生长因子/酪氨酸蛋白激酶-Met	人 BM－MSC	体外实验	[30]
血管内皮生长因子/血管内皮生长因子受体	人 BM－MSC	体外实验	[31]

细胞因子或趋化 因子及其受体	干细胞类型	给药途径	文献
转化生长因子-β1	人 BM - MSC	皮下移植	[32]
	人 BM - MSC	静脉注射	[33]
白介素-17B/ 白介素-17B 受体	人 BM - MSC	皮下移植	[32]
白介素-8/ 白介素-8 受体	人 UCB - MSC	静脉注射	[34]
	网膜 AD - MSC	体外实验	[35]
	人脂肪间充干细胞	颅内注射	[36]
	人 BM - MSC	静脉注射	[37]
	人 BM - MSC	静脉注射	[38]
白介素-6/ 白介素-6 受体	人 AD - MSC	颅内注射	[36]
	人 BM - MSC	体外实验	[39]
趋化因子配体 1/趋化因 子受体 1	人网膜脂肪细胞	每三天皮下注射	[35]
尿激酶纤维蛋白溶酶原 激活剂及其受体	人胎儿 BM - MSC	体外实验	[40]
	人脐带血干细胞和大鼠 BM - MSC	体外实验	[41]
亮氨酸-37/类甲酰肽受 体-1	hMSC	注射(未描述细节)	[42]
神经营养因子及其受体	人 BM - MSC	体外实验	[43]
趋化因子配体 25/ 趋化 因子受体 9	人和鼠 BM - MSC	静脉注射	[44]
亲环素 B;肝癌来源的生 长因子	人和大鼠 BM - MSC	体外实验	[45]
趋化因子配体 5/ 趋化因 子受体 5	人 AD - MSC	颅内注射	[36]
	大鼠和小鼠 BM - MSC	颅内注射和静脉注射	[46]
胎盘生长因子/血管内皮 生长因子受体 1	人 BM - MSC	静脉注射	[47]
趋化因子配体 16/趋化因 子受体 6	人 BM - MSC	静脉注射	[48]
	hMSC, BM - MSC 来源于 CXCR6$^{+/+}$或 CXCR6$^{-/-}$鼠	与肿瘤细胞混合皮下 注射	[49]

　　除了依赖细胞因子浓度梯度的靶向游走,疾病组织附近血管上的黏附蛋白[50,51]和 MMP[26,52]在 MSC 锚定和穿过血管内皮细胞进入疾病组织的过程中同样发挥了重要作用。总体来说,被输入至体内的 MSC 制剂向疾病组织的靶向迁移过程可大致分为 5 个过程:① MSC 制剂输入后首先在血管内顺着相关细胞因子/趋化因子的浓度梯度差进行靶向游走;② 疾病组织的血管内皮细胞被活化并表达黏附蛋白;③ 游走至疾病组织的 MSC 被活化的血管内皮细胞通过黏附蛋白绑定;④ 上述被绑定的 MSC 在促炎因子诱导下表达 MMP,并作用于血管内皮细胞实现 MSC 跨过血管内皮细胞屏障;⑤ 跨过血管内皮细胞后的 MSC 进一步在细胞因子/趋化因子的作用下向疾病组织深层迁移(图 11-1)。当前,对于疾病环境如何活化血管内皮细胞及被锚定的 MSC 如何与血管内皮细胞相互作用实现对血管内皮细胞穿透的机制还不十分清楚,有待科学家们进行进一步深入研究。

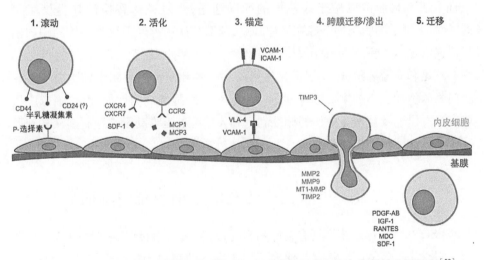

图 11-1　MSC 受疾病炎症微环境的招募而向疾病组织进行靶向归巢的分子机制[53]

　　当前,MSC 靶向制剂的制备主要将 MSC 与游离药物或纳米药物共孵育,通过细胞摄取实现 MSC 对化疗药物、纳米药物及一些诊疗制剂的携载。对于携载基因药物的干细胞制剂多采用基因转导或转染的方式构建。干细胞制剂目前面临的主要问题是对药物的携载能力受细胞摄取效率的限制,且药物本身会对干细胞制剂的性能造成一定的影响或带来安全风险。近年来,有研究通过细胞膜表面修饰将药物携载至细胞膜上进行递送,避免了药物摄取可能对干细胞制剂的不利影响[54]。但是,这一策略依然面临递送过程中药物在非疾病组织的脱落,以及可能会干扰干细胞表面的受体等问题,进而影响干细胞的靶向归巢和对血管内皮细胞的穿透等生物特性。对于基因药物的携载则主要受到目前基因转染手段的限制。基于病毒的基因转导可以获得高效的基因药物表达效率,但是病毒载体的安全问题限制了这一手段在临床上的进一步使用。基于非病毒载体的基因转染则受限于在干细胞上较低的基因转染效率。如何实现针对干细胞的高效和安全的基因药物携载是目前干细胞制剂用于基因治疗亟须解决的一个关键问题。

总之,以 MSC 为代表的干细胞制剂极大拓展了现代药剂学的研究范围,在传统制剂和纳米制剂等药剂学概念之外提出了新的干细胞制剂概念。相比非细胞的靶向制剂,干细胞制剂可以通过多种机制实现对疾病组织的主动靶向,具有更好的靶向递送效率和主动克服体内生理屏障的能力。同时,作为一种细胞载体,也具有更好的生物相容性。此外,干细胞制剂可以携载和表达治疗基因所编码的相关蛋白,为基因治疗提供了一种理想的递送载体[55]。近年来,也有报道发现干细胞制剂可以用于线粒体的靶向递送,为线粒体替换治疗提供了可能[56]。尽管干细胞制剂已经在诸如肿瘤、肺部疾病和神经系统疾病等的靶向治疗研究中显示了良好的治疗效果,但是作为一种活细胞制剂,其在载药性能上的固有不足和安全风险,以及规模化生产的均一性和质控是限制干细胞制剂进一步向临床治疗应用的主要瓶颈问题。未来对干细胞制剂的性能优化,临床应用的安全性研究及规模化生产的标准制定和质量控制是推动干细胞制剂从基础研究向临床治疗应用的关键。

第二节　携载化疗药物的干细胞靶向制剂

MSC 对一些化疗药物具有较好的耐受性,使其可通过细胞摄取包载化疗药物,如紫杉醇、多柔比星和吉西他滨等用于肿瘤的靶向治疗。当前基于 MSC 的干细胞制剂已经在肿瘤的靶向治疗中得到了广泛的研究。Pessina 等[57]发现MSC 对于紫杉醇表现了高度的耐受性,高浓度紫杉醇(10 000 ng/mL)处理后依然有八成以上的 MSC 存活,而同时白血病细胞则出现大量死亡,因此可以使用干细胞制剂携载紫杉醇实现对白血病的特异性治疗。近期的一项研究进一步显示了 MSC 携载紫杉醇后不会对干细胞的存活率、细胞黏附及干细胞表型产生影响[58]。此外,Kalimuthu 等[59]发现携载多柔比星不会对 MSC 的肿瘤归巢特性等产生不利影响。此外,MSC 制剂还被用于携载吉西他滨用于人胰腺癌细胞的杀伤治疗[60]。一些携载化疗药物的 MSC 制剂如表 11-2 所示。

表 11-2　基于 MSC 的干细胞靶向制剂用于不同肿瘤的靶向化疗

药物	MSC 类型	载药方式	肿瘤类型	文献
紫杉醇	人 BM-MSC 和鼠 SR4987 系 MSC	用浓度为 2 000 ng/mL 的紫杉醇溶液处理 24 h	白血病	[57]
	hMSC	包裹在反式激活因子的转录肽(TAT 肽)修饰的聚乳酸羟基乙酸共聚物(PGLA)纳米颗粒中并被 MSC 内吞	A549 细胞的肺原位肿瘤	[61]
	大鼠 BM-MSC	包裹在壳聚糖修饰的 PGLA 纳米粒中并被 MSC 内吞	人结肠腺癌HT-29 细胞系,人卵巢癌 SK-OV-3 细胞系和小鼠肺癌 LLC 细胞系	[62]
	大鼠 BM-MSC	包裹在 PGLA 纳米粒中,并被 MSC 内吞	胶质瘤	[63]
吉西他滨	人 BM-MSC 和人胰腺来源 MSC	用浓度为 2 000 ng/mL 的吉西他滨溶液处理 24 h	胰腺癌	[60]
多柔比星	人 BM-MSC	5 μmol/L 多柔比星溶液处理过夜	乳腺和甲状腺癌肿瘤异种移植	[59]
	人 BM-MSC	包裹在二氧化硅纳米管中,并固定在细胞膜上(每 MSC 有 1 500 纳米粒)	人脑胶质瘤 U251 细胞系	[64]
	大鼠 BM-MSC	与聚合物结合,并通过双重载药模式(内吞和膜结合)被 MSC 携带	乳腺癌肺转移	[65]
	鼠 C3H10T1/2 系间充质干细胞	脂质体包裹并锚定在细胞膜上(每 MSC 有 21.5 pg 药物)	小鼠结肠癌 Colon26 细胞系异体移植和肺转移	[66]

　　虽然,MSC 制剂表现了对化疗药物的良好耐受性,但是近年来也有研究显示直接使用 MSC 包载化疗药物存在一定的安全风险。例如,国外就有相关研究者发现 MSC 摄取紫杉醇后,虽然细胞凋亡情况、细胞形貌及细胞表面的分子标志物表达没有影响,但是 MSC 的细胞游走、细胞黏附及多向分化潜能可能会受到一定影响[58]。另外,有研究发现携载吉西他滨的 MSC 制剂可能会促进胰腺癌细胞的耐药,原因可能是携载吉西他滨的 MSC 制剂会诱导 CXCL10 的分泌[67]。考虑到上述直接携载化疗药物可能的安全风险,有研究者也尝试将化疗

药物锚定在 MSC 细胞膜表面,来避免化疗药物对 MSC 的影响。细胞膜表面为电负性,且富含氨基和硫醇,为将化疗药物或包裹化疗药物的纳米粒修饰至细胞膜表面提供了可能[54]。例如,美国知名科学家 Robert Langer 就通过化学反应将中性抗生物素蛋白修饰的纳米粒结合至 MSC 细胞膜表面[68]。国内中国科学院理化技术研究所的唐芳琼团队报道了一种更为简便的 MSC 细胞膜载药方法,他们将包裹多柔比星的硅纳米粒通过抗体-抗原识别的(CD90/CD73 抗体)方法结合至 MSC 细胞膜上。这一载药方法未对 MSC 的活性和肿瘤归巢能力造成不利影响,并明显提高了多柔比星在肿瘤组织的浓度和滞留时长[64]。除了在细胞膜上携载纳米粒,MSC 也可通过在细胞膜上锚定诸如多柔比星脂质体等实现肿瘤的靶向治疗[66]。Suryaprakashden 等进一步研发了一种基于三维 MSC 球的混合干细胞制剂(图 11 - 2)。相比单个干细胞制剂,这种混合干细胞制剂具有更高的载药能力和在肿瘤组织中更长的滞留能力,因而显示了更好的肿瘤靶向治疗疗效[69]。

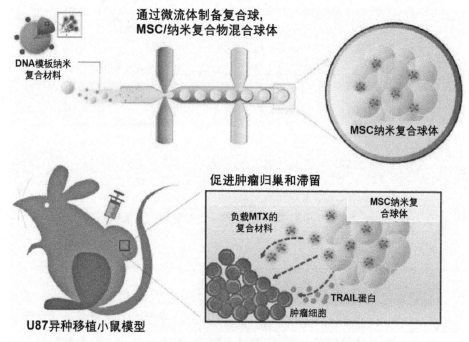

图 11 - 2 基于三维 MSC 球的混合干细胞制剂用于肿瘤的靶向治疗[69]

MSC 制剂主要通过两种途径来将化疗药物递送至肿瘤组织。① 直接途径:指通过直接细胞摄取、隧道纳米管及细胞间隙连接通道将药物传递至靶细胞;② 间接途径:指通过被动扩散、主动转运和 EV 外排等途径将药物传递至靶细胞[70]。当前,干细胞制剂研究的重点主要集中于提高干细胞对药物的携载效率及延长干细胞制剂在疾病组织的滞留时长。对于提高干细胞制剂的药物传递效率的相关研究依然较少。但是,干细胞制剂将药物传递至疾病组织的效率对于干细胞制剂的治疗疗效同样具有重要作用,相关提高干细胞制剂药物传递效率的研究是未来干细胞制剂发展的一个重要方向。

第三节 携载基因药物的干细胞靶向制剂

基因治疗是近数十年来兴起的一种新型治疗策略,其在许多难治性疾病的治疗中已经显示了良好的应用前景。当前,基因治疗向临床应用推广的一个主要问题是缺乏合适的靶向递送载体[71]。对于一个理想的治疗基因靶向递送载体。首先,需要能克服体内的种种生理障碍,将治疗基因靶向递送至疾病组织,并在疾病组织使相应基因编码的功能蛋白获得高表达;其次,该载体在体内循环过程中要能有效保护所携载的治疗基因,避免在到达疾病组织前携载的基因就被降解及被免疫系统清除[72,73]。这就要求相应的靶向传递载体不但具有良好的靶向性,且要具备良好的稳定性和生物相容性。以上这些相对苛刻的要求也对当前携载治疗基因的靶向制剂的设计提出了重大挑战。

MSC 制剂良好的靶向归巢能力和免疫原性使得其有望成为一种良好的干细胞制剂,实现治疗基因的靶向递送。当前,MSC 制剂已经被用于诸如肿瘤[74]、脑卒中[55]、肝纤维化[75]、肺部疾病及全身免疫学疾病等多种疾病的靶向治疗,并显示了良好的治疗效果。例如,作者研究团队就利用 MSC 作为自杀基因的靶向制剂,实现了对脑胶质瘤[76]和肺部转移瘤[73]的良好疗效,减少了药物治疗对正常细胞的损害。此外,作者研究团队还利用 MSC[55]和 NSC[77]作为治疗基因(BDNF)的靶向制剂,克服血脑屏障,在缺血性脑卒中后的损伤部位高效表达BDNF,有效保护和修复了缺血受损的神经细胞,极大提高了缺血性脑卒中后小鼠的生存率和神经功能的恢复,为当前缺血性脑卒中的治疗难题提供了基于干细胞制剂的靶向基因治疗策略。日本京都大学的 Yasuhiko Tabata 团队利用携载HGF 的 MSC 制剂实现了对肝纤维化的靶向治疗[75]。利用 MSC 制剂递送胰岛素样生长因子-1(insulin-like growth factor - 1,IGF - 1)也在肾功能衰竭性贫血的治疗中显示了良好的疗效[78]。表 11 - 3 总结了目前利用 MSC 制剂实现不同疾病靶向治疗的典型案例。

表 11-3　基于 MSC 的干细胞靶向制剂用于典型疾病的基因治疗

干细胞来源	治 疗 基 因	疾 病	文献
猴 BM-MSC	胶质细胞源性神经营养因子(GDNF)	帕金森病	[79]
人 BM-MSC	胰高血糖素样肽-1(GLP-1)	阿尔茨海默病	[80]
老年人 BM-MSC	基质金属蛋白酶 3 组织抑制剂(TIMP3)和血管内皮生长因子(VEGF)	心肌梗死	[81]
鼠 BM-MSC	血管生成素Ⅰ(AngⅠ)	急性肺损伤	[82]
鼠 BM-MSC	肝细胞生长因子(HGF)	肝纤维化	[83]
鼠 BM-MSC	胰岛素样生长因子-1(IGF-1)	肾功能衰竭性贫血	[78]
鼠 BM-MSC	骨形态发生蛋白 2(BMP2)	骨质疏松	[84]

　　携载基因药物的干细胞制剂主要通过向干细胞导入相关治疗基因制备而得。目前,基于病毒载体的基因转导是最为常用的构建干细胞制剂的方法。其最明显的优势是具有较高的转染效率和较长的基因表达时间。但是,基于病毒载体的基因转导也存在着较大的安全风险,如细胞毒性、插入突变、引起免疫原性等[85-89]。上述这些安全风险是当前通过病毒转导构建干细胞制剂,用于临床治疗面临的主要问题。为了避免病毒基因载体的一些安全风险,一些相对安全的非整合性病毒,如来源于植物的杆状病毒被成功用于 MSC 制剂对治疗基因的高效和安全的携载[90]。但是,这些病毒基因载体依然面临着较低的基因携载效率、生产和包装问题及较高的使用成本等不足[89]。

　　针对病毒基因载体的这些固有问题,基于一些生物材料如阳离子聚合物、阳离子脂质体和胶束等的非病毒基因转染手段在近年来得到了长足发展。相较于病毒基因载体,非病毒基因载体具有相对较好的安全性、较低的免疫原性,对携载的DNA 大小无限制,以及便于大规模生产和较低的使用成本等优势[9,73,74,91]。然而,上述这些生物材料在干细胞上的转染效率远不如病毒基因载体,限制了这一策略被广泛用于构建携载基因药物的干细胞靶向制剂[73,91]。

　　限制非病毒基因载体用于干细胞制剂高效携载基因药物的其中一个主要瓶颈问题是,干细胞对外源性物质较低的摄取效率。为了解决这一问题,提高非病毒基因载体对 MSC 的基因转染效率,具有良好生物相容性的氧化铁纳米粒(iron oxide nanoparticle, IONP)近年来被用于提高 MSC 制剂对基因药物的载药量,显示了良好的发展前景。借助 IONP 在外加磁场诱导下的定向运动,可以在极短时间内将大量基因药物聚集于 MSC 表面[92],进而显著促进 MSC 对 IONP -基因药物复合物的摄取,从而明显提高了非病毒基因载体在 MSC 上的转染效率(图 11 - 3)[93-95]。目前,市场上已经有部分成熟的磁转染试剂可以用于对干细胞的高效基因转染[96-98]。

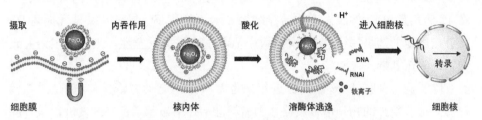

图 11 - 3　利用磁转染试剂制备高效携载基因药物的干细胞制剂[93]

未来,针对干细胞的高效和安全的基因转染是解决干细胞制剂有效性的关键。随着干细胞技术和纳米技术等的不断发展,以及一些新型的基因转染体系如三维基因转染体系和反向基因转染体系等的构建,必将促进干细胞制剂在基因靶向治疗中的进一步应用。

第四节　携载其他药物的干细胞靶向制剂

近年来,干细胞制剂也被广泛用于一些病毒药物、光动力学和光热药物及磁热药物等的靶向治疗,并显示了干细胞制剂在提高上述药物治疗的有效性和安全性等方面的独特优势。

溶瘤病毒(oncolytic virus, OV)是近年发展起来的一种新型抗肿瘤病毒药物。OV 会选择性地在被感染的肿瘤细胞内大量复制,而在健康细胞内保持相对静默,因而可以实现对肿瘤细胞的选择性杀伤,并避免对正常细胞的伤害[99,100]。OV 药物也被认为是一种极具临床应用前景的选择性肿瘤杀伤治疗策略。然而,OV 缺乏对肿瘤组织的靶向性,并且在体内容易被免疫系统识别和清除,上述缺点限制了 OV 在临床治疗中的进一步应用[101]。利用 MSC 制备包裹 OV 的干细胞制剂可以很好地解决目前 OV 在递送上的问题[102]。MSC 天然的肿瘤归巢能力和免疫豁免能力可以有效保护 OV 不过早地被免疫系统清除,并高效递送至肿瘤组织,减少 OV 的使用剂量,提高疗效并减少潜在的安全风险[2]。当前,包载 OV 的干细胞制剂已经被用于脑胶质瘤、黑色素瘤、乳腺癌、肺转移瘤、肝癌及胰腺癌等的靶向治疗[103-111]。国外有科学家通过 MSC 制剂递送 OV,与直接注射 OV 进行对比。结果发现,MSC 制剂可以显著提高 OV 在肝癌细胞中的聚集,相比直接注射 OV,MSC 制剂提高了约 4 824 倍的病毒聚集量,显示了明显增强的抗肿瘤疗效并避免了直接注射溶瘤病毒的安全风险[110]。来自西班牙的研究团队在 2020 年完成了首例利用 MSC 制剂递送 OV 进行肿瘤治疗的人体试验。在 15 例儿童和 19 例成人上的治疗结果显示,利用 MSC 制剂可以显著提高 OV 在肿瘤组织的药量,并且在多次注射中显示了良好的安全性。当前该项研究正在进入临床Ⅱ期研究[112]。

除了病毒药物,MSC 制剂在近年来也常被用于光动力治疗、光热及磁热治疗等。这些新兴的物理治疗策略在肿瘤精准治疗中显示了良好的发展前景。除了精准给予肿瘤组织激光光照或交变磁场覆盖,光敏剂或磁热剂向肿瘤组织的富集也是上述肿瘤精准治疗成功的关键。目前多数光敏剂为纳米制剂,存在着肿瘤靶向效率容易受体内多种生理因素干扰,对深层肿瘤组织的穿透力不足及容易被单核巨噬细胞清除的不足,限制了光热/光动力治疗策略的疗效[113,114]。MSC 制剂的出现为当前光热/光动力疗法用于深层组织的肿瘤靶向治疗难题提供了一种新的解决方案[115]。例如,韩国科学家就利用 MSC 制剂靶向递送光敏剂金纳米粒用于光热治疗,结果显示 MSC 制剂可以显著提高金纳米粒在肿瘤组织的聚集,相比直接注射金纳米粒,MSC 制剂可以提高金纳米粒在肿瘤部位的聚集达 37 倍以上,并显著延长了金纳米粒在肿瘤部位的滞留时长,为良好的肿瘤光热治疗提供了保障[116]。此外,MSC 制剂也被成功用于肿瘤的靶向光动力治疗。例如,利用 MSC 制剂携载二氢卟酚 e6(Ce6)可以实现对乳腺癌的高效杀伤[117]。国内也有研究者成功制备可同时用于光动力和光热治疗的 MSC 制剂,显示了对肺部转移瘤的良好靶向疗效[118]。我国学者也成功将干细胞制剂用于光动力和光热协同治疗,实现了对结肠癌的良好靶向疗效,并且发现 MSC 制剂进行光动力和光热协同治疗时没有明显毒副作用[119]。

相比光热/光动力治疗,磁热治疗具有更好的组织穿透能力,可以更好地作用于深层肿瘤组织[120-122]。但是要发挥这一优势就需要将磁热剂高效靶向递送至肿瘤组织深层,这也是目前磁热治疗面临的主要问题[122]。MSC 制剂良好的肿瘤归巢能力和对肿瘤组织的穿透能力使其可以成为良好的磁热制剂,用于多种肿瘤的靶向磁热治疗。目前,携有磁性纳米粒的 MSC 制剂已经被成功用于多种肿瘤的靶向治疗,如胃癌[123]、前列腺癌[124]和卵巢癌[125]等的治疗,显示了良好的治疗效果和较好的安全性。另外,MSC 制剂还可以同时用于肿瘤的基因治疗协同磁热治疗。对于携载基因药物的 MSC 制剂,其在体内长时间的表达某些治疗基因实际上也存在一定的安全风险。通过磁热协同治疗,不但可以提高基因治疗的疗效还能终止治疗基因在发挥疗效后的持续表达,减少潜在的毒副作用。例如,美国科学家就制备了携载编码 TNF 相关凋亡诱导配体(tumor necrosis factor related apoptosis inducing ligand, TRAIL)的治疗基因和磁性氧化铁纳米粒的 MSC 制剂,实现了对卵巢癌的靶向基因治疗和靶向磁热治疗,获得了良好的抑瘤效果(图 11 - 4)[125]。除了基因药物,也有报道显示 MSC 可以同时作为紫杉醇和磁热剂的靶向制剂,发挥协同抗肿瘤疗效[126]。

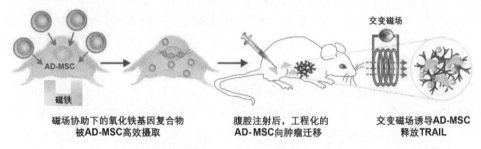

图 11 - 4　MSC 同时作为基因药物和磁热剂的靶向制剂实现卵巢癌的协同治疗[125]

第五节　干细胞靶向制剂存在的问题与发展策略

在过去数十年间,基于干细胞的靶向制剂研究已经得到飞速发展,并在许多难治性疾病的治疗中显示了良好的靶向治疗潜力,有望为临床上亟须的疾病靶向治疗提供新的制剂解决方案。但是,作为一种活细胞制剂,干细胞制剂依然存在着一些固有的局限。干细胞靶向制剂目前主要面临的问题包括:① 载药潜能不足;② 存在潜在的安全风险;③ 系统注射的干细胞靶向制剂存在肺首过效应;④ 干细胞靶向制剂在体内分布的观察等。

干细胞制剂对药物的携载能力会受到细胞摄取能力的限制,且干细胞对所能携载的药物类型也有一定限制。一些会严重影响干细胞本身细胞功能的药物,不适宜制成干细胞制剂。此外,对于基因药物,如本章第三节所述,高效和安全地制备携载有治疗基因的干细胞制剂是目前限制干细胞制剂在靶向基因治疗中应用的主要挑战。研发具有高效基因转染效率和较好安全性的新型病毒基因载体及针对干细胞的高效非病毒基因载体,有望解决干细胞制剂在基因药物携载中面临的问题。

作为一种活性干细胞制剂,干细胞在抵达疾病部位后也存着受疾病微环境影响而发生不可控分化的潜在风险。此外,MSC 制剂自身还能通过旁分泌等机制影响疾病微环境的免疫反应,进而影响疾病的发展。一些研究显示,MSC 会对疾病组织的多种免疫细胞,如 CD4$^+$/CD8$^+$ T 细胞、B 细胞、调节性 T 细胞、NK 细胞及树突状细胞等的功能产生影响,进而促进或抑制疾病组织的免疫反应[127]。MSC 制剂的这种调控能力与疾病组织的炎症程度和免疫反应强度密切相关。在炎症发展早期,MSC 会呈现出类似抗原递呈细胞的功能,促进疾病组织的炎症发展从而激活机体的免疫反应。相反地,随着炎症的发展,疾病组织不断增加的炎症因子水平和聚集的免疫细胞则会激活 MSC 的免疫抑制功能[128]。美国科学家 Waterman 在 2010 年根据上述 MSC 对机体免疫反应截然相反的作用,将其分为两种 MSC 亚型:促炎型 MSC(MSC - 1)和抑炎型 MSC(MSC - 2)[129](图 11 - 5)。上述不同细胞亚型对于构建 MSC 制剂非常关键,如对于肿瘤靶向治疗,MSC - 1 可以通过激活机体的免疫反应发挥协同抗肿瘤疗效。相反,MSC - 2 则存在抑制机体免疫反应,促进肿瘤发展的风险[127]。因此,对 MSC 制剂的不同亚型及其生理作用的研究是未来干细胞制剂研究和治疗应用需要重点关注的一个方向。

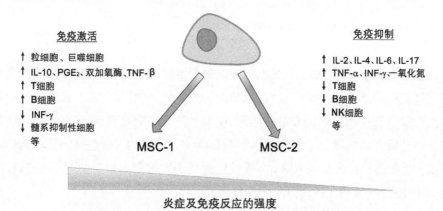

图 11 - 5　不同 MSC 亚型具备截然相反的免疫调节作用

虽然干细胞对疾病组织具有天然的靶向归巢能力,但其靶向效率也受到体内多种生理屏障的影响。静脉注射是临床上最为常见和相对最为便捷的给药方式。通过静脉灌输干细胞制剂也是目前被研究最多的一种给药途径。但是,近年来的许多研究结果显示,静脉注射的 MSC 制剂存在明显的肺首过效应,进而有可能影响 MSC 制剂对疾病部位的靶向效率[130,131]。美国科学家比较了 MSC 制剂静脉注射(iv)和心室腔注射(ic)后在小鼠体内的分布,结果发现在注射 4 h 后,大多数 MSC 会被截留在肺部(图 11 – 6)[132]。MSC 制剂在肺部的截留,不但与 MSC 体积相比肺毛细血管更大有关[133,134],同时也和 MSC 表面表达的一些整合素有关。例如,α_4 整合素和 α_6 整合素就被发现与MSC 在肺部的滞留和肺清除效率密切相关[131]。如何减少 MSC 制剂静脉注射后的肺首过效应或加速 MSC 制剂的肺清除是未来进一步提高干细胞制剂对除肺部疾病以外脏器靶向治疗疗效的关键。

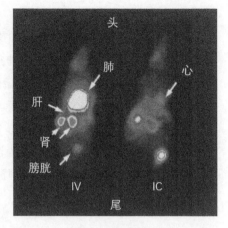

图 11 – 6　MSC 制剂静脉注射(iv)和心室腔注射(ic)4 h 后在小鼠体内的分布情况。可以看到静脉注射的 MSC 制剂主要聚集在肺部

　　针对干细胞制剂在体内的药代动力学研究和体内分布研究是干细胞靶向制剂研究中的又一个难点问题。相较于传统药物制剂的体内过程研究,干细胞制剂由于其特殊的生理活性使得对其在体内的命运过程研究更为复杂。基于荧光探针或生物发光手段的干细胞标记是目前最常用于观察干细胞制剂在体内的命运过程和分布的技术手段。然而,这种光学观察手段最大的问题是光子对于致密组织的穿透力较弱,无法用于 MSC 制剂在深层脏器分布的观察[135]。为了克服传统光学观察手段在组织穿透能力上的不足,近红外荧光成像(NIR)被用于观察 MSC 制剂的体内分布,显示了在组织穿透力上的一定优势[136]。但是 NIR也存在着光漂白等不足。除了光学观察手段,放射性核素显像也被常用于观察MSC 制剂的体内分布。例如,锝–99(^{99}mTc)被用于特异性标记 MSC 来观察其注射后的体内分布[132]。放射性核素显像在组织的空间分辨率和低信噪比上具有明显优势,但是较高的仪器设备要求和放射性风险限制了这一技术的广泛应用。近年来,一些新型的成像技术,如磁共振成像(MRI)、正电子断层显像(PET)、单光子发射计算机断层扫描成像(SPECT)及磁性粒子成像(MPI)也已经被用于干细胞制剂的体内命运研究。通过这些技术可以让人们更好地了解干细胞制剂在体内的命运过程及靶向效率等。尽管如此,上述技术在对干细胞的高效和安全标记、长效示踪及随着细胞分裂的信号衰减上依然存在着不足。对干细胞制剂高精度和非侵袭性的体内分布示踪依然是未来干细胞靶向制剂研究中亟须解决的瓶颈技术。

　　总而言之,干细胞靶向制剂在许多疾病的靶向治疗中都显示了其在靶向效率、低免疫原性和协同治疗等方面的独特优势。并且,可用于多种不同药物的靶向递送,显示了良好的应用灵活性。但是,干细胞制剂目前仍处于早期研究阶段,依然有诸多问题需要克服和完善。近年来,越来越多临床研究开始使用干细胞制剂进行一些疾病的靶向治疗,显示了积极的治疗效果。相信随着相关技术的不断发展,干细胞靶向制剂将为当前的靶向治疗的传递难题提供新的解决方案,实现对患者高效、低毒的理想治疗效果。

参考文献

第十二章

其他干细胞制剂

第一节　包载干细胞的支架埋入制剂

一、干细胞-支架埋入制剂总述

外源性干细胞能够通过增殖及分化为相关细胞,为受损的组织补充细胞和细胞外基质(extracellular matrix,ECM),或通过其旁分泌作用进行炎症、营养等微环境的调节。因此,干细胞的移植在多种疾病治疗中具有广阔的应用前景,尤其是对因疾病或创伤造成的各种组织损伤的修复治疗。干细胞生命活动的维持需要适宜的温度、营养物质和氧气含量,但病灶部位的组织环境易受病理状态影响而失衡,往往呈现缺血缺氧、弥漫大量炎症因子且ECM受损等,不仅抑制组织自我恢复,也严重影响外源干细胞的活性及后续细胞功能的发挥。并且,干细胞的代谢与细胞命运可受到微环境中诸多因素的调控,如细胞因子、来自其他细胞或ECM的黏附信号、配体及活性基团。因此,单纯的干细胞移植疗效往往受到限制。利用支架包载干细胞,构建干细胞的支架埋入制剂,并对支架和干细胞进行相应修饰以应对疾病微环境中的不利因素,是目前干细胞在组织工程等应用中较为成熟的治疗策略。

与干细胞的注射手段不同,干细胞-支架埋入制剂最大的特点是其"埋入"的应用方式;其次,干细胞-支架埋入制剂是一种"三维复合体系"。利用支架包载"埋入",对干细胞进行组织内的局部递送,可以最大限度地保证干细胞在目标部位的富集。相比全身注射,该方式可减少干细胞在体内循环过程中数量与活性的损失。对于干细胞而言,支架材料首先可为干细胞在组织埋入部位中的存活提供必要的ECM支撑,避免干细胞随组织中的血液流动等因素而流失;同时,支架材料能为干细胞活性的保持及细胞功能的发挥提供适宜的微环境,支持营养物质和细胞代谢产物的交换,负载特定化学成分和物理特性的支架往往还能够更加精确地控制干细胞的增殖、迁移及向特定方向的分化等细胞行为。此外,除作为干细胞"埋入"的载体外,支架本身也是一种治疗体:三维支架材料模拟受损组织的 ECM,桥接病灶两侧组织,促进组织的修复。因此,干细胞-支架埋入体系是一种具有复合治疗作用的三维体系,图 12 - 1 阐释了干细胞-支架埋入制剂的功能特性。干细胞的支架埋入制剂已被广泛应用于骨骼、肌肉、神经、心血管和皮肤等组织的修复与再生研究。

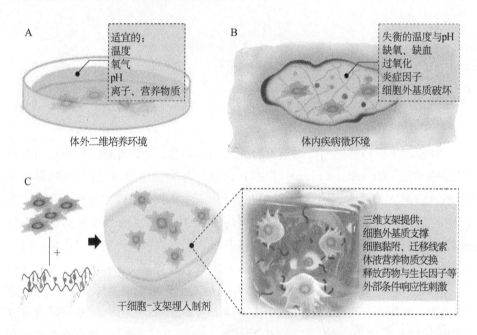

图 12 - 1　干细胞-支架埋入制剂的功能示意图

　(A) 体外二维培养环境为干细胞提供适宜的温度、氧气、pH 和离子、营养物质等条件;(B) 植入体内的干细胞面临失衡的温度和 pH、缺氧缺血、过氧化、炎症因子弥漫和细胞外基质(ECM)被破坏的恶劣微环境;(C) 利用干细胞与支架材料结合构建干细胞-支架埋入制剂,可通过支架为埋入的干细胞提供 ECM 支撑、细胞黏附和迁移线索、体液营养物质的交换、药物与生长因子及对外部条件的响应性刺激

二、干细胞-支架埋入制剂的制备

(一) 干细胞-支架埋入制剂的一般要求

包载干细胞的支架埋入制剂主要应用于组织工程,包括两大要素:种子细胞和支架材料。利用包载干细胞的支架埋入制剂进行组织修复治疗时,支架犹如肥沃的土壤,而包载于其内部的干细胞则如蕴藏勃勃生机的种子,埋植于生态

环境中的"土壤"须具有与周围环境土壤类似的物理和化学性质,从而与自然环境融为一体,而其中的"种子"须具有良好的生命活力,如此,包载干细胞的支架制剂才能够修复埋入部位的组织,否则,不适宜的埋入体系反而易对周围组织造成进一步破坏。纵然不同组织对干细胞与支架的性质提出了不同的要求,良好的细胞活性和支架的生物相容性是所有埋入体系有效促进组织生长的必要条件。对于制剂中的干细胞,可以通过基因重组和药物包载等手段进行修饰和改造,从而满足相应的治疗目的,对干细胞的修饰手段将在后续章节中讨论。三维支架是干细胞-支架埋入制剂中的另一大关键因素。利用三维支架材料模拟ECM,以支持埋入的干细胞在支架三维立体空间内的存活和生长,随着细胞和组织的生长,支架材料也逐渐降解并被新形成的ECM所替代,最终埋入部位被修复后的组织所填充。支架材料除了须要满足基本的生物相容性条件,即材料和降解产物无生物毒性、可被代谢消除、不易引起炎症反应,还须具备多孔的三维结构,以提供细胞足够的生长空间,并利于细胞生长所需的液体和营养成分在其内部的渗透与交换。同时,由于在哺乳动物体内细胞往往黏附于ECM中生长。因此,在大多数疾病的治疗中,支架的生物黏附性是保证干细胞活性的必要条件,这往往要求支架中具备一定黏附线索供细胞膜与支架结合。细胞的包载和黏附也受支架内部结构的孔隙率与孔隙尺寸影响,过低的孔隙率和过小的孔径不利于细胞的包载及在支架内部的迁移和增殖。通常认为,孔隙率须达到90%以上,孔径在100 μm以上,但过大的孔径也会对细胞的黏附产生负面作用,并可能影响支架的完整性和机械强度。用于模拟和替代天然组织ECM的支架还需要具有与所埋入组织相近的机械强度和黏弹性,对一定力学性质支架的设计和构建还须根据组织修复和生长的速度充分考虑支架的降解速率。另外,根据不同组织和细胞的要求,支架可被赋予一定的表面粗糙度、三维构型及表面电荷、磁场和化学官能团等特定的性质,从而诱导组织生长或干细胞增殖、迁移及分化等细胞行为。

用于构建干细胞-支架埋入制剂的材料一般可分为天然材料和人工合成材料。天然材料包括胶原、透明质酸(hyalceranic acid, HA)、明胶、海藻酸盐、壳聚糖、纤维蛋白原、甲壳素、蚕丝及去细胞基质等;而聚乳酸(PLA)、聚乳酸-羟基乙酸共聚物(PLGA)、聚乙二醇(PEG)、聚乙烯醇(PVA)、羟基磷灰石等都是常用的人工合成材料。天然材料本身含有某些生物活性结构和细胞结合位点,能够支持细胞的黏附和生长及细胞与支架外基质之间的信号交流,但往往存在改性和修饰较为困难、力学强度不足及免疫排斥等问题。人工合成材料分为有机材料与无机材料两种,相比天然材料,人工合成材料一般需要进行进一步的生物修饰以提高其生物相容性,但此类材料具有更高的可控性和再现性,通过对材料的修饰和组合可以较为方便地控制支架的三维结构、降解速率和力学强度等性质。天然与人工合成材料在干细胞的支架埋入制剂研究中都有广泛的应用,根据不同的治疗需求,可以对材料进行复合和相应的修饰。对干细胞和支架的性质进行充分的设计和优化之后,可通过原位注射、静电纺丝及 3D 打印等不同手段将干细胞包载于支架材料中,进行干细胞的支架埋入制剂的构建。如图 12-2 所示,合理设计并构建的干细胞-支架制剂支持干细胞的定向分化、迁移及增殖等细胞行为,合理设计具体包括支架的化学/生物组成和各项物理性质,针对骨、肌肉、神经等不同组织的治疗需求,往往需要对支架的各项物理、化学和生物特性进行综合考量和优化。

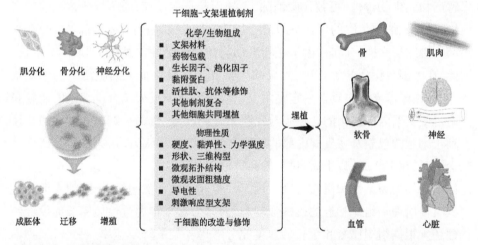

图 12-2 通过设计和优化干细胞-支架埋入制剂的化学/生物组分及物理性质可诱导干细胞的特定细胞行为,从而进行各种组织中疾病的埋植治疗

(二) 干细胞-支架埋入制剂的化学与生物组分

除了干细胞与支架两种主要组分,干细胞-支架埋入制剂中还可包载药物、细胞生长因子和其他细胞等成分以进一步调控和提高体系的治疗潜能。例如,BDNF 是神经系统广泛表达的一种细胞生长因子,将 BDNF 载入支架中进行干细胞-支架埋入制剂的神经系统疾病治疗可显著提高埋植体系的疗效。支架释放的 BDNF 可促进干细胞的神经分化、神经元的生长和神经组织修复,还能够改变干细胞的分泌功能,促使其产生多种有益的生长因子及细胞因子等[1]。此外,干细胞还能分泌调控血管生成的 VEGF 和低氧诱导因子-1α(hypoxia-inducible factor-

1α，HIF-1α）、抗炎相关的 IL-10、调控细胞迁移的 SDF-1 等。具有多重结构或材料的支架可以对不同因子进行复合包载，并根据治疗需求通过不同层的降解性或降解顺序控制其中因子的不同释放速度[2,3]。支架可对多种成分的集合体进行复合包载。例如，人血小板裂解物（platelet lysate，PL）含有多种支持细胞黏附和生长的分子，在一种含 PL 体积达到 90% 的 PEG 水凝胶支架中，接种的人 MSC 细胞球可促使其顺利生长形成三维 ECM，PL 蛋白的持续释放还能够吸引外部的 MSC 向支架中迁移[4]。从血液中提取制备富血小板纤维蛋白（platelet-rich fibrin，PRF），利用静电纺丝将含有 PRF 的胶原挤入 PCL 纤维壳结构的内部，制成的静电纺丝支架能够缓释 PRF，从而促进 MSC 的成骨分化[5]。生长因子或药物可以通过静电纺丝、3D 打印、原位成胶、接枝固定于支架材料表面等方式载入支架中，还可以将支架与载有生长因子或药物的其他制剂复合以实现因子在支架中的载入和缓释。在明胶/羟基磷灰石支架中复合载大麻二醇的 PLGA 微球，通过缓慢释放大麻二醇可显著提高 MSC 细胞的存活、迁移和成骨分化，促进骨缺损的修复[6]。

　　大多数干细胞为锚定依赖的贴壁型细胞，在适宜 ECM 中的黏附是其存活的必要条件，从黏附基质脱离会诱导干细胞发生失巢凋亡。干细胞在支架中良好的黏附是成功包载干细胞的基本保障，也是利用支架调节干细胞增殖、存活、迁移及分化等细胞行为的前提。来源于天然 ECM 的纤连蛋白和玻连蛋白可被细胞膜表面的整合素受体识别。整合素是一种由 α 和 β 亚基组成的异二聚体跨膜蛋白，不同的整合素可以识别并结合 ECM 蛋白中特定的活性结构域，因此利用此类蛋白包被支架可促进细胞膜与支架表面的结合。值得注意的是，天然 ECM 蛋白的应用可能存在引入病原体或产生免疫反应的风险，并且修饰过程易引起蛋白失活。相比之下，利用来源于天然外基质蛋白中整合素识别位点的活性多肽序列对支架进行黏附性修饰则具有更强的可控性。RGD 肽是研究最多的天然 ECM 源性多肽，通过对 RGD 肽修饰支架的研究，证实肽修饰的密度和间距都可影响干细胞黏附[7]，相比普通的 RGD 肽，研究者还发现环形 RGD（cRGD）具有更佳的促黏附效果[8]。来源于层粘连蛋白-5 的 $α_3$ 链的 12 肽 PPLFLMLLKGSTR 是细胞 $α_3β_1$ 整合素的结合位点，应用于胶原支架修饰促进了创伤的修复[9]，PPLFLMLLKGSTR 多肽的修饰还能够显著提高 HA 支架的细胞黏附性，通过该修饰促进 MSC-HA 支架制剂中 MSC 的黏附生长与存活，在脊髓损伤治疗中显示了较好的疗效[10,11]。由于 EV 表面继承了母细胞膜上的整合素，因此层粘连蛋白源性肽的修饰也可以促进 EV 在支架材料中的黏附性携载[12]。将不同黏附肽联用可通过诱导细胞表面不同整合素在支架基质中的同时锚定而进一步促进干细胞的黏附,如 RGD 与 YIGSR 和 GFOGER 的联合修饰[13-15]。多肽修饰不仅可以提高支架的黏附性,一些多肽还具有调节细胞增殖、迁移及促进干细胞定向分化的功能。来源于层粘连蛋白-1 的 α_1 链的五肽 IKVAV 可以促进神经元的黏附、存活、迁移和轴突生长及促进干细胞向神经元的分化,整合入支架骨架中的 IKVAV 在干细胞-支架埋入制剂的神经组织修复治疗中显示了对 NSC、NSC 细胞球黏附和分化的调节作用及对神经再生的促进作用[16-18]。利用来源于低密度脂蛋白受体相关蛋白 5 中与细胞 N-钙黏蛋白结合位点的多肽序列修饰海藻酸钠水凝胶支架可有效促进干细胞的聚集和成软骨分化,效果优于 RGD 肽修饰的支架[19]。另外,诸如 RGD 的促黏附肽对细胞黏附的促进作用并无特异性,Shao 等利用噬菌体展示技术筛选出对人 BM-MSC 具有高度亲和力的 E7 肽,可用于体内吸引内源性 MSC[20,21],也可用于在体外构建的干细胞-支架埋入制剂中促进 MSC 黏附[22]和维持 MSC 的多潜能性[23]。

除多肽修饰外,其他的支架修饰手段还包括在支架表面连接活性官能团、抗体和适配体等。抗体和适配体可以高度特异性地与细胞中的蛋白配体相结合。适配体是一种合成获得的单链寡核苷酸序列,利用适配体对支架进行修饰可以较简便、高效地实现与特定细胞的高亲和力结合。某些 ECM 来源的蛋白,如胶原和透明质酸,具有天然的反应位点可用于抗体的修饰,而合成的材料大多缺乏反应位点,往往须要通过化学手段引入聚合物连接结构从而引入相应的修饰体。对支架的化学反应修饰常通过应用 EDC/NHS 等交联剂实现交联反应,另外还包括紫外线照射引发光交联反应和等离子处理法等化学方法,离子处理法通过高能量辐照气相混合物中的等离子进行材料修饰,相比紫外照射,离子处理法更高效且不需要大幅度改变材料原有性质[24]。也有通过氢键、静电、疏水作用进行结合的物理修饰方法,物理方法不需要对材料表面进行预先修饰,适用于各种天然的和合成的材料,但其结合力往往是可逆的,易受体内环境中 pH、离子和温度等因素的影响。

多肽也可直接作为支架骨架合成的主要材料,直接提供人工合成材料欠缺的细胞识别位点。利用多肽进行支架合成也比天然 ECM 提取的高分子材料具有更好的安全性和反应可控性,并且某些肽段在一定条件的溶液中可自组装形成支架,多肽自组装支架也被广泛应用于干细胞-支架埋入制剂的构建中。将来源于功能性蛋白的活性肽段修饰于自组装肽可以构建本身即具有该蛋白调控功能的自组装支架,将 IKVAV 与 RADA$_{16}$(RADARADARADARADA)连接后构建的自组装水凝胶支架,具有纳米纤维和双层 β-片层结构及符合脑组织硬度的力学性质,能促进所包载的 NSC 的黏附和神经元分化,在注射入大鼠脑组织后可原位成胶并有效修复受损的大脑神经组织[17]。利用多肽支架进一步包载干细胞和其他组分可赋予体系多种复合性功能。在一个基于 BDNF 的活性肽 RGIDKRHWNSQ 与 RADA16 自组装肽连接构建的 RADA16 - BDNF 肽支架中,研究者将活化的星形胶质细胞与人 UCB - MSC 共同包载进一步提高了细胞的 BDNF 表达水平,从而使体系利于对损伤脑神经组织的修复[25]。Tania L Lopez - Silva 等构建了一系列整合有多种促黏附序列及生长因子源性序列的自组装多肽,并通过在大鼠坐骨神经损伤治疗中测试原位注射的自组装多肽水凝胶的神经修复功能,获得有效促进神经功能恢复的自组装多肽水凝胶[26],此类支架材料及其制备方法在用于神经修复的干细胞-支架埋入制剂的构建中具有良好的前景。

（三）具有特定物理性质的支架的构建

1. 支架的力学性质　人体骨骼、肌肉、脑等组织具有不同的硬度和弹性,细胞可以通过整合素、FAK 和 YAP 相关通路感知微环境中的力学信息并进行力的传导,从而改变其基因表达及后续相应的分化和旁分泌等行为[27]。利用干细胞-支架埋入制剂进行相应组织中的埋植治疗,须使所构建的埋入体系具有与本体组织相近的力学性质,当支架的硬度和弹性性质与某种组织本身的性质接近时,则可诱导其中的干细胞向该种组织细胞方向分化。例如,新生儿的脑组织压缩模量约为 3 kPa,而成人的约为 6 kPa,接种于具有这两种力学性质的凝胶支架中的神经前体细胞（NPC）分别趋于向神经元和胶质细胞分化,与新生儿和成人大脑组织中神经发育和发展的趋势相对应[28];对于脂肪/肌肉组织和骨的修复治疗则分别需要具有 10 kPa 左右和 30 kPa 以上的更高力学强度的支架[29-31]。图 12 - 3 展示了支架力学性质对干细胞命运的影响。

支架的力学性质可通过控制材料的浓度和交联度或进行不同材料的复合等手段进行调节,构建具有不同力学强度和黏弹性的支架,并对支架中包载的干细胞进行考察,往往可筛选得到能够定向调控干细胞的优化的支架材料。值得注意的是,利用提高交联度或复合更高力学强度材料的方法,在增加支架力学强度的同时也可能延长其降解时间。因此,在干细胞-支架埋入制剂的构建中需要综合考虑和优化支架的多方面物理和化学性质。通过在水凝胶骨架中复合纳米粒子可以提高水凝胶的力学强度,同时保留其柔软的高分子软骨架[32]。也有研究者通过对低力学强度的支架进行整合素黏附配体的表面图案化修饰,增强细胞的力感知与传导,从而促进 MSC 在柔软支架中的成骨分化,以此兼顾细胞的力传导与支架的降解[33]。

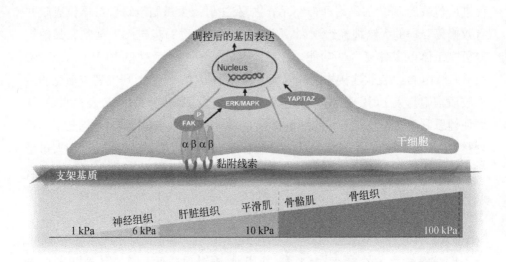

图 12 - 3　细胞感知支架力学性质示意图

2. 支架的形状结构　通过对支架的三维构型进行设计,包括控制支架形状、孔隙率和孔隙大小等特性,可以模拟相应组织 ECM 的形态,从而有利于干细胞的定向分化及相应组织的修复。例如,利用具有管状结构构型的支架携载干细胞,能够促进组织血管生成[34]、脊髓神经束生长[35]等组织修复过程。对一定构型的支架的构建可以通过多种手段实现,应用较多的方法包括利用管状、筛状等相应形状的模具或 3D 打印技术等。最近,Hanjun Hwangbo 等通过逐步去除支撑材料 PVA 和聚己内酯(PCL)构建了具有莲藕样平行微管结构的胶原支架,可模拟肌肉组织结构,通过改变材料分子量等因素优化支架的性质,有效地促进成肌细胞样的排列和肌细胞分化[36]。也有研究者通过逐步去除预载的微球而构建具有高度多孔结构的网状反向支架。还有研究利用天然植物组织结构构建干细胞-支架埋入制剂的支架材料。例如,对卷心菜的叶子进行脱细胞处理,考察其力学性质、孔隙率和表面粗糙度等方面的特性,发现基于卷心菜叶子的脱细胞支架可模拟骨组织的多孔结构,用该支架携载 BM - MSC,可促进 MSC 增殖和成骨分化[37]。3D 打印技术能够较为精确地根据计算机中设计的构型制备三维支架,可以实现较复杂的结构的打印及批量制备。利用 3D 打印技术构建六角螺旋阶梯堆叠构成的管状结构支架有效促进了 ESC 来源的血管前驱细胞分化为内皮细胞,并促进埋植部位血管结构形成及创伤修复[34]。Jacob Koffler 等利用一种优于传统 3D 打印技术的微型连续投影打印技术(microscale continuous

projection printing,μCPP)构建复杂的中枢神经系统构型,携载 NPC 用于脊髓组织的修复[38]。图 12 - 4 展示了几种具有不同构型特点的支架。

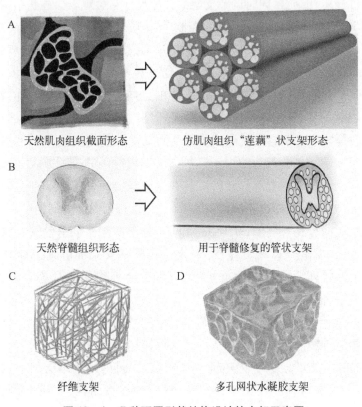

天然肌肉组织截面形态　　　　仿肌肉组织"莲藕"状支架形态

天然脊髓组织形态　　　　用于脊髓修复的管状支架

纤维支架　　　　　　多孔网状水凝胶支架

图 12 - 4　几种不同形状结构设计的支架示意图

3. 支架的微观拓扑结构　生物体的天然 ECM 具有复杂的微观结构。例如,骨组织的 ECM 主要由直径为 1.5 nm 左右的 I 型胶原蛋白和厚度为 2~5 nm 的羟基磷灰石组成,细胞的生命活动同时受到 ECM 宏观和微观尺度性质的影响,通过支架模拟天然 ECM 在微观尺度上的结构可以更精确地调节干细胞的迁移和分化等细胞活动。在对多种二维和三维基质的研究中已证实,细胞黏附基质表面的拓扑结构,包括黏附表面在纳米和微米尺度的尺寸、单位图案的几何构型、图案的排列等,都可影响干细胞的形状及增殖、迁移和分化等行为。黏附生长在具有一定图案的基质中的干细胞,其细胞形状会趋近于黏附部位的微观图案形状,力的传导和对干细胞形状的改变可影响干细胞的基因表达,调控细胞向一定方向分化。在二维培养基质中,可以通过光刻蚀等手段在材料表面制作预先设计的图案。但是,由于干细胞-支架埋入制剂具有更为复杂的三维结构,对三维空间内表面的拓扑结构的精确控制往往具有较高难度。有研究将 3D 打印技术与刻蚀技术相结合,同时调节支架的孔隙尺寸与微观表面柱状结构的尺寸,实现对 MSC 不同黏附和分化行为的控制[39]。对于三维支架,纳米或微米级纤维结构是研究和设计较多的一类拓扑结构。通过自组装反应、相分离法和静电纺丝等技术可以制备纤维支架,其中静电纺丝技术是目前的主要手段。通过静电纺丝制备纤维支架可以方便地控制纤维的方向和尺寸,也可将不同材料进行混纺。干细胞的静电纺丝纤维支架制剂已经应用于骨、软骨[40]、肌腱[41]、神经[42]、牙周等多种组织的修复治疗研究。除支架的整体硬度和三维构型外,纤维支架中可影响干细胞行为的因素还包括支架内纤维的排列方式、纤维的直径和间距及纤维表面粗糙度等。在针对多种组织修复而构建的干细胞-纤维支架体系的研究中都显示,相比随机排列的纤维,线性排列的纤维结构可更有效地促进干细胞的定向分化。例如,在 PCL-PLGA 静电纺丝支架中包载人源 MSC,相比随机排列的 PCL-PLGA 纤维支架,定向排列的支架能够促进向软骨分化。利用具有线性排列纤维的静电纺丝支架有利于定向诱导 MSC 朝骨骼肌方向或 NSC、ESC 等干细胞的神经相关分化[43-45]。Aaron L. Carlson 等利用纤维支架携载 iPSC 进行脑组织内的埋植,通过调整支架的结构可促进 iPSC 向神经元的重编程和脑组织神经网络结构的形成[42]。利用静电纺丝技术也可制备具有混合纤维排列特性的支架,在一种"随机-定向-随机"排列的纤维支架中,随机排列区域被进一步包被矿物层,用于模拟骨-韧带的连接结构,负载于其中的人源 BM-MSC 在定向排列区域显示更多的肌腱相关基因表达,而在矿化的随机排列区域,MSC 细胞多为多边形或圆形,呈现成骨分化[46]。支架纤维的排列方式还可影响干细胞的旁分泌功能,不同排列方式的纤维可诱导 MSC 分泌具有促血管生成、炎症调节和组织修复作用的细胞因子[47]。在控制纳米或微米纤维排列方式的基础上,通过进一步赋予支架在更高尺度上的三维结构,通过宏观与微观结构的组合调控,模拟天然组织的 ECM 结构,可更有效地诱导干细胞向该组织细胞方向的分化[48]。例如,Salima Nedjari 等利用 PCL 和纤维蛋白原复合构建具有与骨组织 ECM 类似的蜂巢样结构的静电纺丝支架,用该支架包载 AD-MSC,可以比传统的线性或随机排列的静电纺丝支架更高效地促进 MSC 的成骨分化[49]。除了支架内纤维的排列和构型,纤维尺寸同样影响干细胞行为,纤维直径过小不利于细胞在支架中的迁移和细胞间交流,影响细胞增殖活性,在某些干细胞-纤维支架制剂中,不同尺寸的纤维还可支持干细胞向不同方向的分化。

MSC 细胞在 PCL 支架中的增殖和软骨分化受支架纤维尺寸和细胞接种密度的影响,直径 4 μm 左右的微米级的 PCL 纤维比纳米级纤维更有效地促进 MSC 的软骨分化[50]。图 12-5 阐释了几种支架微观拓扑结构对细胞形态的影响。通过纤维支架制剂诱导干细胞定向分化有利于促进组织修复。另外,保持干细胞的干性也是利用干细胞-支架制剂进行治疗的关键问题之一,这可通过控制静电纺丝纤维支架的材料组成、力学性质和显微结构等性质实现[51,52]。对于静电纺丝支架而言,受限于技术自身特点,大部分静电纺丝支架存在密度高、纤维间易粘连及细胞渗透性不足的问题。Dinorath Olvera 等通过在静电纺丝过程中改变轴的转速制备了具有 95% 以上高孔隙率的 PCL 支架,较高的孔隙率利于干细胞在支架中的迁移,该支架具有与人体前交叉韧带相接近的杨氏模量,可支持其中的 MSC 向纤维软骨或肌腱韧带方向分化[53]。除静电纺丝支架外,通过微流控系统也可实现对支架的纤维直径、排列方向和间距的控制,通过微流控技术制备具有定向连续排列的微纤维的 PLGA 支架,可促进所包载的小鼠 ESC 向神经元分化[54]。

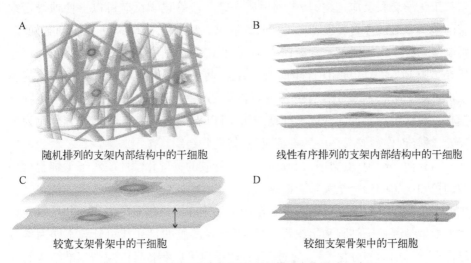

A　随机排列的支架内部结构中的干细胞

B　线性有序排列的支架内部结构中的干细胞

C　较宽支架骨架中的干细胞

D　较细支架骨架中的干细胞

图 12-5　几种支架微观拓扑结构对细胞的影响示意图

除支架的力学强度、黏弹性、宏观构型与微观拓扑结构以外,尚有多种因素可影响干细胞的行为和组织修复,包括支架表面粗糙度和支架的导电性等。另外,许多研究者发现,与分散的干细胞相比,包载团聚的干细胞球的支架埋入制剂往往能够更好地促进干细胞的存活、免疫调节相关的旁分泌功能[55]及组织的修复[56]。在干细胞-支架埋入制剂的制备中,须要根据不同的疾病治疗目的进行干细胞和支架性质的复合性设计与调节。

三、干细胞-水凝胶支架

（一）水凝胶支架的构建

水凝胶是由亲水性较高的材料构成的三维结构，可吸水溶胀为胶体状态并保持大量水分。水凝胶具有较好的液体渗透性，有利于营养物质和细胞代谢产物在体液中的交换，水凝胶支架往往还具有高度多孔的三维网络状结构及可控的黏弹性质，具有较好的适形性，即适应植入部位的伤口形状，可模拟生物体ECM支持大量干细胞的生长和细胞行为的调控，因此，水凝胶在干细胞-支架埋入制剂中受到广泛关注与研究。干细胞-水凝胶埋入制剂的制备，可以利用天然外基质材料或合成材料，通过物理作用或化学反应交联成胶及进行细胞的包载。例如，利用带有不同电荷的高分子材料通过离子间的静电相互作用可形成牢固的凝胶结构[57]，进行两种材料的同时注射原位成胶，在成胶前的材料中混合干细胞、药物、其他化学或生物成分，可以进行相应的包载及缓释。更多的水凝胶则基于化学交联反应构建，其中利用席夫碱反应等化学反应可以方便地进行细胞的包载和形成原位凝胶[58]。另外，通过对天然组织的ECM进行脱细胞处理，可制备相应组织的脱细胞水凝胶支架，有利于为干细胞提供来自该组织的信号传导。脱ECM也可与3D打印技术相结合，将脱ECM制成打印墨水，如将脑组织进行脱细胞处理制成具有剪切变稀性质的墨水，经3D打印构建的水凝胶支架具有与脑组织相近的硬度和纤维结构，可以支持支架中的NSC充分分化为神经元，减轻创伤性脑损伤中的炎症反应，修复脑组织[59]。

与其他干细胞-支架埋入制剂一样，水凝胶的物理化学性质对于干细胞行为的调控和疾病的治疗至关重要。水凝胶的化学组成、生物活性修饰、力学强度、黏弹性、三维构型、微观结构等都是影响干细胞和组织修复的因素，同时，改变这些因素也是调控干细胞和组织行为的手段，且凝胶的尺寸与组分等不同因素可复合影响干细胞的分化[60]。通过3D打印手段可以制备具有规则三维结构的水凝胶支架，研究者将以丝素蛋白和明胶为原料的"墨水"进行3D打印混合形成具有规则网格结构的骨架。将骨架在酶的液体催化体系中进行交联获得凝胶支架，可通过3D打印中的管道控制凝胶内骨架结构的宽度，进而调节两种材料的混合比例以改变微观结构的表面粗糙度及凝胶的力学性质，该研究利用优化的水凝胶支架携载干细胞球修复治疗大鼠软骨缺损[56]。利用3D打印具有微槽结构的明胶水凝胶支架，所携载的干细胞趋向于沿微槽方向生长和拉伸，有利于诱导其向心肌和骨骼肌等条梭形细胞方向分化[61,62]。

人体许多组织会产生生物电信号,电化学信号的传导是细胞生命活动的重要环节,电刺激也可以对干细胞产生显著影响,由于水凝胶较高的含水量,干细胞-水凝胶支架制剂相比其他支架制剂材料,在导电性方面往往更容易操控。导电性水凝胶往往基于导电聚合物如聚吡咯(polypyrrole,PPy)、聚苯胺(polyaniline,PANI)、聚(3,4-乙基二氧噻吩)聚苯乙烯磺酸盐(PEDOT:PSS)等构建。此外,还可以利用碳纳米管、石墨烯和氧化石墨烯等作为导电支架的材料。对支架导电性和拉伸强度的优化往往是导电支架构建的关键问题,Vivian R. Feig 等通过导电聚合物 PEDOT:PSS 与另一高分子聚合物组成的双重网络构建导电水凝胶支架,具有良好可拉伸性能(>100%)和导电性(>10 S/m)[63]。水凝胶的导电性在神经[64]、骨、心肌[65]、血管平滑肌[66]等多种组织修复过程中都体现了显著的优势,尤其在神经组织疾病方面,干细胞-导电性支架制剂应用于神经疾病治疗有利于诱导神经分化和促进轴突生长。另外,其他调控水凝胶性质的手段通常包括对水凝胶的黏附肽修饰、蛋白质和生长因子的载入及通过改变交联度调节水凝胶的力学强度等。

（二）响应型水凝胶支架

随着组织修复和生命活动的进行,生物体 ECM 往往处于动态变化过程,如力学性质变化、流体剪切、电信号传导及细胞因子的释放等。在许多水凝胶制剂中,可以通过施加外部刺激对干细胞-支架移植体系进行动态调节,通过刺激引起水凝胶的响应性变化,从而更加精确地调控干细胞和微环境因素,满足不同阶段的治疗需求。利用特殊材料制备刺激响应性水凝胶,赋予水凝胶空间和时间上的敏感性,可以通过光、温度、超声、电流、磁场等刺激,在水凝胶形成过程中启动成胶反应,通过外加的刺激手段控制交联度从而调节凝胶力学强度,或控制水凝胶发生形态和结构等的转变从而进行水凝胶中干细胞行为和药物释放等过程的智能调控。

1.温度和光响应 温敏凝胶和光交联凝胶一般可通过原位注射成胶的方式进行组织埋植和干细胞的包载,将混悬有细胞的液态凝胶前体溶液注射入目标部位,通过植入后温度的升高或施加紫外光照等因素的刺激,使材料原位成胶,原位注射水凝胶通常能够适应和填充不规则的伤口形状,有利于充分贴合和桥接受损的组织。利用聚异丙基丙烯酰胺(PNIPAM)等具有温敏性质的材料,可构建温敏水凝胶。将 PNIPAM 修饰的 PEG 与 PCL 杂合通过静电纺丝制备具有纤维结构的温敏水凝胶,在室温下温敏性 PEG 组分呈溶液状态,可方便地进行细胞的载入与充分渗透,在 37℃下体系呈凝胶态从而将所接种的细胞固定并可用于软骨修复[67]。基于 PNIPAM 与 HA 的光敏水凝胶经过优化可用于维持所包载干细胞的多潜能性,通过温度控制凝胶的成胶与溶解可以方便地进行干细胞的包载与增殖后干细胞的解离[68]。利用 PNIPAM 引发的温敏交联可与多种凝胶制备策略相结合,研究者利用接枝 PNIPAM 的肌肉黏附蛋白与脱细胞脂肪组织粉末制备可注射的组织黏附性温敏水凝胶,保留了脂肪组织 ECM 中的相关信息,可产生显著的脂肪组织引导作用[69]。

含有丙烯酸酯、甲基丙烯酸酯(methacrylate,MA)等分子的不饱和体系则可在光敏剂和光照刺激的存在下发生交联反应,利用该原理可实现光刺激控制的原位成胶。随着光化学反应的发展,利用可见光、紫外光和近红外等波段的光照刺激可以实现对材料的多种调节,因而光响应型水凝胶在干细胞-支架埋入制剂中有着广泛的研究。利用修饰有 MA 的明胶材料 GelMA 经过光交联形成包载源于 iPSC 的 NSC 的水凝胶可降低脊髓炎症反应、促进脊髓组织修复[70]。通过光刺激还可调控水凝胶的力学强度。研究者将含有载金纳米棒脂质体的海藻酸钠水凝胶植入体内后,通过皮肤穿透性近红外光刺激释放脂质体中的钙离子,从而可在体原位提高海藻酸钠水凝胶的交联度和储存模量[71]。Kubra Kalayci 等利用苯乙烯基芘和丙烯酰胺基芘的[2+2]环加成反应构建可响应不同波长可见光刺激的 PEG 水凝胶支架,通过光引发交联成胶以后还可以根据需要施加不同波长的光照调节凝胶的力学性质,从而可调控其中的细胞解离和干细胞行为。基于光引发的交联或分解反应,通过使用一定图案的光掩模或将光束呈空间图案形态分布,可以构建具有复杂构型的水凝胶。Markus Lunzer 等利用引入邻硝基苄基的 PEG 与 HA 复合构建可被光调节降解的双光子响应型水凝胶,凝胶中的 MSC 可大量分布生长于水凝胶的微型线圈状三维结构,该研究通过应用水溶性光敏剂降低所需激光的强度,从而使体系具有更高的光响应性及对所包载 MSC 的相容性[72]。通过光调节还可以对光响应型水凝胶中的药物、蛋白质和多肽、细胞因子和干细胞的释放等进行时间和空间上的控制。利用光感受器受体 C -端钴酰胺结合域蛋白合成的水凝胶在钴酰胺的存在下可于无光条件下自组装成胶,而在受到 522 nm 光照或白光照射后解离,从而可实现其中的 3T3 纤维细胞和 MSC 的包载及在光照下的解离。该凝胶的成胶和解离过程保持了良好的细胞活性,也可以用于蛋白质的包载和释放[73]。组合运用不同的响应性基团或连接结构可以进一步构建多种指令精确操控的水凝胶,利用这种方式,Barry A. Badeau 等在水凝胶中引入布尔逻辑控制,通过施加光、酶不同组合的刺激建立 YES/OR/AND 门的指令,从而调控相应不同空间图案上的干细胞释放[74]。

将光响应性结构应用于蛋白质与水凝胶骨架的连接,可通过布尔逻辑指令控制蛋白质的释放。Prathamesh Milind Gawade 等利用不同的刺激手段进行组合使修饰于凝胶中特定位点的蛋白质呈现时间程序性释放,并进一步应用光掩模以控制蛋白质释放的空间图案,通过对蛋白质释放空间和时间的控制可实现对干细胞分化等行为的精确调控[75]。根据应用部位不同,可移植的干细胞-水凝胶支架制剂的尺寸并不限于宏观的组织块形态,将含结膜干细胞(CjSC)的 GelMA 作为墨水,根据预先设计的电子图案控制光照的时间和空间构型,研究者可制备直径为 500 μm 的微型 CjSC-水凝胶制剂用于眼睛结膜内的 CjSC 移植治疗;凝胶的交联度由光刺激时间控制,因此可以方便地进行凝胶力学性质的调节和优化[76]。光交联水凝胶可在光照下快速形成稳定的凝胶,在心脏外膜等大量出血性组织的修复治疗中具有明显的优势[77]。

2. 其他因素响应　除了温敏凝胶和光响应型凝胶两种研究最普遍的刺激响应型水凝胶,其他尚有电信号、超声波和磁场等刺激响应的干细胞-水凝胶制剂。电信号刺激的施加往往以导电性水凝胶为基础,通过电刺激可以诱导干细胞的力传导从而引起后续细胞行为的改变。导电水凝胶也可通过响应电刺激改变其形态从而对其中包载的细胞等成分施加相应调控。超声波具有较好的组织穿透性和对组织细胞的安全性,利用超声波的施加可以调控水凝胶内生物活性物质的释放。例如,Stephen Kennedy 等制备了包裹超声响应性小胶囊的水凝胶,10 s 超声可刺激调控小胶囊释放其内容物,利用该体系制备 MSC 的载 BMP-2 小胶囊复合水凝胶制剂,磁场激发的 BMP-2 释放促进了 MSC 的成骨分化[78]。Tania Emi 等利用超声波调控海藻酸钠水凝胶中的多种活性成分,包括地塞米松药物和 VEGF 等细胞因子的顺序释放,并发现多脉冲超声波相比单脉冲超声波具有调控释放和减轻凝胶溶蚀及温度变化方面的优势[79]。利用磁场施加刺激易于实现空间上的精确操控及出色的组织穿透力,有利于对体内的埋入制剂进行无创的刺激与调控。支架的磁场响应性通常可通过负载氧化铁纳米粒子等磁性纳米粒实现,包裹磁性纳米粒的水凝胶能够因磁场作用引导的纳米粒聚合而收缩"关闭",而当磁场作用消失水凝胶则呈现"打开"状态,形成孔隙,从而启动药物的释放,用这种方式可以实现磁场调控的药物、细胞因子和细胞等的释放[80]。磁性纳米粒在水凝胶中随磁场的流动还可促进骨组织形成,磁场可同时通过影响纳米粒和直接调控干细胞而促进骨的修复[81]。不同的调控手段具有各自的优势与局限性,对响应型水凝胶的研究和调控手段的应用都赋予了干细胞-水凝胶支架制剂在更加智能、精确的方向上广阔的发展空间。

第二节　包载干细胞的微针体系

一、微针制剂

微针制剂是研究较为广泛的微创性递药制剂。作为一种注射形式,微针上分布有微米级针头阵列,可以实现微创无痛注射,并且可由患者自行操作应用。基于微针的递送体系大多应用于透皮给药,根据针体结构不同一般可分为固体微针、中空微针、可溶微针和涂层微针,前二者更多作为给药方式,后二者则多作为递送载体,图12-6阐释了4种微针制剂的递送模式。微针制剂已经广泛应用于小分子和大分子药物、蛋白质、核酸和疫苗等的透皮给药研究,可递送活细胞的干细胞-微针制剂是相对新兴的微针制剂类型。

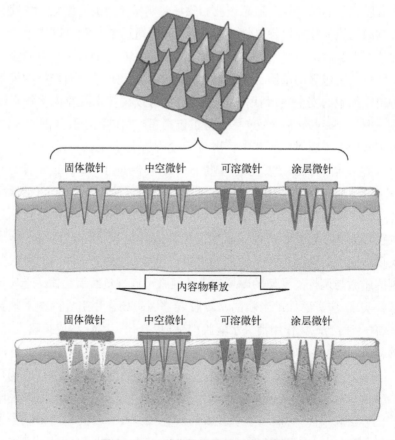

图 12-6　4 种常见微针制剂的示意图

二、干细胞的微针制剂

干细胞-微针制剂可用于促进创伤皮肤的修复及毛发的再生,其作为活细胞储库通过对干细胞的局部持续递送促进组织再生,微针的引入本身也可以通过打开皮肤上极微小的创口刺激胶原蛋白的产生并促进创伤组织的修复。KangJu Lee 等在 PLGA 针体外壳内灌注包载 MSC 的甲基丙烯酸酐化明胶(gelatin methacrylate, GelMA),紫外照射交联形成载 MSC 的针体内层,并覆盖可去除的微针贴片基底层,制成的干细胞-微针制剂具有较好的细胞活性和透皮所需的力学强度,对小鼠皮肤创伤具有良好的修复效果[82]。Wenjuan Ma 等将铁-MSC 制成的纳米囊泡载入微针的 HA 内核,针体外壳则利用甲基丙烯酸酐化 HA(HAMA)制备并包载具有抗氧化功能的聚多巴胺纳米粒,制成的微针贴片可以通过向植入部位缓释聚多巴胺纳米粒进行抗氧化和抗炎调节,而源于铁-MSC 的纳米囊泡则具有促血管生成作用,两种纳米粒子还可协同促进 M2 型巨噬细胞的极化,降低伤口炎症反应,最终实现对糖尿病皮肤创伤组织的修复[83]。

另外,干细胞-微针贴片也被用于心肌修复的治疗研究。目前,心肌损伤后难以通过现有临床治疗手段修复,且易引发生命危险,干细胞在心肌修复中显示了良好的前景,但是干细胞疗法在心肌损伤治疗中面临着一大难题,即极低的细胞递送或滞留效率,注射至心肌组织的干细胞约有 90% 会在 24 h 内被清除[84]。Junnan Tang 等利用微型模具制备 $144\ mm^2$ 大小、厚度为 600 μm 的 PVA 微针(针机械强度约为 2N)并携载心脏间质细胞,应用于心肌缺损部位的微针内的细胞持续释放促再生因子,提高了大鼠心血管再生,减小瘢痕体积。此微针还被进一步用于对猪心肌梗死治疗的研究,显示了对心脏功能的提高与治疗的安全性[85]。一种用于心肌梗死治疗的三层微针贴片,由底层的载药基质层、中间的碳纳米管导电层和顶层的凝胶微针组成,将 iPSC 于体外进行微针内的成心肌细胞诱导后,将该制剂黏附于心脏组织,通过药物释放、异质性的结构和导电性的复合因素引导心肌组织修复[86]。Soomee Lim 等利用活性肽功能化的贻贝蛋白与丝素蛋白复合制备了同样用于心肌修复的双层微针,融合了 VEGF 源性肽和RGD 肽的贻贝蛋白位于微针根部的内层,丝素蛋白位于外层,该微针贴片可显著促进血管内皮细胞的增殖与迁移,应用于心肌损伤部位后使根部贻贝蛋白中的活性肽有效滞留并随着微针溶胀均匀分布于受损组织,此类微针虽未进行干细胞的复合,但在结合干细胞的组织修复应用中也具有良好的前景[87]。

虽然微针制剂在皮肤、心脏、口腔黏膜、胃黏膜等多种疾病的治疗中有较多的研究,但载干细胞的微针制剂的研究和应用仍处于较早期的阶段,一个可能的原因是活细胞在微针中的包载对微针的制备和应用过程设计提出了更高要求,即必须能够维持细胞活性和相应细胞功能的发挥。相比之下,利用微针包载干细胞外囊泡则更易实现,干细胞外囊泡能够通过输送来自干细胞的多种细胞因子进行疾病微环境的调节,具有比活细胞更好的稳定性和可控性。AD-MSC来源的EV具有炎症调节和抗光老化的作用,但是很难透过皮肤屏障。通过将EV借助微针包载应用于小鼠皮肤紫外照射部位,微针本身可发挥一定的抗光老化功能,EV的负载则提高这一疗效,减少皮肤皱纹的出现,提高皮肤中胶原蛋白的含量和排列状态[88]。以毛发角质成分为原料制成的微针贴片,包载MSC外泌体和小分子药物UK5099,可有效激活毛囊干细胞,6天内两次使用微针贴片有效促进毛发生长,微针制剂相比皮下注射外泌体和药物透皮给药显著提高了毛发再生疗效且降低了使用剂量[89]。目前,对干细胞外囊泡的微针制剂的研究同样处于初期阶段,基于干细胞的微针制剂研究尚具有广阔的发展空间。

第三节　其他干细胞制剂存在的问题与发展策略

基于干细胞的移植策略在以组织修复治疗为代表的疾病治疗研究中受到了广泛的关注。虽然对干细胞-支架制剂和干细胞-微针制剂等埋入体系的研究涉及对制剂中各个方面因素的探讨,但干细胞细胞行为的调节及疾病治疗过程的复杂性和动态性提示,尤其对于三维基质及体内微环境中的干细胞及其制剂来说,对单个或几个因素的研究或许无法为理想干细胞制剂的构建和临床应用提供足够的依据。研究和构建干细胞的支架和微针制剂需要对多种制剂性质及疾病微环境动态因素进行综合探讨和考虑,且需要对制剂内不同影响因素的作用规律和关系进行系统、规范地筛选和分析。对复杂、精密的类器官的构建和研究可为此提供高通量的筛选和分析平台,在实现高效治疗的前提下简化制剂的组成和设计也是其发展的重要方向。目前所报道的干细胞-支架制剂和干细胞-微针制剂大多受限于安全性、成本、可重复性、稳定性等原因而无法大量生产,尽量简化的支架或微针的组成和制备方法也是提高干细胞-支架制剂和干细胞-微针制剂的安全性、可控性及提升其实际应用可能性的必要条件。另外,人体组织修复及免疫反应的复杂性又对制剂的设计提出了多方面要求,因此,此类干细胞制剂的设计依赖于对组织修复和免疫相关机制的了解和研究。将干细胞-支架制剂和干细胞-微针制剂应用于临床治疗的另一重要课题在于提高制剂材料的安全性。目前,以临床转化为目标的干细胞制剂大多采用 FDA 批准的材料,如 PLGA、PEG,也有材料已被批准应用于临床埋植治疗,如纤维蛋白胶。但由于复合干细胞后的制剂中存在多潜能性活细胞这一特殊性质,此类制剂在人体中的应用仍然须要经历漫长的安全性评估过程。虽然绝大多数基于干细胞的埋入制剂还处于概念与研究阶段,但随着干细胞技术、新材料科学和生物工程技术的发展,干细胞-支架埋入制剂和干细胞-微针制剂也展示出了优异的发展潜力与不断突破的成果,针对自体干细胞的埋植或体内招募的探索、iPSC 的应用及个性化定制制剂的研究进展或许可以加速此类制剂的临床转化进程。

参考文献

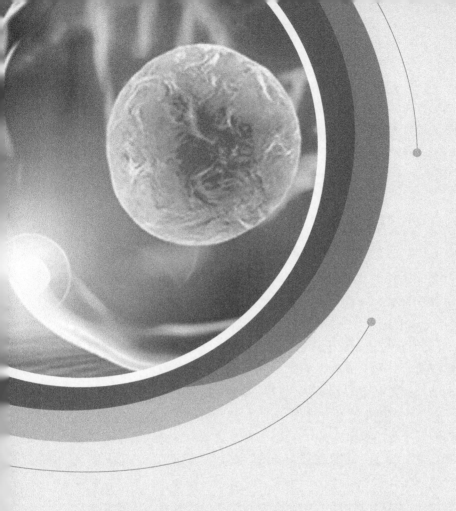

第四篇
干细胞制剂的优化和改良

干细胞制剂作为一种新型生物治疗产品,其研发过程具有多样性、复杂性和特殊性。随着研究的深入发现,干细胞的来源、剂量、给药间隔、体外分离、培养和扩增方案的不确定性导致干细胞制剂批次间的差异化,这是干细胞治疗亟待解决的问题。另外,干细胞存活和归巢能力不足等因素也限制了干细胞制剂的治疗效果。因此,针对干细胞制剂进行适当的改良和优化是提升其治疗效果必经之路。

　　干细胞制剂的制备操作涉及广泛,包括干细胞自体的分离、纯化、扩增、修饰,干细胞的体外诱导分化,干细胞的冻存及冻存后干细胞的复苏等。同时,干细胞衍生膜囊泡作为一种天然的纳米生物膜泡,通过携带的生物活性物质,可作为一种安全有效的干细胞治疗的替代性制剂。基于此,本篇分别阐述了针对干细胞制剂和干细胞衍生膜囊泡制剂的改良和优化策略,阐述了干细胞及相关制剂的体外制备、疾病应用和未来发展方向,为干细胞制剂的规范化生产和研究方向提供了参考。本篇将有助于解决干细胞及相关制剂在临床前研究中的质量控制、研发工艺的困难,从而推进其在临床治疗中更深入的应用。

第十三章

干细胞制剂的改良及相关技术

第一节　干细胞培养体系

一、干细胞培养体系概述

干细胞在体外的扩增培养环境对其性质具有重要的影响,这也是干细胞制剂制备成功与否的关键影响因素[1]。针对干细胞培养体系的研究对于提高干细胞制剂的安全性和有效性具有重要作用。通过相关培养体系的优化来获得高质量的干细胞制剂是一种可行的潜在方法,已用于干细胞制剂的大规模生产转化。

目前,临床前研究使用的干细胞主要采用实验室传统的手工细胞培养方法,且多为二维单层细胞培养。近年来的一些研究显示这种传统培养方法用于干细胞(如 MSC)的长期体外培养可能导致干细胞过早衰老,以及对其免疫原性、干细胞特性和旁分泌能力等产生不利影响[2-5]。针对这一问题,干细胞三维培养技术近年来越来越受到重视。细胞三维培养是指通过一定的手段实现细胞在三维空间内的生长,相比传统的二维单层细胞培养模式能更好地模拟体内细胞行为,这种方法有利于促进干细胞间的相互联系及维持干细胞的各种特性。例如,三维培养有利于促进 MSC 的抗炎性能[6]或向成骨细胞分化[7]。此外,有研究显示三维培养条件可以增强 MSC 的吲哚胺 2,3 双加氧酶(IDO)的表达量,进而增强 MSC 的免疫调节能力[8]。近年来的一些研究还发现三维培养可以增加 MSC 上的 TLR 和趋化因子 CXCR4 的表达水平,使得三维培养的干细胞制剂相较于二维培养的干细胞具有更好的靶向归巢能力[9,10]。

当前,干细胞的三维培养主要通过基于支架的三维细胞培养技术和无支架的三维细胞培养技术实现。

二、基于支架的三维干细胞培养技术

支架材料不但可以为干细胞三维生长所需的空间提供支持,其多孔性质还有助于为黏附在支架上的干细胞提供充足的氧气和营养物质,以及运输代谢物。此外,三维支架还能为干细胞的培养提供较大的比表面积[11]。目前,干细胞三维培养的常用支架材料包括:① 天然支架材料,如胶原、明胶、纤维蛋白、几丁聚糖、黏多糖、琼脂糖和海藻酸等;② 化学合成支架材料,如聚苯乙烯、聚己内酯、聚氨酯等。天然支架材料具有较好的生物相容性,但是稳定性较差。同时,一些天然来源的支架基质材料中可能含有一些干扰干细胞性能的物质。化学合成支架材料具有良好的稳定性和较好的成分一致性,但是其生物相容性有可能会不利于干细胞的生长。水凝胶支架是目前最为常用的细胞三维培养支架,具有良好的力学性能和类似组织的机械强度,可以较好模拟 ECM,为干细胞的三维培养提供支持。同时,水凝胶支架还可以包载一些细胞因子、生长因子和(或)其他营养物质,进而促进干细胞的体外生长。笔者在前期工作中也曾经构建了黏附肽(PPFLMLLKGSTR)修饰的水凝胶支架材料,通过黏附肽修饰有效提高了 MSC 在支架材料中的存活率及更好地贴附于支架材料的三维生长,有效提高了 MSC 的治疗疗效(图 13-1)。

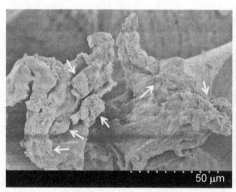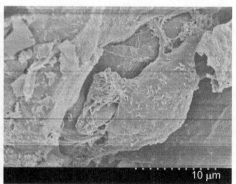

图 13-1　水凝胶支架材料用于 MSC 的体外 3D 培养[11]

三、无支架的三维干细胞培养技术

无支架 3D 细胞培养技术也是目前常用的干细胞三维培养技术。这一技术主要通过细胞聚集成球来实现细胞不依赖载体的三维生长。相比依赖三维支架材料的细胞培养技术,这一细胞培养技术可以避免支架材料可能对干细胞产生的不利影响,同时也无须从支架材料上分离干细胞。此外,无支架三维细胞培养技术在规模化生产具有相对较好的可行性和经济性。当前,无支架三维干细胞培养技术主要包括强制细胞悬浮法、悬滴法和搅拌法(图 13－2)。强制细胞悬浮法和悬滴法常用于实验室规模的 3D 干细胞培养,搅拌法是目前大规模生产 3D 培养的干细胞最常用的方法。

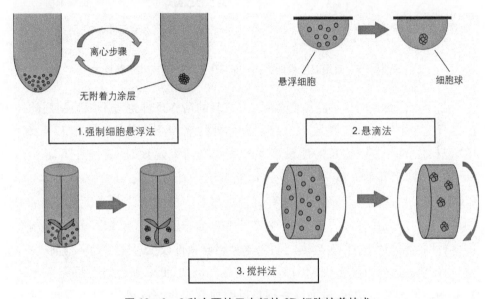

图 13－2　3 种主要的无支架的 3D 细胞培养技术

无支架 3D 细胞培养技术产生的球体通常不能过大,在长时间培养后球体内部的干细胞可能因为缺乏氧气和养分而产生凋亡。为了解决上述问题,日本京都大学的学者构建了基于凝胶型微球的干细胞三维培养技术(图 13－3)[12]。该凝胶型微球可以为干细胞球内部提供氧气和养分,极大提高了无支架培养的 3D 干细胞球内部干细胞的存活率,并可以制备体积更大的干细胞球。

近年来,随着微流控技术和微环境参数控制技术等的飞速发展,利用微流控芯片进行 3D 细胞的长时间可控培养,成为干细胞 3D 培养的一个新方向。相比传统的 3D 细胞培养,微流控技术可以更方便地调控细胞培养环境,并对细胞组织进行相关操作,动态观察干细胞的一些细胞流体力学性能和迁移、穿透等生物功能。这一技术为研究 3D 培养的干细胞在体内的动态过程及模拟干细胞的生理作用提供了支持。目前,市场上已经有一些成熟的细胞 3D 培养微流控芯片,如 Micronit 公司的微流控细胞/器官培养芯片等。

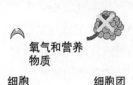

氧气和营养物质

氧气和营养物质

氧气和营养物质

细胞　　　　　　细胞团

基于明胶材料的水凝胶微球

含有水凝胶微球的细胞团

氧气和营养供应不足→死亡

氧气和营养供应充足→生存

图 13 - 3　采用凝胶微球为内核的 3D 干细胞无支架培养技术

除了不同维度的干细胞培养体系,干细胞的培养条件也对干细胞制剂的性能具有重要影响。一般情况下,干细胞在体外的培养条件通常控制在 37℃、5% CO_2 以模拟体内细胞生长的温度和酸碱度。有研究发现,低氧条件下培养的 MSC(1% O_2,5% CO_2 和 94% N_2)会刺激 MSC 上细胞趋化因子(如 CXCR4 和 CXCR7 等)的高表达,从而获得具有更强迁移能力的 MSC[13,14]。此外,向 MSC 的培养液中加入一些添加剂,如丙戊酸[15]和糖原合酶激酶 3b(GSK - 3b)抑制剂等,也可促进 MSC 的迁移能力。但是,这种培养条件改变可能对 MSC 造成一些不利的影响,进而影响干细胞制剂的安全性。例如,低氧条件培养可能会激活 MSC 的促血管新生功能,进而存在促进肿瘤血管新生等的风险[13]。因此,对干细胞培养体系的优化和培养体系对干细胞的生物性能改变的相关研究依然任重道远。

第二节　干细胞的基因重组和基因编辑

虽然干细胞在一些难治性疾病的治疗中已经显示了良好的潜能,但是受到疾病组织恶劣微环境影响及干细胞自身在一些治疗因子表达水平上的不足等,其在某些疾病治疗中的疗效依然受到一定的限制。例如,NSC 虽然具有保护神经元细胞的作用,但是在缺血性脑卒中的治疗中,缺血受损后脑部恶劣的微环境会极大影响 NSC 的疗效[16]。通过对干细胞进行基因重组,强制其高表达一些治疗因子或赋予干细胞新的治疗功能,成为一种有效提高干细胞治疗效果的方法。例如,在上述 NSC 用于缺血性脑卒中的治疗中,通过基因重组促使 NSC 高效表达 BDNF,可以有效改善 NSC 在恶劣的疾病微环境下对神经元细胞的保护作用,从而取得显著提高的干细胞治疗效果[17]。此外,通过基因重组还可以使得干细胞获得新的治疗能力。例如,国外有学者通过对 MSC 的基因重组使得 MSC 获得了对肿瘤组织机械强度的感受能力,实现了 MSC 对转移瘤的良好靶向[18]。笔者在前期工作中也通过基因重组的方式成功使 MSC 高效表达来自疱疹病毒的胸苷激酶(herpes simplex virus thymidine kinase, HSV－tk),进而使得 MSC 可以通过表达 HSV－tk 来活化抗疱疹病毒药物更昔洛韦,实现对肿瘤的旁观者杀伤效应[19,20]。基因重组高表达的 HSV－tk 的 MSC 会在肿瘤治疗过程中率先自杀,避免了 MSC 促进肿瘤细胞增殖的潜在风险,提高了 MSC 制剂用于肿瘤治疗的安全性。此外,通过基因重组让 MSC 高效表达细胞趋化因子 CXCR4,可以有效提高 MSC 对肿瘤组织的靶向归巢效率[21]。总之,通过基因重组方式可以有效提高 MSC 在疾病治疗中的疗效,并为克服天然 MSC 的一些不足提供了一种可行的解决方案。

一、基因重组

干细胞的基因重组手段按照作用机制主要可分为物理基因导入方法、基于病毒载体的基因转导方法和基于非病毒载体的基因转染方法(图 13－4)。物理基因导入手段,如电穿孔等,对干细胞的损害较大,转染效率也不高,目前已较少使用。基于病毒基因载体的基因转导方式是当前对于干细胞的基因重组研究采用最多的基因重组手段[22]。这是因为干细胞是一种较难转染的细胞,而病毒基因载体可以在干细胞上获得较高的转染效率,有利于重组干细胞发挥疗效。常用于干细胞基因重组的病毒载体包括慢病毒载体、单纯疱疹病毒载体、腺病毒载体和逆转录病毒载体等。然而,病毒基因载体存在的一些固有安全风险,如潜在的细胞毒性、引起插入突变及免疫原性等问题,使得近年来人们开始重新审视利用经病毒基因载体重组干细胞制剂进行临床治疗研究的潜在安全性风险[23-26]。为了避免病毒基因载体的安全风险,一

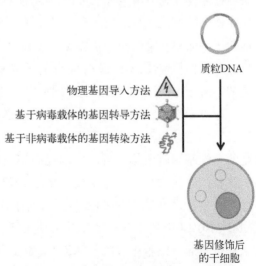

图 13－4　常用于干细胞基因转染的手段

些来源于昆虫的病毒基因载体已经被用于干细胞的基因重组并显示了相对较好的安全性[27]。此外,近年来相对安全风险更低的非病毒基因载体在干细胞基因重组上的应用也得到了飞速发展。非病毒基因载体主要由一些生物相容性良好的生物材料构建,包括:阳离子聚合物、阳离子脂质体及阳离子胶束等。非病毒基因载体不会引起干细胞的基因插入突变、无免疫原性、便于大规模生产及较低的生产和保存成本等优势[19,20,28,29]。但是,传统的非病毒基因载体对于干细胞往往转染效率不足或具有明显的细胞毒性。近年来,一些新型的非病毒基因载体已经在干细胞的基因重组上显示了高效的基因转染效率和良好的安全性。此外,随着纳米技术的发展,一些新材料也已经被用于干细胞的高效基因重组,如金纳米粒[30-32]、磁性氧化铁纳米粒[33-35]及量子点[36-38]。这些基于无机金属纳米粒的基因载体相比脂质体或纳米聚合物具有更小的纳米尺寸,因而具备更高的比表面积,可以携载更多目的基因[29,39]。同时,这些纳米粒较小的尺寸也有利于基因载体复合物跨越细胞膜屏障,更高效地被干细胞摄取[38]。目前,在干细胞高效基因重组研究中,基于金纳米粒和磁性氧化铁纳米粒的基因载体是应用最为广泛的无机金属纳米粒。基于磁性氧化铁纳米粒的磁转染技术已经在干细胞高效和安全的基因重组方面显示了巨大发展前景。利用磁性氧化铁纳米粒在磁场诱导下向干细胞表面的加速聚集,甚至可能成百倍地提高一些非病毒基因载体在干细胞上的转染效率。此外,借助基于磁性氧化铁纳米粒的磁转染,还能实现对干细胞在含血清条件下高效基因重组,避免了以往非病毒载体的基因转染往往需要在无血清条件下进行,有可能对干细胞造成一定的损害[33]。笔者利用亚铁磁性氧化铁纳米粒实现了对 MSC 无须依赖外磁场的高效基因转染,极大简化了目前磁转染的操作步骤和对仪器设备的需求。同时,氧化铁纳米粒具有良好的生物相容性,不会影响 MSC 的增殖和向成骨细胞、成软骨细胞、成脂肪细胞的三向分化,显示了良好的安全性[40]。

针对干细胞新型基因转染体系的构建也在提高干细胞基因转染的效率和延长基因持续表达能力上显示了其重要性。笔者的前期研究显示,针对干细胞的三维基因转染体系可以大幅提高转染后干细胞的基因表达效率及显著延长其基因表达时长。在基于支架的三维培养体系下培养的 MSC,转染后可以持续高表达目的基因达 21 天之久,而采用传统的二维基因转染体系转染的 MSC 在第 14 天基因表达效率就出现大幅下降[41]。三维培养的干细胞具有比二维培养的干细胞更多的与基因/载体复合物接触的细胞面积,从而有利于基因/载体复合物的摄取,这是基因转染效率大幅提高的一个重要原因[42]。此外,在三维基因转染体系中,贴附于支架材料的基因/载体复合物可以形成DNA 池,从而实现对干细胞的持续转染而获得长时间的基因表达[43]。近年来,结合磁转染技术的三维基因转染体系已经在针对诸如 NSC 的高效基因转染中显示了良好的应用前景,有望为解决干细胞高效和安全的基因转染难题提供新的解决方法[44,45]。

二、基因编辑

基因编辑是近年来发展和成熟起来的一种新型基因组操纵技术,将基因编辑技术运用于干细胞治疗也显示了良好的发展前景。基因编辑,又称基因组编辑,是利用天然的 DNA 修复过程中的 DNA 断裂来对基因组特定目的基因进行修饰的一种基因工程技术。基因编辑主要是通过各种核酸酶(也称"分子剪刀")在基因组中选择性地引入位点,产生特异性的 DNA 双链或单链断裂,然后通过诱导非同源末端连接或同源重组途径启动细胞的天然机制修复断裂的DNA,从而使基因组发生靶向重组[46](图 13 – 5)。基因编辑工具主要包括成簇的规律间隔的短回文重复序列(clustered regularly interspaced short palindromic repeat/CRISPR-associated protein, CRISPR),转录激活子样效应因子核酸酶(transcription activator-like effector nucleases, TALEN)和锌指核酸酶(zinc finger nucleases,ZFN)。其中,CRISPR/Cas 系统由于构建简单,成本较低,是目前最常用的基因编辑工具[47]。基于 CRISPR/Cas 系统的基因编辑技术目前已经被成功用于 ESC、iPSC 及 ASC 等的基因编辑,并在疾病治疗中显示良好的前景。例如,基于基因编辑的 iPSC 已成功用于糖尿病的治疗研究[48]。另外,基因编辑技术

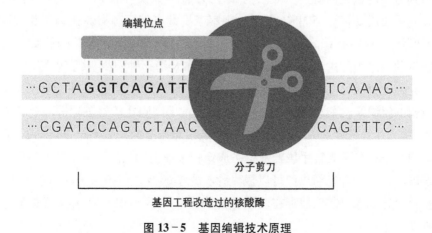

图 13 – 5　基因编辑技术原理

用于干细胞治疗在家族性高胆固醇血症[49]、肺功能障碍[50,51]及先天性角化不良[52]和视网膜色素变性[53]等疾病中也显示了良好发展前景。当前,采用CRISPR编辑后的造血干祖细胞(hematopoietic stem and progenitor cell,HSPC)已经被用于诸如地中海贫血和镰刀型红细胞贫血的临床治疗研究[47]。虽然基因编辑技术已经在干细胞的治疗能力提升上显示了巨大应用前景,但是也依然面临着一些瓶颈问题,如脱靶风险、细胞毒性及目前常用的基于腺相关病毒(AAV)和慢病毒(Lentiviral)载体的CRISPR编辑工具的免疫原性等。未来编辑效率更高的CRISPR编辑工具及基于非病毒载体的编辑工具的研发会进一步促进这一技术在干细胞制剂改良中的应用。

第三节　干细胞的示踪和可视化技术

对干细胞制剂体内命运的观察对于研究干细胞制剂的体内过程、治疗疗效、安全性和治疗机制都十分重要[54]。但是,相比于传统制剂,干细胞制剂的体内过程研究面临着更大的挑战。作为一种活细胞制剂,如何在不影响干细胞特性的前提下有效标记和观察干细胞的体内命运过程,以及如何避免干细胞在体内增殖、凋亡和分化等对干细胞制剂体内命运观察的影响都是目前干细胞制剂研究中亟须解决的关键问题。

一、基于荧光标记物或生物发光标记物的光学观察手段

目前,基于荧光标记物或生物发光标记物的光学观察手段是最为常用的研究干细胞体内过程的研究手段。例如,国外有学者就借助基于虫荧光素酶的生物发光手段成功标记了MSC,并具体观察了携载有编码肿瘤坏死因子相关凋亡诱导配体(TNF-related apoptosis-inducing ligand,TRAIL)的治疗基因的MSC在体内归巢肿瘤组织的过程、在肿瘤组织内的分布及消灭肿瘤组织的全过程[55]。虽然荧光标记手段已经在干细胞示踪方面得到了广泛的应用,但是受限于光子本身较弱的组织穿透能力,这一示踪手段无法对干细胞在深层脏器分布进行有效观察[56]。为了克服光学观察手段在空间观察能力上的先天不足,近年来结合光声成像手段和光学观察手段的双模态成像在干细胞制剂的体内示踪上得到了快速发展。通过结合光声成像可以极大弥补光学成像在组织穿透能力上的不足,但是双模态成像目前依然存在着较差的信噪比等不足,影响了其成像的质量和清晰度[57]。

二、基于放射性同位素示踪剂的放射性显像技术

基于放射性同位素示踪剂的放射性核素显像技术也可用于 MSC 的示踪和观察其体内分布。例如,国外有学者利用锝-99 m(^{99}mTc)标记骨髓来源的MSC,通过放射性核素显像技术比较了不同注射途径的 MSC 在体内分布的区别[58]。放射性核素成像技术相比光学成像技术具有明显更强的组织穿透能力,相比光声成像技术具有更好的信噪比优势;但是放射性核素成像的设备和环境要求都较高,放射性核素标记物的处理及潜在的辐射伤害都有可能对操作人员及环境安全造成一定风险,这些不足也是限制放射性核素显像技术在干细胞示踪领域广泛应用的主要原因[59,60]。

三、其他成像技术

近年来,一些新型成像技术,如磁共振成像(magnetic resonance imaging, MRI),正电子放射断层造影术(positron emission tomography,PET)及单光子发射断层扫描造影术(single photon emission computed tomography,SPECT)等的飞速发展为干细胞的体内示踪提供了新的观察手段。相比传统的光学观察手段,这些新型成像技术不但有着良好的组织穿透能力,还能实现对组织的三维成像。然而,上述这些成像技术在干细胞的示踪方面应用也依然面临着一些挑战。例如,MRI 技术在干细胞示踪上的应用就受到对干细胞友好且灵敏度高的对比剂匮乏的限制;正电子放射断层造影术和单光子发射断层扫描造影术则依然面临着示踪剂的放射性等问题[59,61]。基于磁性纳米粒子的成像技术(magnetic particle imaging,MPI)近年来在干细胞的体内可视化研究上显示了良好的发展前景。相比光学成像技术,其具有更好的组织穿透能力,相比放射性核素显像技术、正电子放射断层造影术和单光子发射断层扫描造影术,其没有辐射的安全风险,相比 MRI 技术,其具有更好的灵敏度。最为重要的是,在 MPI 中,氧化铁纳米粒是最为常用的磁性粒子,其对干细胞具有较好的生物相容性[40,62]。当前,国内已有研究者利用 MPI 实现了对干细胞注射后在体内分布的高灵敏的实时非侵袭性示踪,显示了这一技术用于干细胞制剂可视化观察的良好前景[63]。

对于干细胞的体内可视化研究是验证干细胞制剂的疗效、安全性和研究干细胞制剂治疗机制的关键。当前,越来越多的光学成像及非光学成像技术被用于干细胞的体内可视化,极大促进了人们对干细胞体内过程的理解。但

是,如何对干细胞进行高灵敏的长时间观察,以及如何避免在观察过程中对干细胞性能的影响等,是目前干细胞观察技术面临的主要问题。未来,随着一些新的观察技术及计算技术等的发展,诸如显微光学切片断层扫描(micro-optical sectioning tomography,MOST)技术等可能可以为人们更精准地观察干细胞在体内的命运或作用过程提供帮助。

第四节　干细胞膜表面修饰

干细胞在体内的靶向归巢及一些治疗作用的发挥与其细胞膜表面的相关蛋白表达密切相关。在第十一章中已经介绍干细胞在体内对疾病组织的靶向归巢与其细胞膜表面表达的趋化因子相关受体密切相关。另外,干细胞的一些膜蛋白对于其识别疾病细胞及与疾病细胞间的信息沟通也至关重要。因此,针对干细胞膜表面的修饰技术也成为提高干细胞制剂治疗性能的一个重要手段。

一、化学基因修饰

目前,干细胞膜表面的修饰技术主要包括:① 直接在干细胞膜表面修饰相关功能配体基团;② 对干细胞膜表面已经存在的糖蛋白进行修饰。其中,对干细胞膜表面的直接配体修饰是目前更为常用的一种策略。例如,Sarkar 等[64]研发了一种生物素化的脂质囊泡,其可以通过 MSC 上的生物素而被修饰至 MSC 表面,从而可以在 MSC 表面修饰多种不同的配体基团(图 13-6)。通过这一技术,MSC 表面成功修饰了与白细胞滚动相关的配体基团(Sialyl Lewisx,SLeX),提高了 MSC 被 P 整合素高表达的血管内皮细胞的捕获,从而显著提高了全身注射的 MSC 向肿瘤组织的靶向效率[65]。此外,通过在 MSC 细胞膜表面修饰重组的细胞趋化因子相关受体 CXCR4,也可以显著提高 MSC 的靶向归巢能力[66]。

美国科学家利用 NHS-PEG$_2$-马来酰胺在 MSC 表面成功修饰了 E-选择素多肽,提高了 MSC 在炎症内皮细胞上的黏附。这一方法的显著优势是修饰过程简单、快速,只需 30 min 即可完成对 MSC 的表面修饰[67]。

对干细胞膜表面已经存在的糖蛋白进行修饰是第二种主要的干细胞膜表面修饰策略。有报道显示,对 MSC 细胞膜上的糖蛋白的修饰可以使 MSC 通过 E-选择素和 L-选择素提高其静脉注射后的胰岛靶向能力,从而获得对糖尿病小鼠模型的长效抑糖疗效[68]。

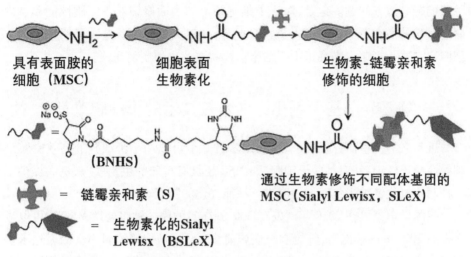

具有表面胺的
细胞（MSC）

细胞表面
生物素化

生物素-链霉亲和素
修饰的细胞

= （BNHS）

= 链霉亲和素（S）

= 生物素化的Sialyl
Lewisx（BSLeX）

通过生物素修饰不同配体基团的
MSC（Sialyl Lewisx，SLeX）

图 13-6　利用生物素在 MSC 细胞膜表面修饰目的配体基团[65]

二、抗体接枝修饰

除了上述化学基团修饰,通过将抗体接枝到 MSC 表面是另一种常用的干细胞膜表面修饰策略。例如,通过棕榈酸酯 G 蛋白来连接抗体和干细胞膜,其中棕榈酰基负责锚定干细胞膜,而 G 蛋白用来接枝相关功能抗体。基于这一策略,有学者成功将 P-选择素糖蛋白配体-1(P-selectin glycoprotein ligand-1,PSGL-1)片段接枝到了 MSC 表面,提高了 MSC 在血液中的滚动和被内皮细胞的捕获[69]。采用类似策略,在 MSC 表面修饰 VCAM-1 的抗体也被证实可以显著提高 MSC 向炎症组织的靶向效率[70]。

三、双特异性抗体修饰

双特异性抗体修饰也是常用的对干细胞膜进行直接修饰的策略。双特异性抗体的一端可以识别干细胞膜,而另一端可以结合相关的功能基团。例如,双特异性抗体通过识别 MSC 细胞膜上的 CD44 结合 MSC,而另一端抗体可以识别肌球蛋白轻链,从而使得 MSC 可以靶向迁移至心肌梗死区域[71]。此外,通过识别 MSC 细胞膜表面的 CD90 也可以实现类似修饰,提高 MSC 向心肌缺血区域的靶向效率[72]。

相比前述基于基因重组的干细胞改良策略,干细胞膜修饰策略既可以避免病毒基因载体用于干细胞基因重组的潜在安全风险,又解决了非病毒基因重组手段的转染效率问题。但是,对于干细胞膜上的表面修饰对干细胞性能和体内命运过程的潜在影响依然值得重视。此外,如何大规模制备这种膜修饰后的干细胞也是这一策略未来真正用于临床治疗需要解决的制剂问题。

第五节　基于氧化铁纳米粒技术的干细胞改良

近年来的一些研究发现,氧化铁纳米粒除了可以用于干细胞的高效磁转染和磁性粒子标记,其对某些干细胞,如 MSC 还具有特殊的生物效应,从而提供了一种利用氧化铁纳米粒对干细胞进行性能优化的新策略。

我国科学家早在 2010 年就发现 300 μg/mL 的铁羧葡胺处理 MSC 后可以显著提高 MSC 的迁移能力,其机制与铁羧葡胺激活了铁依赖的 MMP2 的表达密切相关[73]。在 2014 年,陈小元团队进一步发现,氧化铁纳米颗粒被 MSC 摄取和在胞内部分降解为铁离子后可以通过激活缺氧诱导因子 - 1α(hypoxia inducible factor - 1α,HIF - 1α)途径而显著上调 MSC 的细胞趋化因子受体 CXCR4 的表达,进而促进 MSC 向受损脑部或脑胶质瘤的靶向归巢[74]。笔者在前期研究中也证实利用氧化铁纳米粒刺激可以显著上调人源 MSC 的 CXCR4 高表达,进而提高系统注射的 MSC 制剂向脑部缺血组织的分布[40]。最近,国内有学者进一步发现,氧化铁纳米粒不但能提高 MSC 对 CXCR4 的表达水平,还能上调 c - Met 和 CCR1 等细胞因子受体的表达,这有利于提高 MSC 制剂对疾病组织的靶向效率[75]。

除了提高 MSC 的靶向归巢能力,近年来的一些研究还显示氧化铁纳米粒还能上调与细胞间隙连接通道形成密切相关的连接蛋白 43(connexin 43,Cx43)的表达,进而促进细胞间的通讯[76,77]。相关机制研究结果显示,氧化铁纳米粒的这一生理作用与其被细胞摄取后在胞内被部分降解为铁离子刺激了 c-Jun 氨基末端激酶介导(c-Jun N-terminal kinase,JNK)的 Cx43 蛋白表达相关[77,78]。基于细胞间隙连接通道的细胞间通讯对于干细胞的增殖、凋亡、分化和迁移等特性都具有重要的影响[79,80]。例如,通过促进干细胞的细胞间通讯可以提高干细胞在组织再生中的治疗能力[81,82]。细胞间通讯同样对外源性移植的 NSC 融入受体脑组织的神经网络功能至关重要[83]。因此,通过氧化铁纳米粒来促进干细胞制剂的细胞间通讯能力有望成为一种新的策略来提高干细胞制剂的治疗潜能。例如,笔者在前期研究中就发现,通过氧化铁纳米粒来促进 MSC 的 Cx43 高表达,可以促进 MSC 制剂将肿瘤毒性药物通过细胞间隙连接通道高效转运至脑胶质瘤细胞,进而取得显著的肿瘤抑制效果[84]。此外,笔者还发现可以通过氧化铁纳米粒促进 MSC 的 Cx43 高表达,进而促进 MSC 通过细胞间隙连接通道向受损的肺上皮细胞高效转移线粒体,实现"拯救"受损肺上皮的目的,缓减肺纤维化的发展[78]。

此外,通过氧化铁纳米粒的磁热效应,还可给予携载氧化铁纳米粒的 MSC 新的磁热治疗功能。例如,利用氧化铁纳米立方体修饰 MSC,可以使得 MSC 通过磁热治疗靶向杀伤前列腺癌细胞[36]。有研究还发现,右旋糖苷修饰的氧化铁纳米粒可以调节 MSC 的免疫功能,显著提高 MSC 的促炎特性,降低 MSC 的抑炎特性[85]。

上述这些研究表明具有良好生物相容性和多种功能的磁性氧化铁纳米粒有望成为一种新的干细胞改良技术,提高干细胞向疾病组织的靶向效率、药物递送能力及赋予干细胞新的热疗潜力和影响干细胞对免疫系统的调节能力,从而进一步提高干细胞在疾病治疗中的疗效。

参考文献

第十四章

干细胞衍生膜囊泡技术

第一节　干细胞衍生膜囊泡技术的提出和发展

干细胞(stem cell,SC)是一类来自胚胎、胎儿或成体内,具有自我更新与增殖分化能力的细胞,能产生一种或多种高度分化的子代细胞。因干细胞是一种未分化、未成熟的细胞,表面抗原表达微弱,患者自身免疫系统对这种未分化细胞的识别能力很低,避免了干细胞移植引起的免疫排斥反应及过敏反应,因此干细胞在细胞治疗与组织器官替代治疗中表现出良好的安全性。然而,干细胞在疾病治疗中仍存在一些不足:① 干细胞移植前的体外扩增过程,可能导致干细胞基因突变。例如,ESC 与肿瘤细胞的生长特性极为相似,在体外传代或分裂过程中,随着基因的不断复制,甲基化与乙酰化都可能使基因发生突变,包括染色体变异、拷贝数异常和单核苷酸突变等。研究人员对 hESC 的蛋白质编码基因(外显子)进行测序,在 5 个不相关的 hESC 系中发现了 6 个显性突变 *TP53* 型编码肿瘤抑制因子 P53 的基因,且突变等位基因比例随传代数的增加而增加[1];② 干细胞在体外培育过程中可能受培养条件、保存环境的影响而失去"干性"。与一般成熟细胞相比,干细胞的体外培养条件要求相对苛刻,易发生自然分化而失去干细胞的基本特性。体外培养时,与细胞密度稀疏时相比,高细胞密度条件下的 MSC 表面标志物的表达略微降低[2];③ 干细胞移植进入体内后发生不良分化,具有钙化和形成畸胎瘤的风险。畸胎瘤是干细胞移植后常见的严重不良反应,其形成原因主要是 PSC 移植入体内以后没有完全定向分化,仍残存少量未分化的 PSC,从而分化形成畸胎瘤;④ 干细胞移植后可能引起机体免疫排斥。自身来源干细胞的免疫排斥反应通常较低,但在体外培养过程中,外部环境有可能改变干细胞的一些特征,进而引起宿主免疫效应。例如,在白血病的治疗中,个体经过化学疗法和放射疗法后,进行干细胞移植通常会引起严重的不良炎症反应,尤其作为"屏障"器官的皮肤或肠道部位更容易因移植引发炎症。因此,尽管干细胞对疾病治疗提供了全新的策略,多种缺陷仍限制了干细胞治疗在临床的广泛应用。

一、细胞外囊泡

近些年来,细胞外囊泡(EV)在基础研究和临床试验中被普遍关注。EV是由细胞分泌的具有磷脂双分子层结构的纳米到微米级大小的膜囊泡。根据大小、生物特性和形成过程的不同,EV 主要分为外泌体(exosome)、微囊泡(microvesicle,MV)和凋亡小体(apoptotic body)[3]。外泌体是由多囊泡体与细胞膜融合排出的直径小于 200 nm 的 EV;微囊泡是由细胞出芽形成的直径为 200~1 000 nm 的 EV;凋亡小体是细胞在凋亡过程中,细胞萎缩碎裂形成的有膜包被的含有胞质和细胞器的直径为 500~2 000 nm 的泡状小体[4]。在过去很长一段时间内,EV 被多数研究者认为是一种细胞向外分泌代谢废物的途径。直到1987 年,Rose M. Johnstone 等[5]发现在网织红细胞成熟过程中分泌的微小囊泡具有传递功能性蛋白的作用,并将这类 EV 命名为外泌体。1996 年,Graca Raposo 等[6]发现 B 细胞分泌的 EV 在免疫调控中起到了提呈抗原的作用,由此 EV 逐渐成为生命领域的研究热点。近年来,越来越多的研究发现 EV 作为一种细胞间分子信号的传递者,能够调节细胞的生理和病理状态,参与多种疾病的发生发展。细胞内囊泡运输机制的研究为 EV 在许多疾病的诊断、治疗中的应用提供了崭新的研究途径。另外,在疾病治疗上,囊泡可作为药物载体。EV 储存和运输方便,可增加负载药物的稳定性而减少用药剂量,同时还能通过表面修饰使 EV 实现对病灶部位的主动靶向。目前 EV 递送的药物类型主要集中于小干扰 RNA(siRNA)、微小 RNA(microRNA)和小分子化合物。

二、干细胞衍生膜囊泡

干细胞衍生膜囊泡(stem cell-derived extracellular,SC-EV)是由干细胞衍生产生的囊泡结构。因具有与亲本细胞相似的生物活性成分和功能,SC-EV可代替干细胞用于疾病治疗。同时,由于 SC-EV 无细胞结构,在体外和体内均缺乏复制和分化的能力,不会出现干细胞移植后的免疫排斥及致瘤性风险,因此SC-EV 被认为是比干细胞更安全有效的治疗策略。总体而言,SC-EV 具有以下优势:① 稳定性较好。膜囊泡可长期稳定地保持脂质双分子层结构,在大小结构不发生改变的情况下,间充质干细胞衍生膜囊泡(MSC-EV)可在-20℃下保存 6 个月,在-80℃下可保存 1 年以上,且反复冻融及超速离心均不会改变其大小[7]。② 避免体内致瘤性。SC-EV 具备了大部分干细胞的生理功能,但因缺乏分化能力,在体内移植后不易形成畸胎瘤,可作为一种安全有效的干细胞治疗替代方案。③ 低免疫原性。自身来源的干细胞免疫排斥反应通常较低,但在体外培养过程中,外部环境的改变有可能改变干细胞的一些特征,进而引起宿主免疫反应。SC-EV 携带了母细胞的生物信息,常被认为是无免疫原性。④ 易操作性。SC-EV 对特定组织或器官的靶向性,既可通过表面具有特定的分子实现,亦可通过表面修饰靶向基团以增强其靶向性,具有灵活易修饰的性质。另外,SC-EV 还可用于负载其他药物以实现协同增效的治疗效果。⑤ 高穿透能力。相对于干细胞,SC-EV 因尺寸较小而具有更高的穿透生物屏障能力。

目前,间充质干细胞衍生膜囊泡(MSC-EV)、胚胎干细胞衍生膜囊泡(ESC-EV)、人尿源干细胞衍生膜囊泡(USC-EV)均已广泛应用于中枢神经系统疾病(阿尔茨海默病、神经胶质瘤)、心血管疾病(内源性心肌再生、血管再生)、骨和软骨损伤修复、自身免疫病(糖尿病、炎性肠病)等疾病治疗研究中。与其他类型的干细胞相比,MSC 是分泌 EV 能力很强的干细胞,已成为一种应用广泛的 SC-EV 来源。早在 2009 年,MSC-EV 在甘油诱导的小鼠急性肾衰竭模型上已被证实具有修复急性肾损伤的潜力。体内研究显示,MSC-EV 通过诱导肾小管细胞的增殖,促进了甘油诱导的急性肾衰竭的形态学和功能的恢复。进一步研究发现,MSC-EV 中的 mRNA 主要参与促增殖、转录调控和免疫调节,发挥着修复急性肾损伤的作用[8]。SC-EV 在组织损伤修复中得到广泛应用。在一项 EV 治疗 SD 大鼠颅骨缺损用于骨形成的研究中,研究人员发现骨髓间充质干细胞衍生膜囊泡(BM-MSC-EV)通过体外调节成骨细胞分化和成骨基因表达,具有促进成骨功能,但对成骨细胞的增殖无明显影响[9]。除了直接刺激成骨细胞,促进骨骼修复与再生外,BM-MSC-EV 还可通过促进血管生成和调节M1 型巨噬细胞,介导肩袖肌腱-骨愈合[10]。

大量研究也证实 MSC-EV 具有良好的免疫调控功能,通过与免疫系统的相互作用来调节免疫反应。MSC-EV 可抑制病理性补体活化,诱导调节性 NK 细胞、髓系抑制细胞,预防耐受树突状细胞,从而显著抑制先天免疫反应;在获得性免疫反应方面,MSC-EV 可抑制 B 细胞和 T 细胞的增殖,并触发活化 T 细胞的凋亡[11]。近些年,中枢神经系统疾病的发病率居高不下,尤其给老年人的生活带来极大不便。2021 年的一项研究提出 ESC-EV 可通过调节免疫反应来预防脑卒中。在短暂的脑中动脉阻塞后,静脉注射 ESC-EV 可显著减少白细胞浸润、炎症因子表达、神经元死亡和梗死体积，并缓解缺血性脑卒中后的长期神经功能缺损和组织丢失。对其机制进行研究发现，ESC－EV 通过促进免疫抑制性细胞 Treg 的扩增来调节神经炎症并预防缺血性脑卒中，该过程部分依赖于 TGF－β/Smad 信号通路[12]。

　　早期治疗中，临床常应用 ESC 移植治疗神经胶质瘤，但在体内移植后会形成畸胎瘤样的良性肿瘤，因而 ESC 在体内的治疗应用受到限制。最新研究发现：ESC－EV 能够体外抑制胶质母细胞瘤细胞的增殖，对动物体内的胶质瘤生长也具有明显抑制作用。更重要的是，在体内移植 ESC－EV 后，不会形成畸胎瘤，这使得 ESC－EV 可能成为一种替代 ESC 治疗的安全有效方案。2020 年相关研究发现人尿源干细胞衍生膜囊泡（USC－EV）能预防因长期使用糖皮质激素（GC）而导致的股骨头坏死。体外研究发现，USC－EV 可逆转 GC 诱导的内皮血管生成抑制和细胞凋亡；体内结果表明，使用 GC 的同时静脉注射 USC－EV 可避免血管生成损伤，减少小梁骨和 BMC 的凋亡，防止小梁骨被破坏，改善大鼠股骨头的骨微结构[13]。

　　综上所述，SC－EV 作为一种天然的纳米生物膜泡，通过携带的生物活性物质或被用作递送载体，在各种疾病，如肿瘤、自身免疫病、神经系统疾病、心血管疾病等的治疗中发挥重要作用，且在各种疾病的临床前研究中均显示显著治疗效果。SC－EV 具有与干细胞类似的促进组织损伤修复的功能，能够避免干细胞所面临的致瘤性、免疫排斥、移植后存活率低等问题，还比干细胞更稳定，更易被组织细胞吸收，是更为安全的无细胞替代疗法。目前，多项 SC－EV 已进入临床试验阶段但处于方兴未艾的状态，图 14－1 总结了自 2014 年以来登记在美国

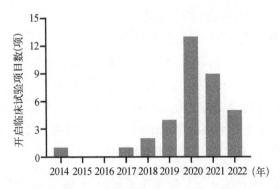

图 14－1　2014~2022 年期间围绕 SC－EV 开展的临床试验项目

注：图中 2022 年临床试验项目数为 2022 年 3 月以前的项目数

Clinical Trials.gov 网站上围绕 SC－EV 开展的临床试验数。当前受限于 SC－EV 内在机制的不明确及外在有效管控措施不足,SC－EV 研究大多仍处于临床前和临床早期。未来仍需要对 SC－EV 中所含活性物质及作用机制进行深入研究,明确 SC－EV 在疾病治疗中的起效机制和应用范围,推进 SC－EV 在临床无细胞疗法中更深入的应用。

第二节 干细胞衍生膜囊泡的分类和制备方法

一、干细胞衍生膜囊泡的类型

干细胞衍生膜囊泡(SC－EV)一般认为除由细胞直接分泌而来的 EV 外,还包括对干细胞或细胞膜进行处理而得到的囊泡。从对干细胞的处理方式出发,可将 SC－EV 分为自分泌型干细胞细胞外囊泡、干细胞细胞质膜仿生囊泡、功能性预处理干细胞衍生膜囊泡 3 种类型。3 种类型的 SC－EV 的特点、应用和制备方法各有不同,在本节"二、干细胞衍生膜囊泡的制备"中将进行详细阐述。

来源于不同类型细胞的 SC－EV 被证实在不同疾病治疗中具有独特的功能,包括组织修复、抗炎和抗衰老等。在进行疾病治疗时,SC－EV 的治疗效果主要受到干细胞来源的影响,本节按照干细胞来源类型,对近年来备受关注的 SC－EV 的特点和应用进行了总结。自分泌型干细胞细胞外囊泡的功能依赖于细胞来源,而干细胞细胞质膜仿生囊泡和功能性预处理干细胞衍生膜囊泡主要发挥的是膜囊泡载体作用和功能性处理后的附加性能,因此本部分讨论的囊泡类型主要为自分泌型干细胞细胞外囊泡。

(一)间充质干细胞衍生的细胞外囊泡

MSC 是具有再生和免疫调节特性的多能干细胞,隶属于 ASC,具有干细胞的所有共性。间充质干细胞衍生的细胞外囊泡(MSC－EV)表面特征分子与 MSC 类似,可表达细胞表面特征分子 CD90、CD44、CD105 和 CD73[14]。

(1)骨髓-间充质干细胞衍生的细胞外囊泡:骨髓是首个被报道含有 MSC 的组织,BM－MSC 是 PSC 的主要细胞类型之一。目前,骨髓间充质干细胞衍生的细胞外囊泡(BM－MSC－EV)已应用于多种疾病的治疗,包括肾脏疾病治疗、肝脏疾病治疗、心脏疾病治疗、免疫调节和组织再生等。Frank Emmrich 课题组[15]构建了脂多糖刺激的 BV－2 小胶质细胞系(永生化小胶质细胞)体外模型,用于中枢神经系统慢性炎症的研究。研究证实,BM - MSC - EV 可从多种分子机制对小胶质细胞的激活进行调节:① 阻止 BV - 2 细胞和原代小胶质细胞中 TNF - α、IF1β 和 IF6 的上调;② 抑制诱导型一氧化氮合酶和前列腺素-过氧化物合酶 2 的上调;③ 促使 M2 型小胶质细胞的标志物趋化因子配体在 BV - 2 细胞中的表达升高;④ 阻止 BV - 2 细胞活化标志物 CD45 和 CD11b 的上调;⑤ 抑制细胞外信号蛋白激酶 1/2、JNK 和 p38 MAPK 分子的磷酸化。该研究充分证实 BM - MSC - EV 具有诱导组织再生和减轻炎症的能力。

(2) 脂肪间充质干细胞衍生的细胞外囊泡:AD - MSC 是一类具有自我更新和多分化潜能的 ASC。从骨髓中获取 BM - MSC 的过程会对机体造成高度损伤,相对而言,获取 AD - MSC 的过程(从脂肪组织中提取)对机体损伤更小,更易获得足够数量的 AD - MSC,因此 AD - MSC 是更为理想的自体干细胞源。除了容易获得外,AD - MSC 可在体外快速扩增,分泌多种神经营养因子、细胞因子和趋化因子。

AD - MSC 在分化为白色和米色脂肪细胞时会分泌囊泡(AD - MSC - EV),AD - MSC - EV 表面具有多种 EV 特征标志分子,包括 TSG101、CD9、CD63 和 CD81[16,17]。另外,囊泡中含有显著上调的 microRNA(miR - 193b、miR - 196a、miR - 328、miR - 31 和 miR - 378a 等),在棕色脂肪分化中发挥重要作用[18,19]。其中,miR - 31 可靶向血管内皮细胞中的 HIF - 1 的抑制因子(factor-inhibiting HIF - 1, FIH1)受体,参与触发血管生成[20]。此外,AD - MSC - EV 还富含骨保护素(osteoclastogenesis inhibitory factor, OCIF)和 miR - 5 - p、let - 7b - 5p 等 microRNA[21],可起到抑制破骨细胞分化、降低与骨吸收有关基因表达的作用。因此,AD - MSC - EV 在骨质疏松[21]和肝纤维化[22]等疾病治疗及转运 RNA 进行细胞重编程[23]方面具有很高的应用潜力。AD - MSC - EV 在干细胞衍生囊泡领域中占据较大的比例,研究热度仅次于 BM - MSC。

目前 AD - MSC - EV 已在多种疾病模型中展示出良好的治疗效果,包括诱导细胞重新编程[23]、治疗骨关节炎和骨质疏松[21,24]、与凝胶配合使用治疗食管瘘管[25]、诱导血管生成[20]、修复皮肤[16]和治疗肝脏疾病[22]等。Yong Woo Cho 课题组[23]将人源 AD - MSC - EV 与胶原-甲基纤维素凝胶混合,注射至小鼠背部,发现该凝胶体系可诱导小鼠背部干细胞分化为脂肪细胞,并诱导脂肪组织褐变,证实 AD - MSC - EV 具有诱导细胞重编程的潜力。

(3) 人脐带血间充质干细胞衍生的细胞外囊泡:hUCB - MSC 是一种低免疫原性的多能干细胞,因取自新生儿脐带组织,不仅易于获得和复制,且避免了 ESC

研究所面临的道德和伦理争议。移植 hUCB－MSC 可通过分泌神经营养因子和抗炎因子以改善损伤部位的微环境,且免疫原性低,无毒副作用[26]。hUCB－MSC 衍生囊泡(hUCB－MSC－EV)具有相似的性能,除具有一般 EV 的共有成分外,还含有 CD29、CD44、CD73、CD105 和 CD166 等特征表面蛋白,以及一些特异的 microRNA(miR－21,miR－100,miR－143、miR－146a、miR－181 和 miR－221[27]),这些 microRNA 在调控细胞周期、发育和分化中发挥重要作用。

hUCB－MSC－EV 已被广泛应用于再生医学和组织工程,特别是在肝肾疾病、心血管和神经系统等疾病治疗的领域。Wei Zhu 课题组[28]将 hUCB－MSC－EV 注射到大鼠心肌梗死模型中研究其在治疗心肌缺血损伤中的应用潜力。研究显示:① 静脉注射的 hUCB－MSC－EV 可抑制交界区心肌细胞的凋亡,促进细胞增殖;② 可促进人脐静脉内皮细胞——EA.hy926 细胞的管状形成和迁移;③ 急性心肌梗死后,显著增加左心室和左心室的射血分数,减轻心肌纤维化;④ 促进血管生成,协助心肌修复。hUCB－MSC－EV 所具有的这些修复功能可能与调控 Bcl－2 家族的表达有关。

（二）胚胎干细胞衍生的细胞外囊泡

胚胎干细胞(ESC)是一组独特的 PSC,可被诱导分化为机体几乎所有的细胞类型。胚胎干细胞衍生的细胞外囊泡(ESC－EV)来源于 ESC。研究表明,含有 ESC－EV 的 HSC 培养基可提高 HSC 的增殖率,同时保持 HSC 的干性[29]。ESC－EV 富含调控干细胞增殖的 Wnt－3 蛋白和 PSC 转录因子 Oct－4 蛋白,以及多种具有多能转录调控功能的 mRNA。ESC－EV 中某些 mRNA 的含量是来自成体细胞 EV 中 mRNA 含量的 1 000 倍以上,这些 mRNA 转录的调控因子均可促进细胞的生长和增殖,包括早期 PSC 标志物(Oct－4、Nanog、Rex－1),早期 HSC 标志物(GATA－2、SCL、HoxB4),以及其他与细胞生长繁殖相关蛋白(GATA－4、Wnt－3、Myogenin 及 MMP－9)等[29]。

除了利用 ESC 直接产生的囊泡外[30],还可利用 ESC 分化为其他不易分离得到的组织干细胞,如 NSC,随后利用分化后的细胞得到相关 EV。Huang－Tian Yang 课题组[31]在小鼠急性心梗模型上注射 ESC 衍生心血管前体细胞(cardiovascular progenitor cell, CVPC)产生的细胞外囊泡(CVPC－EV),发现该囊泡可有效促进心梗心肌的修复和血管生成,具有抑制心肌细胞凋亡的作用。CVPC－EV 通过内部富含的长链非编码 RNA(lncRNA)MALAT1 与靶点 miR－497结合,发挥抑制 miR－497 的作用,从而保护心肌细胞、促进内皮细胞成管。

（三）诱导多能干细胞衍生的细胞外囊泡

诱导多能干细胞（iPSC）是指由体细胞诱导（基因重编程）而成的干细胞，它具有和 ESC 类似的多向发育潜能[32]。诱导多能干细胞衍生的细胞外囊泡（iPSC-EV）由 iPSC 分泌而来，iPSC 和 iPSC-EV 都具有类似于 ESC 的全能性，同时无道德伦理争议[33]，来源广泛，可避免免疫排斥反应，为整个干细胞生物学领域和临床再生医学提供了新的研究方向。此外，iPSC-EV 被证实可在不同类型的疾病中发挥治疗潜力。研究显示，iPSC-EV 富含多种 microRNA，具体的生物学特性受亲本细胞类型及培养条件影响较大。例如，原代皮肤成纤维细胞诱导生成的 iPSC-EV 中 miR-92a-3p 含量突出[34]。

除了利用 iPSC 直接产生囊泡外，诱导 iPSC 转变为其他细胞类型后再生产衍生囊泡，也是基于 iPSC-EV 的研究热点。Ashok K. Shetty 课题组[35]诱导 hiPSC 转变为 NSC 后获得了相关衍生囊泡，并研究了该囊泡中 microRNA 和蛋白质的特征及囊泡的生物学活性。结果表明，EV 富含多种 microRNA 和蛋白质，可参与神经保护、抗凋亡、抗氧化、抗炎、血脑屏障修复和 Aβ 还原。此外，该 EV 能够促进突触发生，促进突触具有更优良的可塑性和更好的认知功能。该团队还在体外巨噬细胞试验和癫痫持续状态大鼠模型上的研究证实了该囊泡具有一定的抗炎和脑修复作用。

（四）肿瘤干细胞衍生的细胞外囊泡

肿瘤干细胞（cancer stem cell, CSC）是肿瘤细胞中一群拥有自我更新能力的细胞，被认为是导致癌变、促进癌症进程、肿瘤转移和癌症复发的原因[36]。研究表明，肿瘤干细胞衍生的细胞外囊泡（CSC-EV）携带癌基因蛋白和肿瘤相关多肽、多种 RNA（microRNA, mRNA 和 lncRNA）及 DNA 片段等物质，对肿瘤微环境中的细胞表型具有重要影响[37]。

CSC-EV 表面标志物一般认为是 $CD24^{low}/CD44^{high[36]}$。以来源于肾肿瘤干细胞的囊泡为例，目前可以从以下几个分子群鉴定其干细胞样特征：MSC 标志物 CD44、CD90、CD146、CD73、CD29、波形蛋白（vimentin）和 ESC 标志物 Nanog、Oct4、Musashi、Nestin 和 Pax2[38]。目前，Julie Gavard 课题组[39]发现胶质母细胞瘤 CSC-EV 中含有可提高内皮细胞通透性和促进血管生成的促血管生成因子 VEGF-A，在肿瘤诱导的血管生成和血管通透性增强的过程中发挥重要作用。

二、干细胞衍生膜囊泡的制备

干细胞衍生膜囊泡主要可通过 3 类方法制备：一是采用干细胞自分泌方式

产生囊泡,该制备方法对干细胞的处理较少;二是对干细胞进行挤出得到衍生囊泡,该制备方法通常对干细胞进行提膜去核处理,也可直接对细胞进行挤压机械分割为膜碎片;三是针对制备功能化 EV,需要对干细胞进行前处理,一般可以通过与药物共孵育或基因工程,以提高某种内含物的表达量或赋予干细胞独特的性质。

（一）自分泌型干细胞衍生的细胞外囊泡

干细胞直接分泌产生 EV 后,再进行囊泡提取,是目前获取干细胞囊泡最为广泛同时也是较为成熟的制备方式。不同细胞类型、培养条件都会影响干细胞分泌 EV。用药物预处理干细胞可刺激囊泡分泌,同时也赋予或加强干细胞 EV 其他特性。

最典型的获取自分泌类型干细胞衍生的细胞外囊泡方法是将经过 6~10 次传代的干细胞在培养基中培养 48 h[25],按照离心的方法来收集干细胞衍生的细胞外囊泡:收集上清液,2 000g 速率下离心 10 min,去掉细胞碎片和凋亡小体部分;随后超速离心(100 000g)至少 2 h,分离得到囊泡;最后将得到的囊泡产物重新悬浮在磷酸盐缓冲液(PBS, pH=7.4)中以待使用[25]。另外,在分离提纯干细胞分泌的囊泡中,使用 500 kDa 的超滤膜进行切向流过滤分离也是较为常用的手段[16]。

通过干细胞自分泌产生 EV 的这一囊泡制备方法的优点在于可以在最大限度保留来源干细胞的性质,维持囊泡的生物学特性,但局限性在于自分泌型干细胞衍生的细胞外囊泡的产量很少。因此如何在维持干细胞衍生的细胞外囊泡生物特性的前提下提升产量,这也是当前干细胞衍生膜囊泡疗法重点发展方向。

（二）挤出型干细胞衍生膜囊泡

使用干细胞直接自然分泌的 EV 治疗相关疾病,面临产率低、生产时间长、对专业技术知识要求较高等问题。从干细胞直接制备细胞质膜仿生囊泡(exosome-mimetic nanovesicle)[40,41],因制备技术简单、产量高的显著优点而被广泛研究。这种囊泡具有与 EV 相似的特征,可用于药物输送、组织再生[42]和癌症靶向[43]。

干细胞细胞质膜仿生囊泡通常是由干细胞挤出得到。相较于自分泌型囊泡,该类囊泡的制备手段具有产量高、制备方便、用时少、更适合高通量生产的优势,其表面性质跟自分泌型 EV 具有一定的差别。在使用挤出器挤出细胞膜碎片(nanoghost)之前,通常需要对干细胞进行去核处理,包括低渗处理和提膜试剂盒处理。得到的膜碎片在进行挤压之前,部分研究中会进行 5 min 的超声预处理,目的是使膜碎片变得更小,自组装形成囊泡结构。将膜碎片通过聚碳酸酯膜挤压时,一般会选择至少两种孔径大小的膜,从大孔径到小孔径依次对细胞膜碎片进行挤出。挤出之后,囊泡的分离方式和自分泌囊泡的分离方式相同,最常用的方法是简便的超速离心分离法。

干细胞细胞质膜仿生囊泡的具体制备方法如下:在 37℃ 下,将干细胞分散在 Tris-镁盐缓冲液中低渗处理 20 min,制备无胞质的碎片细胞(ghost);随后依次通过滤孔为 10 μm、5 μm、3 μm、1.2 μm 和 0.4 μm 的聚碳酸酯薄膜挤压干细胞,并在 150 000g、4℃ 下超速离心 45 min,分离得到纳米碎片或纳米囊泡;最后可通过纳米颗粒跟踪分析系统(nanoparticle tracking analysis system, NTAS)分析获取的细胞质膜仿生囊泡的大小[44,45]。

直接挤压细胞或细胞质膜得到的细胞质膜仿生纳米囊泡可在制备过程中同时包载药物。Byung-Soo Kim 课题组[46]通过挤压含有氧化铁纳米颗粒(iron oxide nanoparticle, IONP)的 BM-MSC,得到含有 IONP 的纳米囊泡(IONP-NV),注射入小鼠体内的 IONP-NV 在磁引导下在梗死区心脏内的滞留显著增加。

（三）功能化干细胞衍生膜囊泡

功能化干细胞衍生膜囊泡则是在利用干细胞制备囊泡之前,对干细胞本身进行功能化处理,包括干细胞与某种药物共孵育[46,47]、改进干细胞某种性质[48]、对干细胞表面进行修饰[49]或对干细胞进行基因改造[50,51]等,经过处理后再得到 SC-EV。干细胞经过功能化修饰所得到的囊泡往往具有更特异性的功能或能更高效递送药物,因此该制备手段的重点在于对干细胞的前处理。制备基因工程化 SC-EV,通常首先使用诸如电穿孔之类的方式将含有目标基因的质粒转染至干细胞中,然后将功能性干细胞置于无囊泡的培养基中培养,最后收集含囊泡的上清液并分离得到相关功能性囊泡[52]。药物或化学试剂处理干细胞得到功能性囊泡的方法为:向干细胞培养液中加入适宜浓度的药物/试剂,与干细胞共培养一段时间后,将处理的干细胞转移至无囊泡的培养基中培养,最后收集、分离并纯化得到功能性囊泡[50]。

尽管上述 3 种囊泡制备方式对干细胞的处理不同,但在囊泡的分离方式上大同小异。用离心方法收集囊泡时,部分研究也常使用梯度离心的方法。外泌体(exosome)和微囊泡(microvesicle)因大小及密度有差异,收集方式略有不同。外泌体的直径一般为 40~100 nm,分离密度为 1.13~1.19 g/mL(蔗糖梯度);微囊的直径为 100~1 000 nm,可在蔗糖梯度中以 1.04~1.07 g/mL 的密度进行超速离心分离[53]。分离后,囊泡可在没有任何冷冻保护剂的情况下在−80℃下保存 12 个月以上,同时保持其功能[54]。

第三节　干细胞衍生膜囊泡制剂在疾病治疗中的应用

迄今,全球已批准了 21 项干细胞治疗的临床药物,包括 UCB‐MSC、BM‐MSC、AD‐MSC 等,但 SC‐EV 相关的上市药物还是空白。其可能原因有:① 产量低,难以规模化[13],用于临床治疗的 SC‐EV 对分离纯度有较高的要求,目前已有的分离方法无法满足其纯度需求;② SC‐EV 属于新兴的治疗手段,目前处于探索阶段,缺乏有效的表征技术及明确的质量控制标准;③ SC‐EV用于疾病治疗的机制尚不明确,其药代动力学特征仍需进行更深入的研究。

研究者们正不断探索以克服以上限制,为 SC‐EV 的临床推进创造有利条件。2017 年 12 月至 2022 年 3 月期间,已有 34 项 SC‐EV 相关的临床试验正在开展或已经完成(表 14‐1)。

表 14‐1　2017 年 12 月至 2022 年 3 月期间干细胞衍生膜囊泡相关的临床试验注册表

研究内容	SC‐EV 来源	临床阶段	疾病类型	状态	开始日期	参考来源
同种异体 MSC 来源的 EV 在急性缺血性脑卒中患者中的应用	MSC	Ⅱ期	急性缺血性脑卒中	受试者招募	2017 年 12 月 27 日	NCT03384433
MSC‐EV 促进大的和难治性黄斑孔的愈合	hUCB‐MSC	Ⅰ期	黄斑裂孔	进行中,停止招募	2018 年 2 月 19 日	NCT03437759
含有 KrasG12D siRNA 的 MSC‐EV 用于携带 *KrasG12D* 突变的转移性胰腺癌患者的 Ⅰ期研究	BM‐MSC	Ⅰ期	转移性胰腺癌伴 *KrasG12D* 突变	受试者招募	2018 年 8 月 1 日	NCT03608631

续 表

研究内容	SC-EV来源	临床阶段	疾病类型	状态	开始日期	参考来源
MSC-EV衍生microRNA的作用，miR-136、miR-494和miR-495在子痫前期诊断和评估中的作用	UCB-MSC	Ⅱ期	子痫	已完成	2018年6月19日	NCT03562715
支气管肺发育不良高危早产儿静脉输注BM-MSC-EV（UNEX-42）的安全性研究	BM-MSC	Ⅰ期	肺支气管发育不良	终止	2019年2月28日	NCT03857841
研究人类脐带华通胶MSC条件培养基对慢性皮肤溃疡患者伤口愈合的治疗效果	MSC	Ⅰ期	慢性溃疡	已完成	2019年10月22日	NCT04134676
评估来自正常供体MSC的异体衍生的细胞外囊泡产品（AGLE-102）治疗大疱性表皮松解症患者病变的安全性和有效性	BM-MSC	Ⅱ期	营养不良的表皮松解大疱	尚未招募	2019年11月22日	NCT04173650
确定UCB-MSC来源的EV是否可以缓解慢性移植物抗宿主病（cGVHD）患者的干眼症状	UCB-MSC	Ⅱ期	慢性移植物抗宿主病相关干眼症	受试者招募	2019年12月30日	NCT04213248
证明MSC及其EV在骨关节炎模型中的治疗潜力	AD-MSC	Ⅰ期	骨关节炎	受试者招募	2020年1月10日	NCT04223622
探索来自异体AD-MSC的EV雾化吸入在新型冠状病毒肺炎重症患者中的安全性和有效性	AD-MSC	Ⅰ期	重症新型冠状病毒肺炎	已完成	2020年2月19日	NCT04276987

研究内容	SC-EV来源	临床阶段	疾病类型	状态	开始日期	参考来源
MSC-EV 治疗急性A型主动脉夹层手术修复后多器官功能障碍综合征	MSC	不适用	急性A型主动脉夹层术后多器官功能障碍综合征	尚未招募	2020年4月22日	NCT04356300
评估来自异体AD-MSC的外泌体在阿尔茨海默病受试者中的安全性和有效性	AD-MSC	Ⅱ期	阿尔茨海默病	受试者招募	2020年5月15日	NCT04388982
探讨外泌体雾化吸入治疗新型冠状病毒肺炎住院重症患者的安全性和有效性	MSC	Ⅰ期	SARS-CoV-2相关肺炎	已完成,有结果	2020年7月29日	NCT04491240
评价 AD-MSC-EV 治疗碳青霉烯类耐药革兰阴性杆菌所致肺部感染的有效性和安全性	AD-MSC	Ⅱ期	耐碳青霉烯类革兰阴性杆菌诱导的肺部感染	受试者招募	2020年9月10日	NCT04544215
hMSC-EV 治疗急性呼吸窘迫综合征的疗效评价	MSC	Ⅱ期	急性呼吸窘迫综合征	受试者招募	2020年10月26日	NCT04602104
探讨外泌体雾化吸入治疗新型冠状病毒肺炎住院重症患者的安全性和有效性	MSC	Ⅱ期	COVID-19相关肺炎	通过邀请注册	2020年10月26日	NCT04602442
BM-MSC-EV 输注治疗 COVID-19 相关急性呼吸窘迫综合征的扩大接入方案	BM-MSC	Ⅱ期	COVID-19相关急性呼吸窘迫综合征	可用	2020年12月8日	NCT04657458
评价静脉注射骨髓源性细胞外囊泡与安慰剂治疗重症 COVID-19 患者中至重度急性呼吸窘迫综合征(ARDS)的安全性和有效性	BM-MSC	Ⅱ期	COVID-19相关性急性呼吸窘迫综合征	已完成	2020年7月30日	NCT04493242

研究内容	SC‑EV来源	临床阶段	疾病类型	状态	开始日期	参考来源
评估 AD‑MSC 外泌体对牙周炎患者牙周袋的再生效果	AD‑MSC	Ⅰ期	牙周炎	未知	2020 年 2 月 17 日	NCT04270006
健康志愿者 MSC 外泌体雾化吸入的耐受性临床研究	BM‑MSC	Ⅰ期	临床耐受性试验	已完成，有结果	2020 年 3 月 18 日	NCT04313647
探讨静脉注射MSC‑EV 治疗 COVID‑19 阳性急性呼吸窘迫综合征/新型冠状病毒肺炎患者的安全性和有效性	MSC	Ⅰ/Ⅱ期	COVID‑19 所致的急性呼吸窘迫综合征或新型冠状病毒肺炎	尚未招募	2021 年 3 月 12 日	NCT04798716
评价静脉注射 BM‑MSC‑EV 治疗轻中度 COVID‑19 的安全性和有效性	BM‑MSC	Ⅱ期	轻中度 COVID‑19	尚未招募	2021 年 11 月 11 日	NCT05125562
BM‑MSC‑EV 用于治疗医学上难治性克罗恩的Ⅰ期研究	BM‑MSC	Ⅰ期	克罗恩病、肠易激综合征	尚未招募	2021 年 11 月 16 日	NCT05130983
评估静脉给药 BM‑MSC‑EV 治疗后急性 COVID‑19 综合征和慢性 COVID‑19综合征的安全性和有效性	BM‑MSC	Ⅰ/Ⅱ期	COVID‑19 急性期后综合征	尚未招募	2021 年 11 月 9 日	NCT05116761
评价 BM‑MSC‑EV 静脉注射治疗急性呼吸窘迫综合征的安全性和有效性	BM‑MSC	Ⅱ期	急性呼吸窘迫综合征	尚未招募	2021 年 11 月 9 日	NCT05127122
MSC‑EV 治疗烧伤创面的初步安全性研究	BM‑MSC	Ⅰ期	伤口愈合	尚未招募	2021 年 10 月 12 日	NCT05078385
评估单次关节内注 MSC‑EV 对中度膝骨关节炎患者的安全性和有效性	MSC	Ⅰ期	骨关节炎	尚未招募	2021 年 9 月 14 日	NCT05060107

研究内容	SC – EV 来源	临床阶段	疾病类型	状态	开始日期	参考来源
MSC – EV 在重症患儿中的应用及治疗效果	MSC	不适用	儿童严重感染	尚未招募	2021 年 3 月 26 日	NCT04850469
自体 MSC – EV 来源的信号分子在骨移植中促进骨形成	AD – MSC	Ⅰ期	骨再生	尚未招募	2021 年 7 月 23 日	NCT04998058
ExoFlo 治疗医学上难治性溃疡性结肠炎的研究	BM – MSC	Ⅰ期	难治性溃疡性结肠炎	尚未招募	2021 年 11 月 17 日	NCT05176366
个性化营养干预结合 MSC – EV 应用于糖尿病患者皮肤溃疡的再生能力和伤口愈合的评价	MSC	不适用	糖尿病皮肤溃疡	尚未招募	2022 年 1 月 20 日	NCT05243368
MSC – EV 治疗减轻中度 COVID – 19 患者超炎症反应的有效性和安全性	MSC	Ⅲ期	COVID – 19 相关肺炎	受试者招募	2022 年 1 月 28 日	NCT05216562
关节内给药滑膜液源 MSC – EV 与同一患者滑膜液源 MCS 的比较	MSC	Ⅱ期	半月板损伤	受试者招募	2021 年 11 月 1 日	NCT05261360
用 MSC-EV 全血刺激后,将确定 COVID-19 危重患者的免疫表型、细胞因子释放和 mRNA 表达模式	MSC	不适用	中重症 COVID – 19 相关肺炎	受试者招募	2022 年 1 月 12 日	NCT05191381

一、干细胞衍生膜囊泡用于癌症治疗

癌症已成为危害公共健康的主要元凶之一。MSC 具有肿瘤组织趋向性,在到达肿瘤部位后,可通过释放 MSC – EV 等抑制肿瘤增殖并诱导肿瘤细胞凋亡。直接进行 MSC 移植具有成活率低、分化不可控等缺点。MSC – EV 对肿瘤部位具有同样强烈的迁移倾向,同时不需要考虑自身成活率的问题,致瘤性低,表现出重要的生物工程潜力,可作为抗肿瘤药物靶向递送平台,因此涌现了大量MSC-EV用于肿瘤治疗的研究。

目前,SC-EV用于癌症治疗的机制主要基于以下几点。

(1)抑制肿瘤细胞增殖,促进细胞凋亡:早在2013年就有人评估了BM-MSC-EV对HepG2肝癌、卡波西肉瘤和SKOV-3卵巢癌细胞的影响,该囊泡可诱导肿瘤细胞坏死[55];在SCID小鼠体内肿瘤模型中,瘤内注射BM-MSC-EV可显著抑制肿瘤生长。2016年,Abu Musa Md Talimur Reza等[56]观察到AD-MSC-EV可增强线粒体介导的卵巢癌细胞凋亡。2019年,Lei Yuan等[57]发现携带miR-148b-3p的hMSC-EV能迁移到乳腺癌细胞中,抑制肿瘤细胞增殖和迁移,并诱导乳腺癌细胞凋亡。

(2)抑制肿瘤血管形成:2019年,Leonie Rosenberger[58]在研究人经源性子宫内膜干细胞来源的外泌体(MenSC-EV)时发现,MenSC-EV可显著降低前列腺癌血管生成,抑制ROS产生途径,下调促血管生成因子,从而发挥抗肿瘤作用。Jong-Kuen Lee等[59]研究发现,MSC-EV可被乳腺癌细胞内化,下调肿瘤细胞中VEGF的表达,抑制血管生成。

(3)抑制转移:肿瘤的转移途径包括血行转移、淋巴转移和种植性转移等。切断这些转移途径,避免癌细胞扩散是肿瘤治疗过程中的重要一环。2014年就有研究发现人工合成的miR-143被引入人BM-MSC后,可被EV包裹并可控地释放到骨肉瘤细胞中,抑制肿瘤转移[60]。2019年,研究人员证明在高转移性乳腺癌模型中,经包封紫杉醇的MSC外泌体治疗后,不仅原发性肿瘤减少超过60%,且远处器官转移量减少了50%,显示该囊泡具有良好的肿瘤靶向性,并可充分抑制癌细胞的扩散[61]。

(4)逆转肿瘤耐药:患者对某类药物的敏感性下降,可降低抗肿瘤药物的疗效。2013年,研究发现:通过MSC-EV向胶质母细胞瘤传递功能性anti-miR-9可增强肿瘤细胞的化疗敏感性,改善胶质母细胞瘤细胞对替莫唑胺(TMZ)的耐药性[62]。Sharif等[63]还发现,转染了外源miR-124的SC-EV不仅能降低肿瘤的增殖和迁移,也赋予了胶质母细胞瘤对TMZ的化疗敏感性。

二、干细胞衍生膜囊泡用于肺部疾病治疗

自2020年以来,在新型冠状病毒的影响下,对肺部相关疾病的研究大量进入临床试验阶段,其中使用到SC-EV的有13项,用于治疗COVID-19所致的急性呼吸窘迫综合征、急性肺损伤及革兰阴性杆菌诱导的肺部感染等。MSC具

有分化为多种组织的潜力,是治疗包括肺损伤在内的各种组织损伤的首选细胞。这些治疗特性主要由于 MSC－EV 中含有生长因子、细胞因子和黏附分子,如 VEGF、TGF－β1、IF8 等,这些物质有助于促进血管生成和组织修复。对肺脏而言,研究表明,MSC－EV 可减轻肺部炎症反应,并改善器官功能。

急性肺损伤是呼吸科常见的急重症,现有的治疗方法主要是机械通气,该方法创伤较大,无法从根本上解决肺部损伤问题,而迄今药物治疗也无确切疗效,因此急需探求治疗急性肺损伤的新方法。EV 作为一种全细胞治疗的替代疗法,在肺损伤模型中表现出良好的治疗潜力。多项研究探究了 MSC－EV 在急性肺损伤/急性呼吸窘迫综合征模型中的治疗作用,其可能机制包括以下几点[64]:① 免疫调节和抗炎作用;② 促进急性肺损伤患者肺泡上皮和内皮的修复;③ 改善肺泡液体清除率;④ 抗菌活性;⑤ 对急性肺损伤后肺纤维化有抑制作用。目前,BM－MSC－EV 产品 ExoFlo™正用于 COVID－19 相关的急性呼吸窘迫综合征患者的临床试验,结果表明单次静脉注射 BM－MSC－EV 可逆转重症 COVID－19 住院患者的缺氧症状、促进免疫重建和细胞因子下调,且未观察到明显不良反应,但仍需要进一步的研究来验证其安全性和有效性。

除急性肺损伤/急性呼吸窘迫综合征外,研究者对 SC－EV 在其他肺部疾病(如肺动脉高压、肺发育不全等)中的应用也进行了探索。在小鼠肺动脉高压模型中,BM－MSC－EV 展现了良好的细胞保护作用[65];低氧暴露三周后,BM－MSC－EV 可防止右心室高压和右心室肥厚的发生和发展,且 BM－MSC－EV 可干扰肺早期缺氧信号,抑制炎症反应。另外,研究发现 hMSC－EV 对支气管肺发育不良和慢性阻塞性肺炎有缓解作用[66],经气管内给药后,hMSC－EV 可促进细胞增殖并防止细胞凋亡,从而发挥保护肺泡Ⅱ型上皮细胞的作用。最近在大鼠及家兔胎儿肺发育不全模型上进行的研究表明[67]:羊水干细胞来源的外周囊泡(AFSC－EV)具有良好的修复能力,可恢复肺上皮细胞和成纤维细胞的增殖能力并改善上皮细胞分化,维持肺上皮内稳态,显示 SC－EV 在肺发育不全患者中的治疗应用潜力。

三、干细胞衍生膜囊泡用于骨代谢异常相关疾病治疗

骨质疏松症是一种常见的骨骼疾病,多种原因(如激素水平改变等)会造成骨形成与骨吸收之间的不平衡,骨脆性增加,易诱发骨折致残,严重影响患者的生活质量。现有治疗骨质疏松症的方法主要聚焦于利用雌激素受体调节剂、激素类似物及双膦酸盐类药物等抑制骨吸收,这些药物均有明显的副作用。

SC－EV 保留了干细胞的许多性质,可用于促进骨形成。Martina Gatti 等[68]研究了人羊水干细胞的细胞外囊泡(hAFSC－EV)对骨质疏松模型的影响,发现 hAFSC－EV 可改善成骨细胞前体细胞的分化能力,提高细胞活力。Kyoung Soo Lee 等[69]在 2021 年的研究表明,AD－MSC－EV 能在骨组织驻留更长时间,并降低破骨细胞生成相关基因的表达,通过提高骨保护素和 miR－21－5p 水平缓解骨质疏松症。

BM－MSC 是起源于中胚层的 ASC,具有自我更新及多向分化潜能,可分化为多种间质组织,如骨骼、软骨、骨髓造血组织等,向骨组织的分化能形成骨细胞和软骨细胞。BM－MSC 来源的外泌体除直接刺激成骨细胞,促进骨骼修复与再生外,还可促进血管生成、调节 M1 型巨噬细胞的分化,从而介导骨愈合[21]。人血管周围干细胞在与骨祖细胞共培养过程中,也可刺激骨细胞增殖、迁移和分化,介导骨修复[70]。

骨关节炎是一种风湿性疾病,其生理改变主要是关节软骨蜕变与剥脱,导致慢性疼痛甚至残疾,尚无有效的治疗方法。研究证实,人 BM－MSC－EV 可发挥治疗骨关节炎作用[71]:当与骨关节炎软骨细胞共培养时,BM－MSC－EV 可消除 TNF－α 介导的 COX2 和 IL 的上调,抑制胶原酶活性;在体外实验中,BM－MSC－EV 也展现了良好的促软骨再生能力。2021 年 Shijie Tang 等[72]比较了 huc－MSC 及其细胞外囊泡(huc－MSC－EV)对骨关节炎的治疗效果,发现与软骨修复相关的蛋白在 huc－MSC－EV 中含量更为丰富。2020 年已有 AD－MSC－EV 用于骨关节炎的研究进入了临床试验阶段(表 14－1,NCT04223622)。

四、干细胞衍生膜囊泡用于免疫相关疾病治疗

MSC－EV 对 T 细胞、B 细胞及 NK 细胞等免疫相关细胞具有调节作用。类风湿关节炎是一种慢性自身免疫病。类风湿关节炎病因未知,且无有效的治疗方法。MSC 具有免疫调节和分化作用,具备治疗类风湿关节炎的潜力。Dan Ma 等[73]在 2019 年发现,hMSC 及其分泌的 EV 可抑制 T 细胞增殖,促进 T 细胞凋亡,从而延缓类风湿关节炎病情进展并抑制滑膜增生。抑制浆细胞,产生 Breg 细胞,维持免疫耐受并抑制免疫过度激活[74]。

炎性肠病(IBD)是溃疡性结肠炎和克罗恩病的统称,主要累及回肠、直肠、结肠。肠道黏膜免疫系统异常所导致的炎症反应在炎性肠病发病中起重要作用,目前尚无有效的治疗策略。2020 年,Gaoying Wang 团队[75]证实高表达 miR－326的 hMSC－EV 能抑制类泛素化过程以缓解小鼠炎性肠病症状。除

UCB-MSC外,犬脂肪组织来源间充质干细胞囊泡(cACS-MSC-EV)和人胎盘间充质干细胞衍生囊泡(hPMSC-EV)也已用于抗炎性肠病研究。腹腔内给予TNF-α和IFN-γ引物刺激产生的cACS-MSC-EV,能提高M2型巨噬细胞及结肠中Treg细胞的水平,发挥免疫抑制作用,缓解小鼠炎性肠病症状[76]。2020年的研究证明hPMSC-EV能够抑制炎症和氧化应激,以减轻小鼠结肠炎,这主要归因于hPMSC-EV能促进黏膜愈合,促进结肠上皮细胞增殖并维持紧密连接[77]。这些发现为基于SC-EV的炎性肠病治疗提供了新的理论基础。由于临床试验仍在进行中,SC-EV治疗自身免疫病的疗效仍有待确定。

五、干细胞衍生膜囊泡用于心血管疾病治疗

有研究报道,在心肌梗死(MI)动物模型中,MSC-EV具有心脏修复能力。Lianbo Shao等[78]在心肌梗死大鼠模型中,比较了MSC及其分泌的EV对心肌的保护作用。结果表明,两者均能减轻炎症,抑制纤维化,改善心功能,且MSC-EV的作用优于MSC。临床前研究表明,MSC-EV在心肌梗死治疗中具有广阔的应用前景。

Jiacheng Sun等[79]发现HIF-1α修饰的BM-MSC-EV可促进缺氧损伤的血管人脐静脉内皮细胞的生成、迁移和增殖。在大鼠心肌梗死模型中,HIF-1α过表达的EV可促进新血管形成和抑制心肌细胞纤维化来保护心功能。Teng Ma等[80]发现心肌注射载有miRNA-132的MSC-EV后,可促进心肌梗死区域的血管生成。

除了利用直接来源于干细胞的EV进行研究,将干细胞经不同预处理后产生的EV在治疗心血管疾病方面也具有较好的疗效。Peisen Huang等[81]分离提取了阿托伐他汀(ATV)预处理的MSC中的外泌体(MSC-ATV-EV),该囊泡体系可通过LncRNA H19调节人脐静脉内皮细胞中miR-675的表达,促进VEGF和ICAM-1的激活,减少心肌细胞凋亡,缩小梗死面积,从而改善心功能。Jinxuan Zhao等[82]发现MSC-EV可通过传递miR-182改变巨噬细胞极化状态,减轻小鼠心肌缺血再灌注损伤。Ruqin Xu等[83]制备了脂多糖(LPS)预处理BM-MSC-EV,发现BM-MSC-EV在体外可促进M2型巨噬细胞极化,在小鼠心肌梗死模型中可介导巨噬细胞极化,以减轻梗死后炎症和心肌细胞凋亡。

六、干细胞衍生膜囊泡用于糖尿病治疗

糖尿病是一种高发病率的代谢性疾病,根据发病机制可分为1型糖尿病和

2 型糖尿病。不同类型的糖尿病均可引发一系列并发症,如糖尿病肾病、糖尿病足等,这些都严重影响患者的健康和生活质量。越来越多的研究表明,SC－EV对不同类型的糖尿病及其并发症具有一定的疗效。

Yaoxiang Sun 等[84]在 2 型糖尿病大鼠模型中发现,静脉输注 hMSC－EV 可促进胰岛素敏感性、增加外周组织葡萄糖摄取和代谢及通过抑制链脲佐菌素(STZ)诱导的 β 细胞凋亡,保护胰岛免受损伤,降低糖尿病模型大鼠的血糖水平,从而有效缓解 2 型糖尿病大鼠的高血糖。Wei Nie 等[85]发现 hMSC－EV 在体外可以保护胰岛细胞免受缺氧诱导的损伤,延长胰岛细胞存活时间,从而提高胰岛移植的效率。Qin He 等[86]发现 hMSC－EV 能通过 AMPK 途径激活胰岛素抵抗肝细胞的自噬,改善胰岛功能、促进糖酵解、糖原合成和抑制体内外 2 型糖尿病模型中的糖异生,有效缓解高血糖。

Taeko Shigemoto－Kuroda 等[87]证实 MSC－EV 可通过免疫调节延缓小鼠 1 型糖尿病的发生。研究发现,静脉注射 MSC－EV 可减轻胰岛炎,保护胰岛中的胰岛素生成细胞,并提高血浆中的胰岛素水平。在体外实验中,Enrica Favaro 等[88]探究了 MSC－EV 是否在 1 型糖尿病发病时可抑制体外胰岛抗原 T 细胞活化。他们采集了新发 1 型糖尿病患者的血样,并采用密度梯度离心法分离新鲜外周血单个核细胞(peripheral blood mononuclear cell, PBMC)。将 MSC－EV 与经胰岛抗原谷氨酸脱羧酶(GAD65)预处理的 PBMC 一起培养,研究发现经MSC－EV 治疗后,相比于对照组,经 GAD65 预处理的 PBMC 中 IFN－γ 和 IL－17的表达显著降低,Th17 细胞数量减少。同时 FoxP3 调节性 T 细胞的数量增加,表明 MSC－EV 抑制了胰岛抗原诱导的促炎症反应。

除了用于 1 型糖尿病和 2 型糖尿病的治疗外,MSC－EV 还可以缓解糖尿病并发症。糖尿病肾病是糖尿病患者常见的严重并发症。Zhenzhen Jiang 等[89]在STZ 诱导的糖尿病肾病大鼠模型研究发现,静脉输注尿源性干细胞囊泡可降低尿白蛋白水平,减轻足细胞凋亡,并促进肾小球内皮细胞增殖。Yurui Duan 等[90]发现,AD－MSC－EV 通过递送 miR－26a－5p 靶向 TLR4 使 NF－κ B/VEGFA 信号通路失活,从而减轻糖尿病肾病的病理症状。

七、干细胞衍生膜囊泡用于肾脏疾病治疗

SC－EV 在肾脏疾病研究中也受到了越来越多的关注,主要研究集中于急性肾损伤、代谢性肾病或慢性肾病。Kilpinen Lott 等[91]在缺血再灌注损伤诱导的急性肾损伤大鼠模型中发现,UCB－MSC－EV 改善了肾功能障碍和急性肾小

管坏死。Bing Shen 等[92]探讨了 SC－EV 参与急性肾损伤修复的机制,他们对 MSC－EV 中炎症相关蛋白表达的分析发现,CCR2 在囊泡表面高度表达,随后的体内和体外实验证实,CCR2 阳性 MSC－EV 可通过降低其配体 CCL2 水平来抑制巨噬细胞的迁移和活化,从而促进缺血再灌注诱导的急性肾损伤的修复。

除了抗炎和免疫调节作用外,SC－EV 在肾脏损伤修复方面还显示出抗氧化作用。Guangyuan Zhang 等[93]发现在缺血再灌注损伤大鼠模型中,UCB－MSC－EV 可通过单次静脉注射改善肾功能并减轻组织损伤。经 EV 治疗后,缺血再灌注损伤大鼠体内的丙二醛和 8－羟基脱氧鸟苷水平显著降低,从而缓解氧化应激,降低缺氧损伤模型肾小管上皮细胞的活性氧水平。Dian Li 等[94]在另一项研究中通过模拟肾结石诱导了体内肾损伤模型,即肾小管上皮细胞暴露于一水草酸钙晶体和草酸中,上皮细胞数量和细胞活力显著降低,乳酸脱氢酶、H_2O_2、丙二醛和 ROS 水平显著升高。经 UCB－MSC－EV 治疗后,草酸+一水草酸钙诱导的所有症状均发生逆转,以上结果表明干细胞衍生 EV 的抗氧化作用在肾脏保护中起重要作用。

Alfonso Eirin 等[95,96]在猪单侧肾动脉狭窄(RAS)引发的新型代谢综合征(MetS)模型中,研究了 MSC－EV 在修复肾损伤中的功效和机制。研究证实 MSC－EV 治疗可改善肾血流量,降低肾小球滤过率,减轻肾脏炎症,抑制髓质氧合和纤维化[95]。通过 mRNA 测序和蛋白质组学分析发现,MSC－EV 中存在多种促进血管生成、调节细胞凋亡和氧化应激的 mRNA 和蛋白质。在 MetS+RAS 模型中,证实 MSC－EV 可以改善肾脏微循环,抑制细胞凋亡和氧化应激,修复肾功能[96]。

八、干细胞衍生膜囊泡用于伤口愈合治疗

皮肤是人体的第一道防线,与外界环境直接接触,易受到损伤。研究表明,MSC－EV 通过释放抗炎、抗纤维化和促血管生成因子,具有促进伤口愈合的巨大潜力[76]。Tiechao Jiang 等[97]研究了 hBM－MSC－EV 对大鼠皮肤创伤愈合的细胞再生作用及其潜在机制,发现 hBM－MSC－EV 通过抑制 TGF－β/Smad 信号通路有效促进人角质形成细胞(HaCaT)和 HDF 两种细胞的生长,从而促进创面愈合。Sen Ren 等[98]发现 AD－MSC－EV 可以刺激 HUVEC、HaCAT、人皮肤成纤维细胞在体外和体内的增殖、迁移和血管生成,加速伤口愈合。Qian Li 等[99]发现长链非编码 RNA H19 在 AD－MSC－EV 中高度表达,RNA H19 通过 miR－19b 上调 SOX9 的表达,从而促进受伤皮肤的伤口愈合。研究发现

EV-NP 可以很容易地被 HUVEC 内化,在体外和体内显著促进其增殖、迁移和血管生成。

瘢痕的形成可能是由肌成纤维细胞聚集引起的,是临床上皮肤伤口愈合过程中最大的挑战。Mengna Duan 等[100]在皮肤缺损大鼠模型中研究发现,表皮干细胞衍生外泌体(EPSC-EV)通过抑制 TGF-β1 及其下游基因的活性,对皮肤伤口愈合具有治疗作用,提高大鼠伤口愈合率,减少瘢痕形成。

九、干细胞衍生膜囊泡用于神经系统疾病治疗

MSC-EV 在治疗癫痫、脑卒中或创伤性脑损伤等神经疾病方面具有强大的抗炎作用。Hongqi Xin 等[101,102]研究了 MSC-EV 在大鼠脑卒中模型中的作用与机制,并于 2013 年首次证明,静脉注射 MSC-EV 对脑卒中进行系统治疗可显著改善神经系统预后,并有助于神经血管重塑。随后,他们进一步探讨了 MSC-EV 介导的 miR-133b 转移对促进脑卒中后神经功能恢复的作用机制,他们使用基因敲入和敲除技术分别上调或下调 MSC 及其相应 EV 中的 miR-133b 水平。使用上述 EV 治疗大脑中动脉闭塞大鼠,研究发现接受未经处理的 MSC-EV 治疗的大脑中动脉闭塞大鼠神经功能得到了改善,而 miR-133b 表达上调的 MSC-EV 疗效显著提高。研究表明,MSC-EV 通过将 miR-133b 转移到神经元细胞和星形胶质细胞,增强了大鼠脑卒中模型中的轴突重塑和功能恢复[101]。接下来,Hongqi Xin 等又将 miR-17-92 簇质粒转染到 MSC 中,获得的富含 miR-17-92 簇的 EV,他们发现富含 miR-17-92 簇的 EV 处理可显著抑制梗死周围区域磷酸酶和张力蛋白同系物,从而增加脑卒中后的神经可塑性和功能恢复[102]。

Yuguo Xia 等[103]发现 iPSC 来源的 MSC 分泌的细胞外囊泡(iMSC-EV)可激活 STAT3、抑制自噬,从而保护缺血损伤并促进血管生成。Thorsten R. Doeppner 等[104]发现 MSC-EV 在小鼠脑卒中模型中可诱导长期神经保护,改善神经恢复,增加神经发生和血管生成,并调整缺血后免疫反应。Panpan Xian 等[105]研究了 MSC-EV 对炎症诱导的星形胶质细胞改变的治疗作用和机制,发现 MSC-EV 可改善炎症诱导的星形胶质细胞改变,同时改善了培养中 LPS 诱导的异常钙信号和线粒体功能障碍,以及硒诱导的小鼠学习和记忆障碍,并且通过 Nrf2/NF-κB 信号通路参与调节小鼠星形胶质细胞活化,表明 MSC-EV 作为一种纳米治疗剂在治疗伴有海马星形胶质细胞改变的神经系统疾病方面具有很大的潜力。

第四节 干细胞衍生膜囊泡制剂的安全性研究进展

干细胞衍生膜囊泡(SC-EV)的安全性相关问题严重阻碍了 SC-EV 的临床转化进度,且目前的研究对于 SC-EV 给药后的副作用鲜有报道。不同细胞来源的 SC-EV 及其内容物成分复杂、形貌大小差异明显、个体间异质性较大,使得 SC-EV 的综合表征和质量控制相对困难。临床应用中,对 SC-EV 的纯度和特征鉴定需求也对分析技术提出更高要求,若无法预测并准确鉴定 SC-EV 的生物学特性,易引发机体的重大风险。此外,SC-EV 作为药物制剂或载体,包含的非功能性成分可能会降低其治疗效果,因此在临床治疗中或许提高使用剂量,也会导致未知的安全性问题[106]。

一、干细胞衍生膜囊泡的安全性是临床应用的前提

虽然 SC-EV 产生疗效的机制、作用部位尚不明确,但是在一系列临床前模型系统中观察到良好的治疗效果。例如,在相关的肺部疾病模型中显示 MSC-EV 具有一定的抗新型冠状病毒的潜力。目前已有相关临床试验利用 MSC 来源的外泌体对 COVID-19 患者进行治疗。即便 SC-EV 治疗存在上述显著优势,在临床上正式应用 SC-EV,对其安全性的有效评价也是必不可少的,包括 SC-EV 的来源、致瘤性及免疫原性等方面。

(一) 干细胞衍生膜囊泡的来源

干细胞是从不同组织中获得的异质细胞实体,即使来自相同的组织,干细胞也可能表现出个体差异,并克隆出特定的功能差异。来源于不同供体的 BM-SC-EV 中细胞因子含量存在显著差异。如在急性肺损伤模型中,来源于年轻供体干细胞产生的 EV 可减轻 LPS 诱导的急性肺损伤,而老年供体来源的 EV 则没有该疗效。另外,最近的研究发现,AD-SC-EV 比 BM-SC-EV 具有更高的血栓形成活性,如在 COVID-19 危重症中,补体途径的激活和相关的促凝状态会导致微血管损伤综合征,倘若在 COVID-19 治疗中使用来源不当的 SC-EV 会产生更严重的后果[107]。永生化的克隆干细胞细胞系可克服因不同来源、制备、老化和其他因素而导致的 EV 异质性,在此基础上进行严格 EV 生产和效能测试或许能解决 SC-EV 的来源性诱导的副作用问题。

(二) 干细胞衍生膜囊泡的致瘤性

有研究表明,ESC 和 iPSC 有一定的致瘤风险[5]。畸胎瘤的形成是体外分化

过程中由残留的未分化细胞引起的,这可能是在培养过程中部分 ESC 基因突变造成的。而 iPSC 的诱导过程和肿瘤的发生过程非常相似,是由 iPSC 将"激活"的一个或多个癌基因转入体细胞内,此过程也具有一定的致瘤性。可以推测,此类干细胞衍生的 SC-EV 也可能存在致瘤风险。同时,部分 SC-EV 可能存在潜在促肿瘤生长活性,特别是具有血管生成活性的干细胞来源的 EV,在缺乏血管生成活性而处于休眠状态的肿瘤中具有潜在的促瘤活性,这仍然是一个亟待解决的问题。

(三) 干细胞衍生膜囊泡的免疫原性

由于 SC-EV 来源于哺乳动物细胞并具有生理成分,因此 SC-EV 已被广泛认为具有较低的免疫原性和良好的生物相容性。例如,给小鼠静脉和腹腔注射来自人类胚胎肾细胞的 MSC-EV,3 周内没有显示出明显的毒副作用。但干细胞治疗中面临的免疫排斥问题,同样也是 SC-EV 在临床应用中需要克服的难题。因异常的基因表达,来自自体的 iPSC 依然具有明显的免疫原性[5]。因此,可以推测 SC-EV 也可能存在上述问题,需要通过更多的动物实验和临床试验来降低 SC-EV 的应用风险。

二、干细胞衍生膜囊泡安全性评价的必要性

SC-EV 制剂是一种潜在的药物治疗体系,在正式用于临床治疗之前,应参照类似评价脂质体载体和其他生物制品的过程,须严格定义其"同一性"和"效价"等参数,并解决潜在的副作用。迄今,大部分研究团队使用的都是各自的 SC-EV 制剂的制备和表征策略,而集中于制剂的临床治疗前研究且符合 GMP 的研究很少。因此,对于候选的 SC-EV 产品,需针对其安全性和临床药理学,进行全面的研究和评价。

具体而言,应该建立适当复杂的体外模型用于评估研究,包括先进的二维和三维模型,并在啮齿动物和非灵长类动物模型上进行深入研究。动物模型的研究,除了选择合适的标记方法来考察 SC-EV 的器官分布外,还需评估在不同方法下合理给药的安全性和有效性,以便进行进一步的临床转化。此外,干细胞和 EV 相关的国际学会指出,EV 制剂的合理临床试验设计和严格监管监测对于确保患者安全非常重要。因此,在现阶段制造工艺条件下,需要逐渐改良并升级方法,从干细胞中获得稳定的 EV。与此同时,为进一步支持干细胞 EV 的临床应用,必须开发适用于评价不同干细胞 EV 制剂的治疗效果和制剂在体内外相关性的方法,发展其作为药物载体工程的新时代。

三、干细胞衍生膜囊泡的全面表征是保证安全性的基本要求

在 SC-EV 构成的无细胞治疗的背景下,为了对 SC-EV 的有效性和安全性进行评价,首先需要对其特征和纯度进行鉴定,然后再对其单一颗粒进行详细表征。国际细胞外囊泡协会(International Society for Extracellular Vesicles, ISEV)从 2014 年就开始了对 EV 分离和表征技术的标准化,并于 2018 年对指南进行了一定补充和更新[108]。

对 SC-EV 表征是安全性和有效性研究的先决条件,经过综合表征再进行评价筛选,从而得到符合条件的 SC-EV。首先是对 SC-EV 的来源和制备产物进行定量,来源量化如细胞计数等;制备产物定量,可从组分的整体和比例分别定量,如总脂质、总蛋白质、总颗粒数或蛋白质/颗粒数、脂质/蛋白质等。其次是一般表征,主要是对 SC-EV 的特异性标志物和相关蛋白的表征。通常认为 SC-EV 携带独特的蛋白、核酸和脂质,如细胞膜上的多种黏附因子、膜转运蛋白与融合蛋白(GTPases、flotillin、annexin)及母细胞特异性表达的表面特征分子如 CD44、CD90 等。不同来源的干细胞,如常见的 BM-MSC、AD-MSC、UCB-MSC,其衍生的 EV 携带有不同种类的生物活性分子(蛋白质、microRNA),这些分子反映了亲代细胞的来源和状态,也决定它们能否发挥促血管生成、ECM重塑、抗炎等不同生物学功能特性。根据 MISEV2014 中"三阳一阴"的方法,至少 3 种阳性蛋白质标志物,其中包括至少 1 种跨膜/脂质结合蛋白、1 种胞质蛋白和至少 1 种阴性蛋白质标志物。随着对不同 EV 类型的深入研究而发展,MISEV2018 建议指出须在任何 EV 制备产物中评估 1~3 类,每类别中至少包含 1 种蛋白质(每次分析前或 EV 分离条件改变时)。其中 1~2 类相关的膜蛋白或胞质蛋白用于所有囊泡 EV 性质鉴定(胞膜蛋白如 CD9、CD63 和 CD81 等,胞质的一些细胞骨架蛋白如肌动蛋白、微管蛋白和 GAPDH 等);3 类别蛋白中,3a 污染蛋白或 3b 类预期污染的蛋白质用于评估 EV 纯度并进行质控,大多数的 EV制剂中常见的污染类蛋白有载脂蛋白、白蛋白和一些蛋白质/核酸聚集体;4 类别蛋白一般用于区分多种 EV 的亚型,表征其在细胞内的来源,如核内蛋白(组蛋白)、线粒体蛋白(细胞色素 C)和分泌途径相关蛋白(内质网钙联蛋白)等;5 类别蛋白则检测可溶性细胞外蛋白(细胞因子)与 EV 的结合并确定结合方式。

然后,通过相关仪器设备对单个 SC-EV 进行详细表征,如 SC-EV 大小形貌、粒径分布及元素分析等,使用两种不同但互补的技术可以对 SC-EV 的表征更加完备。例如:① 电子(扫描电镜、透射电镜等)或原子力显微镜(同时提供

特写和宽场/广角图片);② 单颗粒分析仪(不基于电子显微镜),通过电阻式脉冲感应(电场位移)测量尺寸。另外,在单颗粒分析上,还可利用 EV 的光散射特性和布朗运动进行纳米颗粒跟踪分析(NTA),基于其荧光特性的荧光相关光谱(FCS)分析,或通过拉曼光谱法测量其化学组成,还可结合纳米流式细胞仪对 SC-EV 的粒径及表面标志物进行检测分析。采用高通量技术,如下一代测序和质谱(蛋白质组学、脂质组学和转录组学),以及低温电子显微镜,评价SC-EV分子组成和结构。但并非所有技术都同样适用于各种尺寸的 SC-EV,所以需要采用互补的技术并联合不同的设备进行表征。

四、总结与展望

总体来说,SC-EV 制备过程的稳定性被认为是低于细胞和抗体生产过程的稳定性,对比现有的生物制剂、脂质体和细胞疗法领域的制备过程仍需要进行调整。由于不同细胞来源的 SC-EV 的大小、组成和结构复杂性不同,需要额外的过程控制和表征手段,以评估单位数量囊泡的治疗活性和安全性。当SC-EV进入临床试验时,应遵循《药物临床试验质量管理规范》(2020 年修订版)(Good Clinical Practice, GCP)等一般原则要求。SC-EV 在细胞来源、类型、制备工艺等方面差异较大,在治疗机制和体内活性等方面相较传统药物更加复杂。为了获得预期治疗效果,SC-EV 还需要通过特定的给药方法或联合治疗策略来进行给药。因此,SC-EV 的临床研究过程中,需要针对该类产品特点设计严谨科学的试验方案,以保护受试者安全并得到可靠的临床试验数据[109]。

第五节　干细胞衍生膜囊泡制剂的未来发展

一、干细胞衍生膜囊泡制剂面临的临床挑战

在新冠疫情的推动下,多项有关 SC-EV 的临床试验正在开展,旨在缓解 SARS-CoV-2 感染患者面临的并发症。此外,针对器官组织损伤、糖尿病、脑卒中、阿尔茨海默病、肿瘤等各类疾病,在全球也有数十项涉及SC-EV 的临床研究已经注册。虽然 SC-EV 临床应用潜力巨大,但目前各项临床研究多停留于临床 I 期或 II 期,以待评估 SC-EV 治疗的安全性和有效性。SC-EV 作为无细胞疗法真正投入临床使用,还面临着如何高效分离获取SC-EV,如何工业化满足临床用量需求,如何做好临床前质量评价等主要问题。

（一）干细胞衍生膜囊泡的高效分离方法

对于 SC-EV 的分离纯化,目前常用的方法包括超速离心法、密度梯度离心法、特异性免疫结合捕获法、超滤法和分子排阻色谱法等。虽然分离纯化囊泡的方法越来越多,然而仍没有一种能够完全满足临床需求。超速离心法是细胞衍生膜囊泡提取分离的经典方法与"金标准",但由于反复多次离心易导致囊泡黏附性聚集、破坏或丢失,同时富集囊泡的过程中难以除尽样品中碎片、微粒、微泡等,即便是"金标准"也难以保证样品的质量和纯度。

结合两种及以上优势互补的分离方法是提高囊泡产率与纯度的有效策略,例如,超速离心法提取与蔗糖梯度离心法纯化相结合,或反复利用无囊泡缓冲液洗涤,超滤浓缩,最后利用分子排阻色谱法分离等。迄今,由于各种方法得到的囊泡在收率、纯度、成本及生物活性方面各具优势与不足,难以平衡与取舍,导致 SC-EV 的提取制备未有统一的方法与标准。

（二）干细胞衍生膜囊泡的工业化

SC-EV 临床应用面临的一个巨大挑战是 EV 产业化,大规模生产是降低治疗成本所必需的。据报道,根据给药途径的不同,对一个大型动物(猪和羊)进行临床前研究,至少需要 300 万~2.4 亿个干细胞才能起到积极的治疗效果,将需要约 100 个 150 cm^2 培养瓶内的细胞。若利用 SC-EV 代替全细胞发挥相当的疗效,制备所需 SC-EV 时需要的细胞数量远高于直接利用全细胞治疗所需的细胞数量[110]。

放大或扩展细胞培养平台是提高 EV 产量最直接的方法,这在生产单克隆抗体等领域已经实现,包括利用高密度细胞培养瓶(hyperflask)、转动培养瓶等 2D 支架,以及通常称为生物反应器的 3D 培养方法。它们通过中空纤维或微载体增加可用的表面积来增加单位体积内细胞的数量,从而减少每个细胞使用的培养基,同时通过最小化操作时间、培养时间和耗材来降低总体成本。值得注意的是,不同培养平台制备的 SC-EV 其生物效应并不完全相同,如在中空纤维生物反应器中得到的 UCB-MSC-EV 比 2D 培养得到的 EV 有更好的软骨再生活性[111]。

另一种策略是增加单个细胞产生 SC-EV 的数量。一方面,就天然分泌的 SC-EV 而言,可通过血清剥夺、乙醇补充、紫外照射、低氧、低 pH 等物理化学刺激细胞来增强细胞分泌 EV 的行为。血清剥夺是最常用的刺激条件,这不仅提高了 SC-EV 的产量,还可以避免血清所含 EV 的污染。另一方面,细胞或细胞膜在物理剪切下,自组装形成囊泡样颗粒,这类方法得到的纳米囊泡(SC-NV)

产量往往是自然分泌 SC - EV 的 20 倍以上。挤出法是最常见的 NV 制备方法，细胞连续通过孔径逐渐减小（通常选择 0.1~10 μm）的滤膜，在很短的时间内产生相当数量的自组装颗粒。这些 SC - NV 继承了母细胞细胞膜的结构和功能特性，并携带部分细胞内容物，在治疗活性方面与天然分泌的 EV 表现相似。综合考虑 SC - NV 极高的产量、良好的载药性能，有望成为临床使用的新剂型。

总而言之，SC - EV 的产业化生产是一个包含大量输入参数的过程。人们经常注意到 SC - EV 制备上游过程中的任何变化，都会对 SC - EV 的性质产生潜在的影响。因此，实现产业化的挑战便是花费大量时间与成本去评估这些参数的变化对最终产品特性和治疗活性的影响。相比于如今 EV 大规模临床试验选用的植物来源或血液来源细胞来说，干细胞的获得与培养难度更大，成本更高，如何选择合适来源的干细胞，确定最佳的制备工艺，统一各项研究之间的分析评价标准是 SC - EV 进一步向临床推进的重点任务。

（三）干细胞衍生膜囊泡的快速分析和表征

科学有效地保证每批 SC - EV 的质量是其临床投入使用的重要保障。目前囊泡的主要分析内容包括以下两方面。① 形态、粒径分布：膜囊泡在形态上通常呈现圆型、杯型或碟型，包绕着完整的脂质双分子层结构。囊泡粒径分布与囊泡类型及工艺紧密相关，如细胞培养液中分离得到的干细胞外泌体大小在 30~150 nm，SC - NV 则与所选择的挤出孔径密切相关。粒度的均一性无疑是判断囊泡质量与纯度的另一项重要指标。② 囊泡特异性分子检测：EV 表面及腔内均有特异性蛋白的表达，如热休克蛋白（HSP70、HSP90）、肿瘤易感基因 *TSG101* 及四跨膜蛋白 CD9、CD63、CD81 等，这些标志物广泛地用来鉴定和描述 EV。而 SC - EV 被认为携带独特的细胞膜上的多种黏附因子，膜转运蛋白与融合蛋白（GTPases、flotillin、annexin），以及母细胞特异性表达的 CD44、CD90 等。此外，SC - EV 还携带了与组织再生修复相关的 microRNA、生长因子及 IF 等[112]。

实验室中常用 Western blot、ELISA 对 SC - EV 中关键活性蛋白和特异性标记物进行评价，但因耗时、操作烦琐、检测消耗样品量大等缺点，并不适合于临床质量控制中。目前常用于 EV 分析的技术手段在表 14 - 2 列出，多采用集权平均分析法，整体确定 EV 所含生物分子信息和形态学特征。但 EV 尺寸小，异质性大，单个粒子携带的各类分子数目差异大，临床使用时过多的掺杂非功能性成分会提高使用剂量，降低治疗效果。因此，进行基于单颗粒水平的分析比采用集权平均分析法进行的表征，更有利于判断 SC - EV 的质量水平和预期疗效。同时基于单颗粒水平的分析有望识别与分离活性 SC - EV 亚群，对于确定 SC - EV 内具体何种成分发挥关键的治疗效果具有积极意义。近来,纳米流式检测仪(NanoFCM),可在单颗粒水平对 40~1 000 nm 的 EV 进行颗粒浓度、粒径分布、蛋白质、核酸水平的分析,具备灵敏度高、分析速度快、多参数同时获取等优势。NanoFCM 的推广与应用无疑将有利于 SC‐EV 产品的研发和质量控制。

表 14‐2　EV 分析常用的技术手段

分离技术	优　　势	限　制　性
常规流式细胞术	可广泛用于临床试验室;可区分 EV 表型;高通量、可自动化;重复性好	灵敏度有限,不同仪器之间的差异大,需要专业知识
高灵敏度流式细胞术	分辨率较高;可区分 EV 表型;高通量;重复性好	价格昂贵,需要专业知识
纳米粒子跟踪分析	分辨率高;可区分 EV 表型;重复性好	多分布样品分析受限,特异性用于单分布样品分析
动态光散射	分辨率高;重复性好	多分布样品分析受限,特异性用于单分布样品分析
电阻脉冲传感	分辨率高;重复性好	多分布样品分析受限,特异性用于单分布样品分析
电子显微镜	可区分 EV 表型;重复性好	价格昂贵,重复性差

二、干细胞衍生膜囊泡制剂的未来展望

SC‐EV 目前虽已取得显著的研究成果,功能挖掘广泛,但剂量要求高,针对特定疾病的专一性差。提高 SC‐EV 对于特定疾病的治疗效果是未来研究的重点方向,具体包括改善 SC‐EV 的体内分布,丰富或提高 SC‐EV 自身的功能性,同时应阐明 SC‐EV 发挥的生物功能机制。这些问题更侧重于分析 SC‐EV 的体内过程和活性组分,对进一步提高 SC‐EV 制剂的有效性和安全性有着指导作用。

（一）干细胞衍生膜囊泡的体内分布

EV 的体内分布主要受 EV 给药途径、表面分子组成的影响较大。静脉注射后的 EV 优先在小鼠的肝脏、脾脏、肺和胃肠道积累,其中 SC‐EV 更多在肝脾积聚,其次在脊柱、股骨、胫骨的骨髓中。SC‐EV 脂质膜具有与母细胞相同的膜受体,因此这些囊泡可以通过与干细胞相同的机制募集到受损部位参与修复。配体-受体相互作用和表面特殊的脂质成分有助于实现 SC‐EV 被特定细胞的

招募与摄取,即靶向行为。对 SC‐EV 表面成分进行人工修饰,如表达特定的表面融合蛋白、肿瘤靶向肽 RGD、趋化因子受体可增强细胞靶向和摄取。此外,SC‐EV 装载的内容物也会影响 SC‐EV 的分布情况。例如,装载有磁性氧化铁纳米颗粒的 EV,可在磁场下对其进行空间操纵,将这些工程化的 SC‐EV 转运到脊髓损伤区域,从而促进内皮细胞的血管生成,抗神经元细胞凋亡,刺激星形胶质细胞的治疗性生长。

在很长的一段时间内,针对 EV 的体内生物学行为研究,多采用"间接推导"的策略,即分析 EV 携带的蛋白质及核酸分子,结合细胞摄取实验等体外细胞生物学手段,推测 EV 可能会被体内哪种细胞摄取、同何种受体结合发挥作用。显然,这种间接的研究策略无法真实揭示 EV 的体内行为,因此不断有学者提出并实现对 EV 在不同层面上的示踪和可视化研究。目前,已存在多项从细胞到小动物活体两个层面对 EV 进行示踪的技术(表 14‐3),这些方法多局限于静态成像,但能满足研究 EV 能否被受体细胞吞噬及 EV 在特定时间点的组织分布等需求。然而,鉴于 EV 较小的尺寸、特殊的结构,要实现理想的可视化研究,未来还需进一步提升成像的分辨率、组织的穿透力,同时应当减少标志物对 EV 表面分子组成、活性的影响。

表 14‐3 EV 常用可视化的示踪技术

成像方法	标记物	成像层面	检测仪器
荧光成像	荧光染料、荧光蛋白、量子点	细胞	共聚焦荧光显微镜
	荧光染料、近红外量子点	细胞、离体器官、活体	共聚焦荧光显微镜,活体光学成像仪
生物发光成像	荧光素酶	活体	活体光学成像仪
磁共振成像	顺磁性氧化铁纳米粒	离体器官、活体	磁共振成像仪
放射性核素成像	111In‐oxine、125I‐IBB	离体器官、活体	γ 计数器
	99mTc‐tricarbonyl	活体	单光子发射型计算机断层

(二)干细胞衍生膜囊泡的工程化修饰

干细胞通过细胞间的直接交流及分泌包括细胞因子、生长因子、microRNA 在内的多种可溶性因子而发挥治疗作用。因此,SC‐EV 的治疗效果或许主要是通过传递可溶性因子(蛋白质、mRNA、microRNA)到达受损的细胞来实现的。例如,牙髓来源的 MSC-EV 富含 Jagged-1 配体蛋白,可以激活 Notch 信号,起到促血管生成作用[112]。UCB-MSC-EV 携带 PDGF-D,可有效修复梗死心脏细胞[113]。更多研究证实,microRNA 或许在 SC-EV 治疗中发挥更广泛、更决定性的作用,其中 miR-let-7b、miR-125a 主要与伤口愈合相关,miR-21、miR-19a 则与心血管疾病相关,miR-17-92 和 miR133b 同神经保护紧密相关[114,115]。

借助对这些关键蛋白与 microRNA 的认识,研究人员将疾病治疗相关的活性蛋白或 microRNA 在干细胞内过度表达,并制得富含活性物质的工程化 EV。研究表明,GATA-4 转录因子过表达的 BM-MSC 分泌的 EV 具有改善心脏功能的能力;过表达 miR-let7c 的 MSC-EV 携带更丰富的 miR-let7c,有效减缓肾损伤,并显著下调肾脏 TGF-β 与下游纤维化基因的表达[116]。

SC-EV 携带干细胞内重要活性产物,有望代替干细胞发挥治疗作用。作为一种新型的制剂,SC-EV 处于临床试验的早期阶段,需验证其有效性和安全性。要想实现 SC-EV 制剂的大量临床应用,必须实现干细胞标准化培养、提纯工艺的优化和放大产品质量标准的科学和统一。另外,有关 SC-EV 的生物学知识仍处于起步阶段,在再生、免疫方面具体生物学机制的大多研究中仅关注单一蛋白或核酸组分;SC-EV 体内过程的考察也需要更高分辨率的可视化手段解析。在广泛拓展 SC-EV 生物功能的同时,需提高 SC-EV 对特定疾病的针对性,尝试利用工程化修饰等手段提高对应疗效,充分发挥治疗潜力。相信随着研究的深入,SC-EV 向临床转化的脚步也会不断迈进,最终有望成为再生医学领域"无细胞"治疗的新兴修复工具!

参考文献

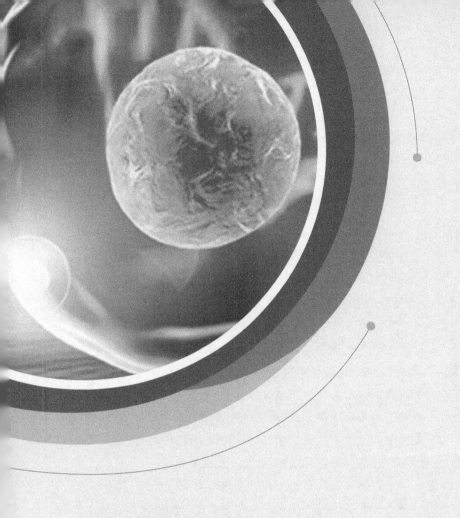

第五篇
干细胞制剂的工业化生产和
质量管理

将"活细胞"按照药品制备的规范,做成可以治疗某类疾病的药物,是一个全新的概念。2017 年 12 月,国家药品监督管理局药品审评中心发文明确将细胞治疗产品按药品审批,遵守药品管理的规定,细胞治疗产品的开发进入了崭新的阶段。

不同于传统药物制剂,细胞治疗产品作为一种活体细胞制剂,具有高度的生物复杂性和较短的时效性。另外,细胞治疗产品还是一种不能进行除菌过滤的无菌治疗产品,对其制备全过程需进行全面的风险评估和质量管理,符合 GMP 的要求。确保细胞治疗产品的微生物学安全性、生物学安全性、生物学有效性,以及质量可控性。

本篇从干细胞制剂的工业化生产和质量管理两个方面,介绍如何在实际运行中满足干细胞制剂按药品生产和管理的规范要求。在干细胞工业化生产方面,主要从细胞原料的采集和筛选,工艺流程和大规模生产,制剂的质量控制和安全评价,以及设备和厂房的建设与管理要求等方面进行阐述;在干细胞制剂质量控制方面,重点描述了细胞库的构建和质量控制、制剂的放行、运输、标识、追溯、记录和文档管理等方面。该篇给出了不少符合 GMP 条件下运行的表单、流程图和范例,可以为读者就干细胞制剂在实际工业生产中的要求和质量管理规范等提供参考。

第十五章

干细胞制剂的工业化生产

第一节　干细胞的采集及筛选

干细胞来源多种多样,大多数来自组织、骨髓、血液、胚胎、细胞库等,需要建立严格的供者筛选及采集体系,对不同来源的供者身体健康状况、既往病史、家族病历等进行充分调查。

一、采集及筛选

干细胞的采集一般源于供者(自体或异体),也可以源于细胞库。干细胞的来源和相关操作应符合国家相关法律法规和伦理的要求,其使用应取得供者授权,并签署知情同意书。为了确保干细胞产品的质量稳定性和一致性,需要根据产品的特点建立合理的供者筛查程序和标准。

（一）供者筛查

在采集干细胞组织前需要对供体进行一系列的筛查,内容包括:供者身高、体重、血型等基本信息,既往病史、家族史,当前健康报告,必要时还应包括危险疫区出入情况的报告及样本检测,用来进行干细胞供者的评估,其中需详细调查既往病史和家族史中单基因和多基因遗传病,包括心血管疾病和肿瘤等相关信息。

针对自体来源的干细胞供者,可根据来源的组织或器官、干细胞制剂的类型,以及临床适应证,对供者的筛查标准及项目进行适当调整。

对于异体干细胞临床研究的供者,必须对人源特定病毒进行严格检验,包括但不仅限于 HIV、HAV、HBV、HCV、HPV、HHV、HTLV、EBV、CMV、人细小病毒、人毒瘤病毒、梅毒螺旋体等的感染。在必要的情况下,应收集供者的 ABO 血型、HLA - Ⅰ类和 HLA - Ⅱ类分型的相关数据,以备追溯性查询。

若将体外授精术产生的多余胚胎作为建立 hESC 系的主要来源,必须对配子的供体进行筛选和检测。家族史中有明确遗传性疾病及既往史中患有严重传染性疾病的供者不得作为异体干细胞来源。

（二）供者组织或细胞的采集和运输

供者组织或细胞获取、保存、运输和入厂检验等步骤需要经过充分研究,明确标准操作规程和关键质量控制参数,制定完善规范的追溯系统和干细胞供应质量保证体系,并且需要完成必要的验证。

用于获取供者组织或细胞的程序（如手术,若可能应指明使用的器械）、收集场所的名称和位置,以及运输条件（如运输到加工场所进行进一步生产）等信息应予明确。操作步骤需要进行设计、研究与必要的验证,确保供者细胞获取的工艺稳定和质量一致。

1. 供者组织或细胞的采集　采集机构需要取得相应的采集资质,如医院、临检机构或血站。制备机构需确认并定期评估采集机构或提供机构的资质。

制备机构需向采集机构的人员明确采集物的接受标准、记录采集信息的要求、采集物保存和运输的温度和时间,以及采集物包装和发运的要求。采集工作应由持有医师或护士执业证书,并经过相应培训的人员进行采集,必要时制备机构需要对采集人员进行培训和指导。

采集机构应使用质量检验合格、符合临床安全标准,且在有效期内的无菌试剂耗材,按照制定的标准操作规程执行采集活动,如实记录采集信息并由双人复核。为保障供者的健康安全,针对采集过程中可能发生的风险,应制定应急预案。

追溯性查询,采集机构需向制备机构提供真实完整的采集物获得方法、采集物最终状态及相关的临床资料。采集机构和制备机构均需建立供者个人信息保护机制,确保个人隐私不泄露。

2. 供者组织或细胞的储存和运输　制备机构需要对供者组织或细胞的储存和运输稳定性进行研究,并对运输容器进行性能验证和确认。

二、接收及筛选

（一）供者组织或细胞的接收

采集到的组织或细胞入厂时,根据工艺要求、产品特点,需要进行组织或细胞类型、数量、表型、活力、微生物等方面相应的检测,如细胞类型鉴别可通过相关的基因型和（或）表型标志物进行鉴定和确认,标志物阳性的细胞比例可以作为预期细胞群指标评估的依据。

制备机构需建立各类采集物的质量标准和接收标准,并制定标准操作规程。在与制备区隔离并独立的洁净区域设立采集物接收取样工作区,用于登记、核对交接信息,唯一识别编码,同时取样进行初检、暂存,接收时的操作应在 A 级洁净环境下进行[1]。

（二）供者组织或细胞的验收

根据采集物的质量标准和接收标准,接收人员需对采集物进行初检。如发现采集物异常或其他特殊情况,接收人员应及时通知质量管理人员,并按照已建立的风险管理措施进行无害化处理。

若采集物某类检测项目所需时间较长,无法及时获得检测结果,此时可先进行后续工艺处理,但必须对其保持有效区分和严格隔离,待检验合格后方可对由该采集物制备的细胞库和细胞制剂予以后续放行[1]。

第二节 干细胞的大规模培养和
制剂制备的工艺流程

自 1995 年干细胞首次应用于临床试验以来,已被广泛应用于移植物抗宿主病、克罗恩病、糖尿病、脊髓损伤、急性心肌梗死等多种疾病治疗中。虽然干细胞在许多疾病的临床研究中体现出良好的疗效,但始终未作为常规的治疗方法进入临床实践。除了政策法规限制、安全性和有效性动物模型评价方法和体系未完善、临床应用技术标准未健全、医学伦理等问题外,干细胞的培养和制备工艺还必须根据临床应用从实验研究模式转向大规模临床级生产方向,这就需要借助先进的工艺设备,实现培养制备流程的规模化、自动化和标准化。

细胞治疗在向临床应用转化的过程中,如何降低成本、实现大规模开发和工业化是亟待解决的关键问题。不同于传统药物制剂的研发应用,细胞制剂作为一种活体细胞制剂,在临床应用上存在固有的生物复杂性和时效性,限制其从实验室生产到临床应用的时间,故需要极大提高产能,以满足临床需求。

下面就 3 种最常用的干细胞:ESC/iPSC、NSC 和 MSC 培养制备工艺作为主要探讨。

一、胚胎干细胞/诱导多能干细胞

传统的胚胎干细胞（embryonic stem cell, ESC）和诱导多能干细胞（induced

pluripotent stem cell, iPSC）细胞生长都依赖于滋养层细胞（feeder cell）分泌的各类生长因子，这些生长因子对维持多能性起重要的作用。但滋养层细胞，如小鼠胚胎成纤维细胞，可能导致细胞交叉污染。随着对 ESC 和 iPSC 多能性研究和培养条件的不断优化，依赖滋养层细胞的平面培养不再是唯一方式。同时培养体系中含有动物来源成分，随之可能产生的动物源性病原体污染等问题，也限制了 ESC 和 iPSC 的临床应用。

因此，从拟胚体、胎盘等组织中提取人源 ECM，并在无动物源、化学成分明确的培养基中培养，作为 ESC 和 iPSC 的培养方式。此后，单一成分的 ECM 逐渐用于 ESC 的培养扩增。其中，玻连蛋白（vitronectin）是在无血清体系中维持 hESC 长时间培养的常用基质。Chen[2] 等用重组的玻连蛋白作为基质，结合化学成分明确且无白蛋白的 E8 培养基，建立了可用于临床的培养体系。

近年来，培养体系从基质到培养基都有很大改进，但影响 ESC 和 iPSC 生长及多能性维持的因素有很多，不同培养方式的差别也很大。不同的体外培养方式对 ESC 和 iPSC 生长及多能性维持同样具有很大影响。传统二维培养和分化体系并不能够反映体内的三维环境，在二维条件下生长的 ESC 的微环境较生物体内有较大的变化，可能导致 ESC 状态不稳定、细胞分化不完全、分化效率不高等问题。而三维培养体系中细胞的特征和生长命运更接近于体内细胞的状态。从最终细胞收获数量上来说，传统的二维贴壁培养方式也无法满足未来临床大规模应用的需求。因此，利用三维培养模式模拟体内细胞生长环境，进行细胞的体外培养和分化已成为当今主流趋势。

实现 ESC 和 iPSC 大规模培养的第一步是将传统二维贴壁方法转变为三维悬浮培养。悬浮培养的常用方式有借助微载体、细胞自发成球等。Steve[3] 等借助 Matrigel 包被的微载体在悬浮体系中扩增 ESC 达 6 个月，这一体系下得到的细胞密度是传统贴壁培养中的 2~4 倍，并且维持了细胞的正常核型和多能性。还有更多成球培养方式，既维持了良好的多能性，又获得了大量的细胞，同时也增强了分化功能。因此，通过悬浮培养体系逐级放大，可获得细胞状态良好，多能性较强，且具有体外分化功能细胞的 ESC 和 iPSC，解决临床应用所需功能细胞来源不足的问题。

二、神经干细胞

在干细胞的研究领域中，神经干细胞（neural stem cell, NSC）因其对神经系统的修复能力而备受瞩目。NSC 主要来源于脑内中枢神经系统组织中，如皮层、海马、室管膜、嗅球等。通常采用组织剪切后酶解的方法分离获得。传统的 NSC 主要有两种培养方式：贴壁培养和神经球悬浮培养，两种培养方式各有利弊。

贴壁培养是指 NSC 贴在预先包被有特殊物质的培养瓶表面进行生长繁殖，包被物有 PORN、PORN/laminin、PDL 或 PLL 等，可以避免神经球过大造成内部细胞死亡。但已有研究表明，贴壁培养会诱导 NSC 分化。悬浮培养是指 NSC 在悬浮条件下分裂扩增、集合成小的球状细胞集合体（即神经球），是大量 NSC 及其所分化的子细胞的混合体。神经球悬浮培养方式可以很好地支持干细胞增殖并同时保持其特性。目前大多数基础研究采用 NSC 的体外悬浮培养。但传统的神经球体外悬浮培养过程中，伴随神经球的不断增大，其内外的营养物质、代谢产物的传递均受影响。

由于目前 NSC 大多来源于胚胎，除了引起伦理问题外，胚胎的 NSC 量远远不能满足科研和临床应用。因 NSC 独特的生长方式，如何在维持 NSC 生物学特性的同时进行体外大规模培养是 NSC 应用的一个难题。利用生物反应器体外大规模悬浮培养 NSC 就成为解决这一问题的有效方法。Kallos[4] 利用 spinner stirrer 反应器对 NSC 进行扩增培养，Hsingchi J.Lin[5] 等利用旋转壁式生物反应器来培养 NSC，均取得了一定的成功。

与没有支架的神经球相比，将细胞植入由生物材料构成的支架中，不仅可以更好地探索细胞与外界环境之间的相互作用，而且还可以为细胞提供必要的空间结构，从而促进其正常发育。通过三维培养技术，可以有效地模拟体内的微环境，从而实现细胞的有效利用，并且可以支持细胞空间上的黏附和伸展分化，从而形成具有三维结构的特殊组织，这种技术可以应用于组织工程修复、新药研发、疗效和毒理实验等领域。

目前，为了创造出与细胞内部相似的实验室条件，科学家们正致力于对三维模型的构建方法进行优化与改良，并且越来越多的人开始使用天然生物材料，如胶原蛋白、透明质酸、海藻酸钠等。这些理想的组织工程材料在选择和制备上具备以下条件。

（1）在三维空间中，应该拥有合理的孔隙结构，以便轴突的发育和生长。

（2）具有很好的生物相容性。

（3）具有促进神经生长分子释放系统，能够持久提供神经修复所需的营养物质。

（4）ECM 成分能够促进细胞的生长和发育。

三、间充质干细胞

间充质干细胞(mesenchymal stem cell,MSC)作为干细胞药物开发的明星细胞,来源涵盖了脂肪、骨髓和脐带等,其获取最容易,临床试验最多,适应证最广泛,培养方式最简单。因此,在工业化生产道路上走在最前列。

(一) 二维大规模培养方式

实验室传统的 MSC 培养方法,多为在单层细胞培养瓶或培养皿中进行二维(2D)贴壁培养,受限于有限的设备和人员,这种细胞培养方式的产能极低,往往只能满足前期临床的少量需要。以实验室常用的 T-flask 细胞培养瓶为例,一个 T175 细胞培养瓶中的细胞量约为 1×10^7,一人次细胞治疗所需的细胞量就需要 10 多个,若同时制备多人次的细胞,就需要同时处理几十上百个培养瓶。这样操作不仅效率低下、耗时耗力,而且多人长时间操作可能加大污染风险,同时影响批次间稳定性。这种传统的培养方式将远远无法满足需求未来大规模的临床需求。

为增加产能,各种类型的细胞工厂(如 Nunc、Corning 等多层细胞培养器)随之产生,2~40 层不等。简单来说,就是单层细胞培养瓶的紧密叠加,在同等占地面积条件下,提供多层细胞贴壁表面积,以节约空间,提高产量。但是这种生产制备方式仍是基于传统的静止的 2D 培养,高度依赖操作人员的熟练性和环境的洁净度,否则常常造成污染。虽然显著提升了最大细胞容量,但不能及时有效地监测细胞生长状态和细胞生长环境,而且自动化水平仍无法满足大规模生产的需求。

(二) 三维大规模培养方式

2D 培养的细胞生理环境简单,不能复制真实的体内微环境,因此在维持分化潜能和干性方面比在实际体内条件下更困难。然而三维(3D)细胞培养可以重塑体内微环境和生理相关性,构建细胞-细胞和细胞-细胞外基质(ECM)相互作用网络,在各种细胞机制中发挥重要作用,从而维持细胞特性。3D 干细胞培养可加快细胞增殖速度,促进干细胞标志物(如 Oct-4 和 Nanog)转录因子的表达,分泌更高水平的细胞因子和趋化因子,这些细胞因子和趋化因子影响细胞的增殖、活力和迁移,并且分泌更高水平的血管生成因子[6,7]。

一个最佳的干细胞 3D 规模化培养体系是通过一个完全封闭的系统对干细胞进行长周期高密度的扩增。采用智能化的方式实现对培养体系的环境参数,包括温度、pH、溶解氧的浓度及表征细胞功能状态的重要生物学指标进行实时监测与调整,同时还可以通过自动化的方式,结合循环灌注的技术,加强营养传输和物质交换能力,来提升培养的效率与质量[8]。

(三)生物反应器大规模干细胞培养方式

现代化干细胞制备的方法是利用生物反应器(bioreactor),这是一个集器械、流体、控制、生物等多学科的高新技术 3D 培养体系。其优势是:可以规模化、自动化生产;培养参数可实时监测调整;培养规模易放大;污染发生机会少;培养设备占用场地小;大量节省劳动力和能源。更重要的是,具有批次质量的可控性和重复性,符合临床干细胞制备的所有要求。但是,生物反应器价格较高,且需要操作人员有一定的经验[9]。

常用的生物反应器分为搅拌式和非搅拌式生物反应器。

1. **搅拌式生物反应器**　通过搅拌桨旋转或波浪式摇动以驱动液体流动产生动力,但其产生的剪切力会导致细胞发生损伤,可针对搅拌桨、供气方式进行改进或加装辅件,从而降低剪切力损伤,优化细胞生长环境[10]。

搅拌式生物反应器中,微载体可作为干细胞赖以附着生长和扩增的基质而广泛应用。这种方法依靠固体微小颗粒作为载体,贴壁细胞附着在载体表面,通过连续搅拌悬浮于培养液中进行生长扩增[11]。许多不同类型的物质都可以用作微型载体,包括聚苯乙烯、纤维素、葡聚糖、陶瓷、海藻糖及明胶等,可以有效地大规模扩增培养贴壁依赖性细胞。在进行研究时,要注意细胞在微载体上的培养受到微载体上细胞分布的影响,因此体系中微载体浓度对干细胞生长至关重要。其次,还要考虑流体剪切力的影响,过度搅拌会造成细胞损伤死亡,并从微载体表面不可逆地脱离。另外,还需考虑细胞达到预期增殖数量之后,应该采取哪些措施将细胞从微载体上去除收获。为了确保患者使用的细胞治疗方案的有效性,应当采取有效的技术手段,以确保所采集的细胞符合最高的生物学标准。

2. **非搅拌式生物反应器**　由于产生的剪切力较小,在干细胞培养中优势突出。其中,具有毛细血管样结构和功能的中空纤维膜,由于良好的渗透性,细胞培养基可以在纤维内不断流动循环,为生长在中空纤维内外壁的细胞提供营养物质。乳酸盐和葡萄糖等小分子可随意穿过纤维,而蛋白质等更为复杂的分子却无法轻易穿透。可通过选择纤维的孔径或截留分子量等不同因素,调节某些细胞因子或自分泌因子的穿透,从而调节细胞生长环境。这种方法的优势在于剪切力很小,可以提供更多的氧气,并使得营养物质可以选择性地有效吸收,从而长时间对细胞进行高密集的培养。缺点是培养条件不统一,导致产物的质量不稳定,不易放大培养,且清洗和再利用难度较大[12]。

3. 新型生物反应器　近年来,国内外已开发出多种新型生物反应器,以解决泡沫、剪切力等相关的问题。其中,固定床反应器是将特定的介质填充到反应器内,利于细胞贴壁生长,并且通过持续灌注培养基来提供足够的营养,同时将代谢产物排出,截留在反应器中的细胞可以达到很高的培养密度。

四、未来发展

近年来,细胞治疗发展如火如荼,越来越多的资源投入到创新疗法的基础研究和临床试验中。但有关干细胞的大规模工艺生产还未及时得到相应发展,这也造成了细胞制造产业化和临床应用普及度的相对缓慢。尽管大规模干细胞培养设备需要较高的起始资本投入,但是细胞产品制备越多,大规模自动化培养的经济优势越明显。所以,着重推进干细胞生产制备实现低成本和规模化十分重要,可以解决细胞产能不足、批次间交叉污染、质量不均一等问题,精简细胞生产中的手动操作流程,缩短工艺步骤之间的时间间隔,最大限度减少细胞离开理想生长环境的时间。

干细胞大规模培养制备的另一个关键是通过全过程关键因素的监控分析,更好地控制产品工艺。通过电化学或光学传感装置,或胶囊和传感芯片技术,探测培养环境中的 pH、DO、温度等关键参数和某些代谢成分。这些微环境的状态参数可以由反馈控制以维持稳定,减少人为操作的干预,保证工艺流程的一致性。在线监测的自动化及相关预警和报警系统可以提高过程的可靠性和产品安全性,同时也持续提供了海量的分析数据,有助于进一步提高生产制造工艺水平。

第三节　干细胞制剂的 GMP 生产资质要求和管理

CDE 于 2017 年发布了《细胞制品研究与评价技术指导原则(征求意见稿)》,明确将细胞治疗纳入药品监管序列,即按照药品审批,遵守药品管理的规定。这就意味着干细胞制剂的生产和质量管理需要遵守 GMP。随着新修订的《中华人民共和国药品管理法》及《药品生产质量管理规范细胞治疗产品附录(征求意见稿)》等新规的相继出台,进一步明确了实施药品 GMP 的法律地位,药品监督管理部门对制药生产企业实施药品 GMP 符合性监督检查是国家强化对药品生产企业监督管理的重要手段,药品 GMP 也被公认为是保证药品质量的先进、科学的管理方法。干细胞制剂企业必须将药品 GMP 的管理理念融入实际的生产与质量管理之中。

GMP是基础性法规,对于干细胞制剂企业,有效地实施GMP也并非易事,要求企业以药品质量为核心,全员参与,高层领导提供强大的资源支持,全面落实GMP的相关要求。

一、药品GMP对干细胞企业的生产管理要求

(一) 干细胞产品的制备工艺研究与验证

(1) 干细胞产品从供体材料的运输、接收、产品生产和检验,到成品放行、储存和运输的全制备过程,都需遵守GMP要求。

(2) 研究者应持续改进制备工艺,尽量减少物理、化学或生物学因素对细胞的特性产生的非预期影响,并尽量避免添加蛋白酶、核酸酶和选择性抑制剂等杂质。

(3) 宜采用连续的制备工艺,如生产过程中有短暂的停顿,需要对细胞的保持条件和时长进行验证。

(4) 直接接触细胞产品的无菌原材料应当尽可能使用一次性材料,尽量选择国家批准的临床应用产品。

(5) 为确保生产质量,应建立严格的工艺标准操作规程、制定工艺控制参数、产品质量标准和废弃标准,对生产的全过程进行监控,以防止工艺出现偏差。同时需要进行整个制备过程的工艺研究与验证,证明工艺的稳健性和可行性。

(二) 干细胞产品的无菌工艺验证

(1) 干细胞产品尽量采用密闭系统进行无菌生产操作,培养基模拟试验应当侧重于与密闭系统连接有关的步骤;未模拟的操作应当有风险评估和合理的说明;若采用非密闭系统,培养基模拟试验应对所有人工操作的暴露工序进行验证,以证明生产线采用无菌工艺生产无菌产品的能力。

(2) 为了确保安全,在进行大量的无菌生产操作之前,应当结合风险说明缩短模拟某些操作(如离心、培养)时长的合理性。

(3) 某些对微生物生长有抑制作用可能影响培养基模拟试验结果的无菌生产操作(如冻存),经风险评估后可不包含在培养基模拟试验中。

(4) 同一生产区域有多条相同生产线的,每条生产线在成功通过培养基模拟试验的首次验证后,可采用括号法或矩阵法或联用方法每班次半年再进行一次培养基模拟试验。

（三）生产中污染和交叉污染的防控

（1）采用含有传染性疾病病原体的自体供体材料进行生产的,其生产、转运过程中不得接触其他不含有传染性疾病病原体的供体材料或产品。

（2）未采用密闭设备、管路生产的,不得在同一区域内同时进行多个产品或多个批次的生产操作,但产品已密封的培养操作除外;采用密闭设备、管路在多条生产线上同时生产同一品种的多个批次时,应当采取有效措施规范人员、物料和废弃物的流向。

（3）在密闭条件下进行细胞培养的,同一培养箱内可同时培养和保存不同品种、不同批次的产品,但应当采取有效措施避免混淆;在非密闭条件下进行细胞培养的,同一培养箱只可培养和保存同一批次的产品。

（4）密闭设备、管路发生意外的开启或泄漏,应当基于风险评估制定并采取有效的应急措施。

（四）生产中混淆和差错的防控

（1）生产过程中的供体材料、中间品、成品都应当有正确的标识,低温保存的产品也应当有标识。

（2）供体材料和产品的标识信息中应当有可识别供体的具有唯一性的编号（或代码）。

（3）生产前应当仔细核对供体材料和产品的标识信息,尤其是用于识别供体的具有唯一性的编号（或代码）,核对应有记录。

（4）生产过程中需核对产品标识的,应当确认所标识信息的正确性,并与供体材料上用于识别供体的具有唯一性的编号（或代码）一致,确认应有记录。

（五）污染及废弃物的处理

（1）为了防止微生物污染,在生产过程中严格监测可能发生微生物污染的工序,并制定有效的应急处理措施,以便及时有效地评估污染对产品质量的影响,并确保污染得到有效控制,从而达到恢复正常生产的目的。

（2）处理被污染的产品或物料时,应当对生产过程中检出的外源微生物进行鉴别,在必要的情况下,评估它们对产品质量的潜在影响。

（3）制定不合格干细胞制剂或剩余干细胞制剂的处理规程,在执行合法和符合伦理要求的处理操作的同时,规范记录处理过程。

二、药品 GMP 对干细胞制剂企业的质量管理要求

批准上市的干细胞产品应根据各产品特性,建立符合药品 GMP 要求、适合

自身特点的完整有效的质量体系,并保证其能够持续改进。要将影响干细胞制剂产品质量的所有因素(包括确保符合预定用途的细胞制剂产品质量全部活动)涵盖于体系之中,设定的质量目标、质量方针及质量计划符合干细胞制剂产品质量管理的要求。企业须设立独立的质量管理部门,履行质量保证和质量控制的职责,负责监督所有的研发、生产、检验、放行、储存和发运的全过程,所有活动符合干细胞制剂产品的预定要求。

(一) 对质量保证系统的要求

(1) 要确保产品的生产管理、质量控制等活动符合 GMP 的要求。

(2) 严格控制中间产品、成品、原辅料、包装材料的质量,在获得质量授权人批准的情况下,才能够允许干细胞制剂放行,同时完整、真实记录生产全过程中数据,以便进一步追踪。

(3) 要确保建立干细胞制剂的供体原料、中间产品、成品的追溯系统和标识系统,确保在供者材料的采集、运输、接收及产品的生产、使用等全过程中,来源于不同供者的原料、中间产品、成品不会发生混淆、差错、污染及交叉污染,保证供体原料与患者之间的适配性及可追溯性。

(4) 严格按照现行的规程、标准进行生产、监督检查、检验和复核,确保所有质量体系文件均处于受控状态。

(5) 根据干细胞制剂产品的特殊性,要对产品及其从供体材料的采集、接收、分离、纯化、扩增、传代直至成品储存、运输的全过程进行风险评估、控制、沟通、审核,并制定相应的适当风险控制措施和策略,以确保产品的安全性和有效性。

(6) 严格按照规定的标准选择原辅料和包装材料,并将所有信息进行记录,且由经过严格审核的供应商提供。

(7) 要确保定期按照自检程序检查,评估质量保证系统的适用性和有效性。

(8) 要确保所有的验证、确认按既定方案有组织、有计划地实施,且验证、确认文件完整、可靠、可追溯。

(二) 质量控制系统的基本要求

根据 GMP 要求,完成质量控制相关活动,需要具备以下条件。

(1) 建立原材料、中间产品、包装材料、最终产品的质量标准,制定符合《中国药典》或其他法规规定的质控流程和检测方法,严格遵循质量标准进行质量控制,如实记录操作过程和结果。检验方法须经验证或确认,并评估可靠性。

(2) 配备干细胞制剂质量控制项目所需的设施、设备、仪器,建立设备和质控项目标准操作规程。

（3）原材料、中间产品、包装材料、最终产品的取样、留样应符合《中国药典》或其他法规规定。

（4）质控控制相关人员需经过培训，能够有效、可靠地完成质量控制的相关取样、检测、留样等工作。

第四节　干细胞制剂工厂化生产厂房的设计及安全防护要求

干细胞制剂生产企业的厂房与设施是指生产干细胞制剂所需的建筑物及与之工艺配套的公用工程系统，它是干细胞制剂生产的环境保证条件。

一、厂房设施的设计

（一）厂房设施的设计和布局原则

1. 工艺匹配、依法合规　厂房选址、结构构造、建筑面积、平面布局、建造和维护等要满足所生产的产品的特性、工艺流程和预定用途，以及符合相应洁净度级别要求。厂房设施的设计、施工安装、维护、管理、检修、测试和安全运行必须符合 GMP 及国家相关现行的标准、规范的规定。应当尽可能地使用最新的技术和材料，以确保建筑物在消防、采光、通风、节能、洁净度等方面达到最佳状态。

2. 经济实用、安全卫生　设计布局要保证空间的合理利用，降低材料的消耗和造价，实现有效的空气净化、消声隔音、有害物质的隔离、降温保暖、防爆防火等措施，最大限度地避免污染、交叉污染、混淆和差错的发生，且便于操作、维护、清洁。

（二）建筑和布局的设计需考虑的因素

干细胞制剂工厂设计和布局要考虑产品预期用途、危害因素和风险评估、关键工艺步骤、人员和产品防护、区域房间的功能和设计标准、人物流走向、建筑表面装饰及材料、施工成本、工艺设施布局与暖通空调系统配合要求、环境关键参数及环境的监控、环境污染控制方法及泄漏检测、系统的清洁与维护等因素。

（三）厂址选择及建筑要求

1. 厂址选择　厂址尽量选择在周边无有害气体、无噪声振动源、环境含尘量较少、含菌浓度较低，较为清洁和绿化较好的地区，厂区尽量远离机场、铁路、公路要道，与交通干道要保持≥50 米的距离。为了避免给药品生产带来任何潜在的危害,厂区内的交通系统应当采取措施,如沿制备厂房的两侧设置或环形设置消防车道。

2. 工艺布局要求

(1) 根据产品的特性和预定用途及相应洁净度级别要求,顺应生产流程做好建设阶段厂房的分区,可将厂房按功能分为6个区,即:生产区、仓储区、辅助区、质控区、公用动力系统区、行政和生活区(表15-1)。保证人、物流路线简洁不交叉,布置合理紧凑,施工成本相对合理,有效防止混淆差错及污染的发生。

表 15-1　厂房功能分区举例

功能分区	功　能　举　例
生产区	直接从事干细胞制剂生产的区域
仓储区	存放待验、合格、不合格、退货或召回的原辅料、包装材料、中间产品、待包装产品和成品等各类物料与产品的区域
辅助区	包括更衣、维修、清洗和消毒/灭菌等辅助功能的区域
质控区	供者材料和细胞中间产品与成品检验等实验的区域
公用动力系统区	空调、液氮冷冻、空压、水系统等的区域
行政和生活区	行政管理区和生活住宿

(2) 无菌生产工艺一般分为最终灭菌和非最终灭菌二种,根据 2010 年版 GMP,最终灭菌和非最终灭菌的无菌药品的生产操作环境有一定的区别,最终灭菌产品的生产操作环境最高只要求达到 C+A 的洁净级别,而非最终灭菌产品的最高生产操作环境要求则需要达到 B+A 的洁净级别。企业应根据干细胞制剂无法最终灭菌的工艺过程和空气洁净度等级要求合理布局设置,采用有效的无菌管理方法从起始物料处理开始对细胞制剂整个生产周期进行严格控制和管理。无菌生产所需的洁净区可分为 4 个级别。

1) A 级,指高风险操作区。

2) B 级,指无菌制备和分(灌)装等高风险操作的 A 级洁净区所处的背景区域。

3) C 级和 D 级,指无菌药品生产过程中重要程度较低的操作步骤的洁净区。

细胞产品在不同的空气洁净区域内的生产操作示例如表 15 - 2。

表 15 - 2　细胞产品生产操作环境举例

空气洁净等级	细胞产品生产操作环境举例
B 级背景下的局部 A	① 处于未完全密封状态下产品的生产操作和转移;② 无法除菌过滤的溶液、培养基的配制;③ 载体除菌过滤后的分装
C 级背景下的 A 级送风	① 生产过程中采用注射器对处于完全密封状态下的产品、生产用溶液进行取样;② 后续可除菌过滤的溶液、培养基配制;③ 质粒的除菌过滤;④ 病毒载体的接种、除菌过滤
C 级	① 采用非密闭系统产品在培养箱中的培养;② 载体的纯化操作;③ 质粒的提取、层析
D 级	① 采用密闭管路转移产品、溶液或培养基;② 采用密闭设备、管路进行的细胞产品、载体的生产操作、取样;③ 制备质粒生产用工程菌或病毒载体生产用细胞在密闭罐中的发酵

（3）厂区和厂房内的人流、物流走向要求要合理,厂房内要设置人员、物料净化的区域和设施,可将细胞制备室设在洁净区人流物流不穿越、少穿越的地段;将行政生活及辅助等区域与细胞制备区隔离独立布局;可根据工艺流程及工艺环境等要求配置空调净化系统,选用独立的空调净化系统用于进行含有传染病病原体的细胞产品独立专用区域的生产。

（4）洁净厂房主体结构设计要考虑有耐用、防火、控制温度变形和不均匀沉陷性能。建筑伸缩缝应避免穿过洁净区,通道应有适当宽度,洁净区的内部应选用表面平整光滑、接口严密、无裂缝、无脱落颗粒物、耐磨、不易滋生细菌、不易积尘、便于清洁维护的材料,如地面宜选用环氧自流平地坪或现浇水磨石面等材料。

（5）在洁净室内只布置必要的工艺设备,同一洁净室内宜将洁净度要求高的安置在洁净气流首先到达的位置,容易产生污染的宜安置在靠近回风口、排风口的位置,且保持恰当的间距。

（6）厂房应当有适当的温湿度、压差、采光和通风,目视操作区域的照明应当满足操作要求。洁净室内墙与顶棚与地面之间宜采用圆弧的过渡设计,各种管道、照明设施、风口和其他公用设施的设计和安装应当避免出现不易清洁的部位,要保证干细胞产品的生产环境符合要求（表 15 - 3）。

表 15-3　洁净室温湿度、照明、压差、噪声要求

温 湿 度	照 明	压 差	噪 声
① A 级、B 级区域一般相对湿度控制在 50%~65% 范围内，夏秋季温度控制在 20~24℃ 之间、冬春季温度控制在 18~20℃ 之间；② C 级、D 级区域一般相对湿度为 45%~65%，控制温度为 18~26℃	一般照明的照度值为 ≥300 lx。辅助工作室、走廊、气闸室、人员净化和物料净化室宜为 200~300 lx，特殊岗位根据实际需求局部设定	① 洁净区与非洁净区之间的静压差 ≥10 Pa，不同空气洁净度级别的洁净区之间静压差 ≥10 Pa；② 必要时，相同洁净度级别的不同功能区域（操作间）之间也应当保持适当的压差梯度	① 动态测试时，洁净室的噪声级 ≤75 dB；② 静态测试时，乱流洁净室的噪声级 ≤60 dB；层流洁净室的噪声级 ≤65 dB

（7）洁净厂房空气净化处理设计：净化空调系统回风要合理利用，其风机宜采用变频技术。根据空气洁净度级别需要选择空气过滤器，其处理风量应小于或等于额定风量。新风宜采用集中空气净化处理，在寒冷地区应采用设备防冻保护措施。

（8）排风设计：对于排风中含有害物浓度及排放速率超标的，要对排风介质进行无害化处理后排放；对于排风系统中含有水蒸气、凝结性物质的应注意安装坡度和排放口。针对处理对象的生物安全风险程度采取相应的防护措施，如送风加装防护网、房间的排风与送风系统设计成连锁操作，生物安全风险高的操作室的排风管可兼作生物安全柜的排风管，且要保障生物安全柜内相对于所在房间为负压。

（9）消防要求：厂房的设计布局应按照现行的《建筑设计防火规范》及相关规范、标准执行。隔热、保温、防潮、防火、少产尘是洁净厂房围护结构的基本要求。消防设计时，从生产地点至安全出口不得经过曲折的人员净化路线，洁净厂房同一层的外墙应设有通向洁净区的门窗或专用消防口，以便于消防人员的进出。疏散走道两侧隔墙及吊顶的耐火限及洁净区与非洁净区之间墙体的耐火时限均 ≥1 h，隔墙上的门窗耐火限应 ≥0.6 h。洁净厂房每一个洁净区或每一个防火分区或每一生产层的安全出口分散均匀布置数量均 ≥2 个。

二、洁净厂房的日常维护管理

洁净厂房主体结构的检查与维护

洁净厂房设施的维护与保养应由经过培训的专业人员负责，按预防维保计

划对洁净厂房及设施,包括洁净厂房技术夹层、彩钢板结构、密封门窗、水池、地面环氧层、辅助区域的应急照明灯具、灭火消防装置、监控测量装置、存储容器、净化空调系统、制水系统、压力容器、灭蝇驱鼠装置等进行周期性的检查维护。

发现如渗漏脱胶、门窗变型漏风、地面破损等情况及时维修,对洁净空调系统的风机运行、制冷系统、电机轴承、除湿系统、控温控湿系统等检查出现的问题及时维修并记录,使用的各级过滤器必须按净化要求从定点厂家选用,并按周期清洗、更换。对洁净厂房设施的维修保养不宜动用明火,维修过程中不得对厂房及药品造成污染。

三、洁净厂房洁净度要求及检测

洁净厂房的洁净度限度(表15-4)

(1)洁净区是制药企业的重要生产环境,能够有效地控制尘埃颗粒和微生物菌落的数量,通常可以分为3种不同的状态。

1)空态一般为不含生产设备的动态工况,是厂房建好后所有设备尚未放入洁净厂房时洁净室中的洁净度。

2)静态生产指的是在没有人工干预的情况下,生产设备运转或空转状态。

3)动态是生产工况状态中洁净室的洁净度。

表15-4 洁净厂房的洁净度限度要求

空气洁净等级	悬浮粒子最大允许数/立方米			微生物监测动态标准		
	尘粒粒径（μm）	尘粒数（个/米^3）		沉降菌（Φ90 mmcfu/4 h）	表面微生物接触（Φ55 mmcfu/碟）	浮游菌（cfu/m^3）
A级	≥0.5	静态	3 520	<1	<1	<1
		动态	3 520			
	≥5.0	静态	20			
		动态	20			
B级	≥0.5	静态	3 520	5	5	10
		动态	352 000			
	≥5	静态	29			
		动态	2 900			

续 表

空气洁净等级	悬浮粒子最大允许数/立方米			微生物监测动态标准		
	尘粒粒径（μm）	尘粒数（个/米³）		沉降菌（Φ90 mmcfu/4 h）	表面微生物接触（Φ55 mmcfu/碟）	浮游菌（cfu/m³）
C 级	≥0.5	静态	352 000	50	25	100
		动态	3 520 000			
	≥5	静态	2 900			
		动态	29 000			
D 级	≥0.5	静态	3 520 000	100	50	200
		动态	—			
	≥5	静态	29 000			
		动态	—			

（2）根据 2010 年版 GMP 的要求,应对洁净厂房的洁净度进行有效周期性的环境监测,包括浮游菌、沉降菌、悬浮粒子、表面微生物、风速、风量、换气次数、压差、温湿度、照度、噪声等项目测试。可安装悬浮颗粒、浮游菌、风速、温湿度等环境因素的动态监测体系,以便更好地识别污染源,并且通过风险评估,确定监测点的安装数量及位置。配备的在线检测、数据监控系统的软件功能强大,集成工作站可提供数据管理、用户权限、报警设置、历史记录查询等功能。

目前,干细胞制剂企业可通过环境在线监测系统及嵌入式专用摄像头对洁净度进行严格的管理和控制,实现洁净区远程监督管理模式。

四、干细胞制备厂房示意图

干细胞制剂作为非终端灭菌制剂,所有制备操作均需在 A 级进行。根据干细胞类型及开发工艺不同,干细胞制备厂房目前有 3 种类型可供选择。

（1）B 级背景下的局部 A 级(B+A)制备(图 15-1)。

（2）C 级背景下的细胞隔离器制备。

（3）全封闭式自动化细胞处理系统。

（一）B 级背景下的局部 A 级(B+A)制备

B+A 级制备厂房是最传统的细胞生产厂房,其建设成本低,布局灵活,生产人员活动较自由,细胞操作环境非封闭。但缺点也是显而易见,首先,非封闭的

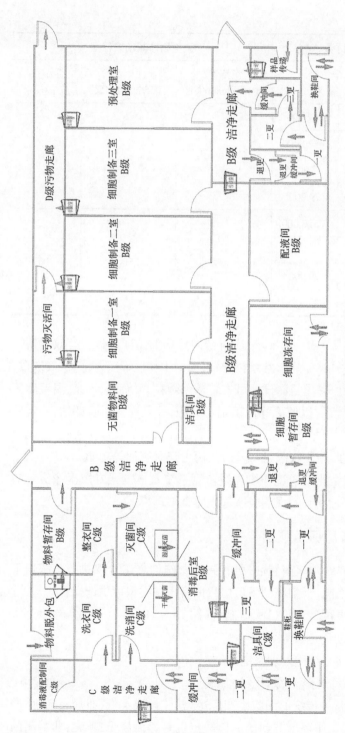

干细胞制备生产区平面布局图

图 15-1　B+A 级细胞生产厂房示意图

50mm手工岩棉夹芯净化彩钢板隔墙

图例：

人流

物流

污物流

样品流

操作环境会带来很高的污染风险。其次,能耗高,验证复杂,运营维护成本高等。图 15-1 为 B+A 级制备厂房示意图。

（1）B+A 级制备厂房为了控制外来采集物污染风险,可以设置预处理室。供者来源的组织或细胞在采集过程中可能会存在一过性的空气暴露,以及采集者有可能的操作不当,因此存在潜在污染的可能性,加上微生物检测结果的滞后性。故采集物进场后不能直接进入主制备区,需要经过单独空调机组、单独人流和物流通道的预处理间。预处理间的设计在干细胞制备区至关重要。采集物首先通过预处理间处理,并进行原代培养操作。待各项质量检测均合格之后,通过传递窗移入主厂区进行扩大生产。

（2）人流通过一更、二更、三更 3 次更衣,进入 B 级制备厂区,将人源污染的可能性降到最低。

（3）物流通过物流通道脱外包、清洁,然后通过 VHP 传递窗清洁表面之后,进入 B 级厂区。

（4）工器具和洁净服在消毒间进行清洁,然后通过双扉式灭菌柜进行有效灭菌,同时安全传入 B 级厂区。

（5）B 级区产生的污物直接通过自净传递窗传入具负压的污物通道,然后灭菌消毒处理后,由有资质的第三方机构进行安全处理。

（6）人流、物流、污物流、成品流合理布局,尽力做到互不交叉,杜绝交叉污染的可能性。

（二）C 级背景下的细胞隔离器制备

由于细胞治疗产品无法进行终端除菌,全流程的无菌操作及严苛的洁净环境成为细胞治疗所必须考虑的重要因素。传统的细胞培养通常要求在 B 级背景下的局部 A 级,即生物安全柜中进行操作,但非封闭的操作环境会带来很高的污染风险,尤其是涉及多个步骤的操作。因此,GMP 细胞治疗产品附录中要求"宜采用密闭设备、管路进行细胞治疗产品的生产操作",故细胞操作隔离器、全封闭式细胞处理设备将会广泛应用于细胞治疗产业。

根据 GMP 无菌药品附录第十四条要求"隔离操作器所处环境取决于其设计及应用,无菌生产的隔离操作器所处的环境至少应为 D 级洁净区"。故在 C 级的背景下使用隔离操作器是可以接受的,也就是通常所说的 C+A。与传统的 B+A 模式相比,不需要严苛的洁净区环境级别,可减少运行维护成本,而且隔离器内正压防护,自动化 H_2O_2 熏蒸简化灭菌流程,始终处于 A 级洁净度。隔离器可根据生产工艺在 A 级工作环境中高度集成化,可配置细制备所需的关键仪器设备,如离心机、显微镜、培养箱、细胞计数仪等,配备的超高贴合度手套,可在保证全程无菌的环境下实现细胞分离、提取、激活、取样、培养、换液、观察收集等精细化操作,同时系统可实时在线环境监测,偏差报警,关键数据全记录、可追溯。

细胞隔离器可为细胞治疗打造细胞药物制造平台,从细胞药物研发到细胞药物 GMP 生产无缝连接,避免了生产过程中的交叉污染并降低了生产耗时和细胞损耗,减少了安装和运行成本。同时可以根据客户的需求进行个性化、模块化、标准化的设计,将细胞治疗的多个甚至全部工序进行整合,实现封闭或半封闭式的无菌操作,从而满足不同的细胞制备工艺要求。但隔离器价格普遍十分昂贵,需要较高的应用壁垒。

(三)全封闭式自动化细胞处理系统

细胞治疗药物生产过程的复杂性,限制了自动化技术的应用,而且研发、使用生产自动化装置费用高昂。细胞隔离器仍依赖于操作者的手工操作,而全封闭式的自动化细胞处理设备的出现,实现了细胞培养全流程的规范化与标准化,排除了手动操作效率低、批次间不稳定、质量不均一的弊端。这种大容量、单细胞的高通量生产方式,极其依赖生产设备的可及性。

封闭式细胞治疗处理系统通常包括一个核心仪器、配套的程序软件和相关套件,可以通过软件和套件的更换来满足不同的细胞处理需求。全封闭式自动化处理系统由于整个细胞操作都在封闭管路和体系中,因此大大降低了对洁净环境的依赖,可以做到在医疗机构患者"床边"处理和制备,真正意义上实现"Bench to Bedside"。

未来在封闭式细胞治疗处理系统这一领域的发展可能会发展更灵活和定制的模块化设备组件,而不是开发新的设备。在这一方向下,如何连接不同设备将是一个挑战。未来的发展也将鼓励细胞治疗技术的开发者和设备技术行业伙伴之间的合作,在细胞制造领域提出创新的解决方案。

第五节　干细胞制剂工业化生产的设备要求

设备与干细胞制剂工业化生产有着十分密切的联系,设备不仅是其提取和培养的平台,也是进行产品检验的场所,而且直接关系到干细胞制剂是否安全、有效和可控;设备既是干细胞制剂生产的工具,同时又是不可忽略的污染因素之一。根据用途不同,可将干细胞制剂工业化生产的设备分为以下几类:

1. 公用系统 包括空调净化系统、注射用水系统、纯蒸汽系统等。

2. 工艺相关设备 制剂工艺流上直接用于干细胞制剂生产的设备,如生物安全柜、二氧化碳培养箱、离心机、显微镜等。

3. 辅助设备 为工艺设备提供运行保障的非关键设备,如高压灭菌锅、清洗机、接管机和封口机等。

4. 检测设备 检测环境及各种原料、中间体和成品质量的仪器与设备,如流式细胞仪、荧光定量 PCR 仪、集菌仪等。

5. 计算机化系统 计算机化系统由一系列硬件和软件组成,以满足特定的功能,如对公用系统、工艺设备或工艺生产过程进行实时监测、控制及数据存储的计算机化系统等。

按照《(人体)细胞制备洁净室设计技术规范(征求意见稿)》的规定,洁净室必须使用能够有效阻止灰尘、微生物污染的装置,并且在进行设计与使用的过程中,必须符合以下标准:

(1)结构简单,需要清洁和消毒的零部件应该容易安装,不便拆装的设备要设清洗口。

(2)设备表面应光滑、易清洁、耐腐蚀。与物料直接接触的设备应采用不与其反应、不吸附的材料,且不释出微粒。

(3)设备的传动部件应密封良好,避免润滑油、冷却剂等泄漏对原材料、成品或包装容器的污染。

(4)细胞制备洁净室(区)内的设备,还应满足可消毒或灭菌的需要。

(5)与细胞接触的二氧化碳气体应设置气体过滤器。

(6)当设备安装在跨越不同空气洁净度等级的房间或墙面时,除考虑固定外,还应采用可靠的密封隔断装置,以保证不同洁净度等级的洁净要求。

(7)可采用消声、减振装置改装产生噪声、振动的设备,改善操作环境。动态测试时,室内噪声级应符合相关要求。

(8)设备的设计或选用应能满足工艺验证的有关要求,合理设置有关参数的测试点。

(9)传递窗(柜),密闭性好并易于清洁。设于不同空气洁净度之间的传递窗应设空气净化和灭菌装置。

一、设备全生命周期闭环管理

GMP 对设备提出相应管理要求,即: 生产用设备应与所采用的工艺及生产的产品相适应,设备的性能技术指标符合设计标准,应在有足够的空间、洁净干燥的环境中进行设备的安装,方便设备使用及清洁维护,安装后应进行试用和必要的验证。设备与其加工的产品直接接触部位及设备的表面不应与产品发生化学反应、合成作用或吸附作用。

设备全生命周期闭环管理分 3 个阶段,包括前期管理阶段(设备前期管理)、运行维护管理阶段(设备中期管理)、改造报废管理阶段(设备后期管理)。

(一)设备前期管理

设备前期管理阶段的工作包括从设备计划、调研、选型到设备投产使用所涉及的各个环节的管理。其中设备计划部分主要包括年度设备使用计划、年度设备使用费用计划、设备采购计划等的制定,一般由设备使用部门负责提出新购设备申请,由工程设备部门制定相关计划。

设备在购置前可起草一份由研发部门、工艺部门、使用部门、质量部门、设备部门等,多部门专业人员共同参与,综合多方意见的用户需求(user requirement specification, URS)文件来指导设计选型。依据 URS 文件制定设备采购计划,进行市场调研、选型、招标,确定采购方案和费用预算,经审核批准进入正式的采购流程。设备在出厂前进行工厂验收测试(factory acceptance test, FAT)十分必要,检查确认关键指标是否符合设计要求。测试方案要事先得到相关部门批准、严格按预定方案检测,最终形成 FAT 测试报告,并作为设备技术资料的一部分存档。

(二)设备中期管理

对设备在使用中的利用率、可靠性、安全与能效的管理是干细胞生产企业安全生产、提高生产效率、降低生产成本、确保产品质量、减轻仪器设备负荷、延长使用寿命、减少和避免仪器设备的闲置、实现企业的盈利和持续发展的基础保障。

仪器设备进场时需要进行进场验收和安装调试、按需进行必要的仪器设备现场测试、验证确认,以及操作和维护保养等技术培训工作,以确认所供应的仪器设备符合法规、标准及设计要求。在生产设备上明显标识设备状态,纯化水等主要固定管道须标注内容物名称及流向。

GMP 对仪器仪表的校准也提出了具体要求:生产和检验使用的关键计量量具和仪器应经过校准,并确保在校准有效期内,得出的数据准确、可靠。

确认和验证是干细胞工业化制剂生产企业基本的质量活动之一,设备验证与确认包括设备设计确认（design qualification，DQ）、安装确认（installation qualification，IQ）、运行确认（operation qualification，OQ）、性能确认（performance qualification，PQ）和验证状态维护，以确保设备能够满足干细胞制剂生产质量控制的需求。

（1）设计确认（DQ）是对待订购仪器设备功能、技术指标、适用性的审查，是对设备设计、选型及是否达到预期需求的书面论证报告。

（2）安装确认（IQ）是对设备进行开箱验收、安装调试，对安装设备本身的结构技术性能、设备技术文件支持、安装条件（场所）、安装过程及安装结果的确认过程。

（3）通过运行确认（OQ）的空载测试，确保设备的各个组成部分都能够按照预期的技术指标正常运行。

（4）性能确认（PQ）旨在根据运行结果和产品的质量指标，检验设备的稳定性、可操作性和可承受的负荷能力，以确保能够持续、一致地达到预期的标准。

（5）为了保证设备始终处于"验证的"和"受控的"的状态，需定期进行验证状态维护，包括变更控制、回顾性验证、再验证。在设备更新、重新启用、重大维修或技术改造后都应重新组织验证。

（三）设备后期管理

后期的设备管理，主要针对那些老化磨损、无法满足日常使用的设备。通过实施技术改造升级、更换磨损部件，可以延长陈旧设备的使用时限，不仅可以节省大量的财力投入，而且还可以避免因为技术落后、能源浪费及环境污染而带来的不良影响，更具有合理性。

设备封存一般是由于生产工艺的变更、调整而停用闲置连续 3 个月以上的设备实行管理措施。封存的设备仍按技术及资产状况的考察范围计算设备的完好率、折旧费及占用费。

报废设备管理一般是对已提满折旧率或设备磨损严重无维修价值或不符合企业生产发展，需要退出使用状态或国家强制淘汰报废的设备进行报废处理措施。通过系统的评估，分析设备报废之后的使用经济性、可靠性及管理成本，有助于确定新设备采购决策，也能够更有效地维护保养原型号设备，实现完善的设备的全寿命管理。

二、细胞生产设备未来发展趋势

"工欲善其事，必先利其器"。开发生产先进细胞治疗产品，企业必须具备先进设备及良好的管理。因此,未来干细胞治疗产品设备的发展主要有两个趋势。

一是,全自动化的细胞制备工艺是干细胞工业化的发展方向。国家食品药品监管总局在《细胞治疗产品研究与评价技术指导原则(试行)》中指出,研究者需要持续改进制备工艺技术,以最大限度地降低外界因素,如物理、化学或生物因素对细胞功能造成的非预期影响,实现全封闭、自动化、规模化,以确保干细胞的均质培养和稳定扩增,有效地解决批次间差异、质量不稳定或其他潜在的安全风险,从而使得干细胞的生产更加高效、可靠。

二是,选购具有自动化、数据可追溯功能、数据可审计追踪功能、智能化诊断故障能力的工业化技术设备是细胞生产的发展趋势,也将成为设备设计的重要内容之一。通过自动化、封闭、可扩展的系统运转模式实现标准细胞培养及质量检测功能,融合巡检、预防维护与维修管理的智能化、现代化手段,并通过软件数据采集与可持续验证的计算机系统进行技术整合,实现设备生命周期的全过程一体化动态管理,实现质量保证的可视化过程监控、批次的电子化管理,提高了细胞制造能力,增强了过程的安全性、有效性、质量可靠和数据的可追溯性。

第六节　干细胞制剂的质量控制与评价

近年来,我国在干细胞治疗方面政策频出,反映出国家层面对细胞治疗技术发展的推动及临床转化的关注。随着细胞治疗领域的健康发展和临床研究不断推进,细胞治疗将进入快车道,迎来高速发展阶段。其中,干细胞制剂的质量控制和评价体系是重中之重,关系到临床用药的安全性。

一、干细胞制剂的责任主体

干细胞治疗是指应用人自体或异体来源的干细胞经体外培养操作后输入(或植入)人体,以治疗多种疾病。确保干细胞的质量稳定是重中之重,为确保干细胞的质量,首先应明确干细胞制剂的责任主体。

目前,医疗机构开展干细胞临床研究主要采用两种模式。一是,由医疗机构自行制备干细胞制剂;二是,与制备机构合作,由合作机构提供干细胞制剂。与制备机构合作的医疗机构在合作前应对干细胞制剂制备质量管理体系进行全面评估。制备机构质量授权人负责审核干细胞制剂制备过程的记录和质量检验报告,签署放行通知单;医疗机构质量授权人负责审核干细胞制剂接收记录、制备机构干细胞制剂放行检验报告、制备机构放行通知单及医疗机构使用前检验报告,签署放行使用通知单[13]。

二、干细胞制剂的质量内容

干细胞制剂的质量由四大属性决定,即基本生物学属性、微生物学安全性、生物学安全性和生物学有效性[14]。

(一) 基本生物学属性

基本属性指包括用于细胞鉴别,反映细胞活性、纯度和均一度、制剂状态的特性。其中,细胞鉴别可通过细胞形态、表面标志物、特定基因表达产物等检测方法区分;细胞活性可通过检测活细胞计数、细胞倍增时间、细胞周期、克隆形成率、端粒酶活性等判断细胞活性及生长状况;纯度和均一性可进行细胞表面标志物、遗传多态性及特定生物学活性等检测来确定。在将干细胞制成终制剂时还需要检测外观、颜色、澄清度、pH、装量、渗透压及有无异物等来明确制剂的理化性质。

(二) 微生物学安全性

干细胞体外培养最大的挑战是外源性微生物的污染。在干细胞用于临床前应保证干细胞的微生物安全性,需满足无菌(细菌和真菌)、无支原体、无细胞内外源致病因子及无微生物代谢产物污染等质量要求。

(三) 生物学安全性

生物学安全性主要指由遗传学或表观遗传学变异,或由制备过程所导致的细胞生物学特性改变等细胞内源性变化相关联的安全性,包括由于异体来源干细胞制剂输入引起的异常免疫学反应,异常增殖分化导致的成瘤性、致瘤性、促瘤性,异位迁移或停留,非预期分化等问题。

(四) 生物学有效性

生物学有效性是指与干细胞临床治疗效应相对应或可用于预测临床治疗效应相关的生物学功能,它是现阶段乃至未来决定干细胞床转化是否能够成功的重要质量属性,可归纳为分化功能、免疫调节功能及组织再生功能[15]。可通过检测干细胞分化潜能、诱导分化细胞的结构和生理功能、免疫细胞的调节能力、特定细胞因子分泌、特定基因和蛋白质表达等功能,判断干细胞制剂与治疗相关的生物学有效性。

三、干细胞制剂的质量检测体系

干细胞制剂应用于临床需要建立成熟完善的质量体系,保障干细胞制剂的质量符合临床要求。通过将质量源于设计(quality by design, QbD)的思想融入干细胞产品的工艺开发和验证中,即以预先设定的目标产品质量概况(quality target product profile, QTPP)为研发起点,在明确关键质量属性(critical quality attributes, CQA)的基础上,结合合理的实验设计(design of experiment, DOE),研究原材料、产品的质量特征属性和制备过程中的各种参数,精准识别出关键工艺参数(critical process parameter, CPP),在多影响因素下,构筑可以满足产品特征及制造过程要求的设计空间(design space, DS)。通过对 DS 的分析和评估,实施有效的质量风险管理,构建完善的药物质量控制体系[16]。

在干细胞制剂的制备过程中,需要对以下干细胞的质量特性进行研究。① 细胞生长曲线、细胞倍增能力、细胞周期、细胞数及细胞活力;② 细胞鉴别:种属来源及个体来源鉴别、表型鉴别、干性(三系分化能力)、基因修饰鉴别;③ 纯度:目的表型及非目的细胞表型、工艺相关杂质(如添加因子残留、高风险原材料残留、分化试剂残留、修饰工具残留等);④ 污染控制:细菌、真菌、支原体、外源病毒因子、细菌内毒素、内毒素及其他(分枝杆菌);⑤ 生物学效力:多向分化能力、免疫调控能力、组织再生功能、基因修饰后的特定效力;⑥ 成瘤性;⑦ 染色体核型等。

关键质量属性(CQA)主要包括以下几项。① 细胞生长特性鉴定:细胞生长及增殖、细胞周期;② 细胞鉴别:表型鉴别、干性、三系分化能力;③ 纯度:目的表型及非目的细胞表型、工艺相关杂质;④ 生物学效力:多向分化、免疫调控能力、组织再生功能等;⑤ 污染检测;⑥ 成瘤性;⑦ 染色体核型等。

关键工艺参数 CPP 主要包括以下几项。① 供体材料采集;② 培养条件:培养温度、pH、溶氧、代谢水平;③ 培养方式:分离方法、培养液及消化液、接种浓度或接种量、传代方式、最长培养时间;④ 是否有基因修饰等。

临床级干细胞应遵循 GMP 指南,按照新药临床试验申请(investigational new drug, IND)法规和质量要求生产。根据干细胞产品的细胞类型、制备工艺、生产阶段、质检目的等不同要素,质量检测体系应包含从入库到出厂的全面质量保障体系。

(一) 准入检验

由于干细胞制剂通过采集供者的组织或细胞培养而成,所以为了防止供者的因素造成干细胞制剂的毒性和传染病风险,保证干细胞制剂来源的安全性,必须在进入实验室制备前对供者组织或细胞进行全面审查。应当制订供者材料采集、运输、接收的书面要求,监督采集机构按规定完成采集,拥有完整的采集记录,运输过程中温度和时限记录,接收记录。对用于异体干细胞临床研究的供者,必须经过检验筛选证明无人源特定病毒(包括 HIV、HAV、HBV、HCV、HPV、HHV、HTLV、EBV、CMV、人细小病毒、人毒瘤病毒、梅毒螺旋体等)的感染。必要时需要收集供者的 ABO 血型、HLA - Ⅰ类和 HLA - Ⅱ类分型资料,以备追溯性查询。

在制备干细胞制剂过程中所使用的其他物料,应进行风险评估,优先使用低风险物料,确认关键物料如细胞因子、生长因子、酶、血清等和风险级别,对关键物料应开展入厂检验,以确定质量状态,保障生产使用。

（二）过程检验

干细胞由供者材料转变为临床制剂是一个复杂的过程,其经历了组织分离、原代培养、冻存、复苏等过程,同时在培养过程中引入了多种外来因子,均可能带来微生物污染的风险,同时也可能导致干细胞的细胞生物学特性发生改变,故在整个培养过程中应建立全面的质量评价体系。其检验内容应包括细胞基本属性检验、微生物安全性检验、生物安全性检验、生物学有效性检验。为减少污染和生物学特性改变,可引入工业上常用的主库/运转库概念,将细胞库分为三级管理,即初级细胞库、主细胞库(master cell bank, MSB)和工作细胞库(working cell bank, WCB)。

由一个原始细胞群体发展成为传代稳定的细胞群体,或经过克隆培养形成的均一性细胞群体,即为初级细胞库。通过鉴别和安全性检验,初级细胞库传代增殖为主细胞库,主细胞库最多不得超过两个细胞代次,经质量评价全部合格后,可作为建立工作细胞库使用。工作细胞库必须限定为一个细胞代次,工作细胞库的质量标准,应在主细胞库质量标准基础上建立[17]。

（三）放行检验

放行检验是指干细胞制剂在冻存入库或应用于临床前为确保干细胞制剂的安全性,进行相对快速简化的检验。放行检验用的方法应经过研究与验证,特别是对于建立的新方法应进行全面的验证,对于《中国药典》中收录的方法应进行适用性的验证。对于有效期短和样本量小的产品,可采用快速、微量的新型检测方法,但应与传统检测方法进行比较和评估,必要时,在产品放行检验时可以采用两种检验方法进行相互验证[18]。

放行检验的主要目的是检验制剂的基本属性和微生物安全性,检测项目包括细胞计数、细胞活率、支原体检测、内毒素检测、无菌检测和制剂的外观状态等。由于干细胞制剂时效短,产量少的特点,常规的《中国药典》方法并不适用于放行检验。如《中国药典》上规定的无菌和支原体检验的方法耗费时间过长,无法应用于放行检验,可采用 PCR 的方法进行快速检验。

（四）质量复核

若干细胞制剂的质量状态需要第三方机构进行复核,则应由有资质、专业的细胞检验机构/实验室进行质量复核检验,并出具检验报告。

第七节　干细胞制剂的安全性评价

干细胞制剂(stem cell-based medicinal product)是以不同来源和类型干细胞为主要成分,符合相应质量及安全标准,具有明确生物学效力的细胞制剂,用于多种疾病治疗或改善健康状况。

随着干细胞作用机制的深入研究和国内的药物管理逐渐规范化,干细胞作为药品成为一个重要的研发方向,因此,干细胞安全性评价成为临床前研究的重点内容。

一、干细胞制剂安全性评价法规要求

为了规范干细胞制剂的安全性评价,国内外均制定了相应的指导原则。《人源性干细胞产品药学研究与评价技术指导原则》中规定供人体使用的干细胞产品的生产全过程应当符合 GMP 的基本原则和相关要求,该规范指出在评价干细胞制品生物安全时,除了常见的风险,还要排除污染、起始原材料残留、加工过程中非目的细胞、非预期变化等杂质的风险、生产工艺变更的风险等。《干细胞制剂质量控制及临床前研究指导原则(试行)》中提出了干细胞临床前安全性评价的一些基本原则,要求研究方案根据这些原则制定,随后 2017 年发布的《细胞治疗产品研究与评价技术指导原则(试行)》中指出细胞治疗产品不能完全采用传统、标准的非临床研究评价方法,评价内容需要考虑到细胞的相关因素,研发计划及临床试验方案,可以用 ICH 颁布的《生物技术药品的非临床安全性评价指南》(S6)作为参考来评价干细胞。《人源性干细胞及其衍生细胞治疗产品临床试验技术指导原则》(征求意见稿)适用于按照药品进行研发和注册的干细胞产品,要求干细胞在进入临床试验时,遵循 GCP 等一般原则要求,需要强调的是干细胞产品的临床试验通常不考虑在健康志愿者中进行。

二、干细胞制剂安全性评价要点

（一）干细胞产品非临床安全性评价

干细胞产品进行非临床安全性评价时，无法完全遵循标准的评价方法，需要评估细胞的分化状态和活性，根据给药途径、给药频率和适应证作为非临床评价内容的参考。试验设计时应当尽可能模拟临床给药过程，充分地考虑药物的药理性质，查阅已上市药物的资料或相关研究已发表的文献等。非临床安全性评价应当遵从《药物非临床研究质量管理规范》（Good Laboratory Practice，GLP），但是对于某些试验，如附加免疫毒性试验，可能不能完全执行 GLP 规范。

1. 药代动力学研究　干细胞的药代动力学研究主要包括生物分布、细胞迁移、定植（归巢）、分化和细胞在体内的生物学行为检测。干细胞制剂的活性特点决定了其进入体内后的浓度变化呈现非线性特征，不易通过数学模型进行预测，需要对传统的药代动力学研究方法进行调整以期可以对细胞药物进行系统研究从而找到合理的剂量。在实际操作过程中，一般选择合适的动物模型进行试验，检测生物分布情况时，考虑动物的血流影响及细胞的特异性，建议选择多个时间点，检测方法的选择应当考虑细胞的免疫原性，体外分布检测时可以用一种或多种检测方法来提高研究的准确度。目前常用的细胞药物检测方法一般是采集动物的血液和组织，提取 RNA 后通过 qPCR 的方法进行检测。干细胞具有归巢效应可迁移到损伤部位并分化为对应部位的细胞，给药后需要对整个过程进行动态检测，目前公认的是干细胞首先在肺部聚集，但是其在体内的存活时间目前没有统一说法。此外，还需要关注细胞及其辅料进入体内后代谢的检测[19]。

2. 毒理学研究　鉴于干细胞制剂的特殊性，其可能在体内存活并分泌活性物质从而影响各器官功能，干细胞制剂应当考虑安全药理试验。同样，在单次给药毒性试验设计时，在药物常规的观察时间基础上，干细胞制剂的观察时间应当延长。

干细胞制剂由于可能具有免疫调节作用，除了需要进行常规的单次给药毒性和重复给药毒性试验外，还需要进行异常免疫反应试验，包括免疫原性试验和免疫毒性试验。动物实验中的免疫原性检测可以提示此类风险的存在，该类试验设计时不仅需要考虑细胞本身的性质，同时要考虑细胞制备过程中所需要的培养基和添加物等。对于免疫毒性试验，干细胞除了常规的毒性研究指标（血液学、临床生化、大体病理学、器官重量和组织学），还需要进行附加的免疫毒性试验研究,如免疫表型分析试验[20,21]。

3. **致瘤性和成瘤性试验**　世界卫生组织定义致瘤性(tumorigenicity)为非细胞因素,如化学物质、病毒、病毒核酸、病毒基因或亚细胞成分等引起动物正常细胞形成肿瘤的能力,与 ICH S1 中的致癌性同义;成瘤性(oncogenicity)是指接种细胞本身所具有的形成肿瘤的能力。

干细胞可以分为 TSC、PSC 和专能干细胞,目前常见的干细胞制剂为骨髓、脂肪和脐带来源的 MSC,属于 PSC,其具有自我更新和多向分化的能力。干细胞的这种特殊能力也带来了致瘤性和成瘤性相关的风险,同时干细胞的来源、制作工艺的不同及离体后需要进行的多种操作和细胞传代,可能会增加以上的风险。对以上项目进行非临床安全性评价时,通常选用免疫缺陷的啮齿类动物模型,对于试验设计的具体问题如给药途径、剂量、动物数量、试验周期等需要根据结合药代动力学、药效学及临床试验设计等信息具体问题具体分析[22]。

(二) 干细胞制剂临床安全性评价

《人源性干细胞及其衍生细胞治疗产品临床试验技术指导原则》(征求意见稿)中对干细胞相关产品临床试验定义是指应用人自体或异体来源的干细胞经体外操作形成产品制剂后输入(或植入)人体,用于疾病防治的临床试验。

干细胞相关产品进入临床试验需要遵循 GCP 等要求,由于干细胞的作用机制和体内的活性情况与其他药物相比具有不可预测性,其安全性评价贯穿整个临床试验,因此在设计临床试验时,对于试验方案、给药方法需要进行严谨的评估。

干细胞临床试验设计的伦理方面除了需要如常规药物一样遵循伦理审查相关文件的要求外,还应当符合《涉及人的临床研究伦理审查委员会建设指南》(2019 版,附则六:干细胞临床研究伦理审查)规定。研究人群选择需要进行额外考量,一般不考虑健康志愿者,对于适应证人群也应当结合产品作用特点、潜在风险和获益、疾病严重性和病情进展等多个因素综合考虑。需要额外注意的是,由于干细胞药物性质与传统药物有较大差别,临床研究前需要专门对研究者和临床试验相关参与者进行培训,培训内容主要包括细胞存储和监测方法,细胞复苏步骤及使用前的配制方法,待相关人员熟练掌握并能保证数据的一致性和药物的安全性时,方可进入试验。

干细胞制剂的首次人体试验(first in human,FIH)在探索临床安全性试验设计时需要考虑其体内的异常增殖、成瘤性和宿主抗移植物反应等问题,对于临床起始剂量设计时可以参考可用的动物实验或体外数据,同类或相关产品的既往临床数据对于起始剂量的预测也具有参考意义。不同于传统意义的药物，干细胞可能在体内长期存活甚至增殖，因此首次人体试验建议采用单次给药方案，并且干细胞药物若在较低剂量水平已有稳定的生物学活性或临床获益，可以不用继续探索干细胞的最大耐受剂量（maximum tolerance dose，MTD），该部分需要申办者自行评估对后续确证性临床试验剂量设计是否会有影响[20]。

参考文献

第十六章

干细胞制剂的质量管理

第一节　干细胞的采集及筛选、干细胞制剂的储存和细胞库建立

干细胞来源于骨髓、脂肪、胚胎、外周血、脐带血、脐带和胎盘等体组织，免疫原性较低，一般不会引起宿主的免疫反应，具有广阔的临床应用前景。想要扩大干细胞的临床应用，意味着临床级干细胞库的建立尤为重要，本章将主要讲述干细胞的上游采集流程及制剂的储存和细胞库建立。

一、组织样本的采集与接收

干细胞研究通常遵循同一个研究采集运输流程(图 16-1)。样本采集须得到伦理委员会的批准，不同组织和供者来源的人体生物材料存在不同程度的伦理风险，伦理委员会对不同来源的干细胞开展伦理评估，遵循安全、有益、自主和公正原则。采集前应充分权衡风险和获益，不能为了可能的临床治疗前景而忽视供者所承受的风险。在保障供者权益的基础上，尽可能促进干细胞治疗接受者或临床研究中受者的获益最大化。

在取得伦理批件后，寻找合适的供体来源，样本采集前须取得供者的知情同意，为供者提供真实、准确的有关生物材料采集的目的，未来可能的用途及可能的获益等信息。确保样本提供者自愿作出是否同意采集样本的决定，并签署知情同意书(参考附件 1)。采集前进行供者的健康筛查，如既往病史和家族性遗传病及病原微生物的感染筛查和在危险疫区停留情况的调查，同时需采取对供者个人隐私和健康信息泄露风险的控制措施。采集工作应在取得《医疗机构执业许可证》的医疗机构中实施，采集人员须经过相应的专业技术培训。临床级hMSC 采集制备方应对干细胞供者的基本信息与健康信息进行详细采集与记录

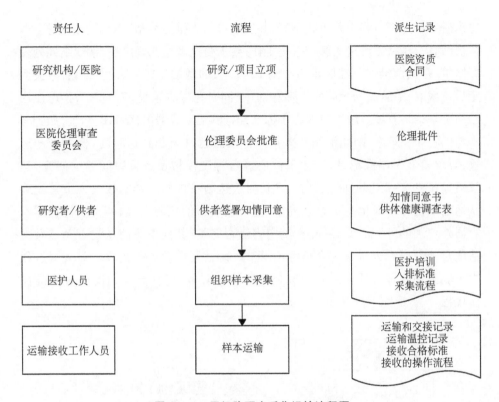

责任人　　　　　　　　　流程　　　　　　　　　派生记录

研究机构/医院　→　研究/项目立项　→　医院资质 合同

医院伦理审查 委员会　→　伦理委员会批准　→　伦理批件

研究者/供者　→　供者签署知情同意　→　知情同意书 供体健康调查表

医护人员　→　组织样本采集　→　医护培训 入排标准 采集流程

运输接收工作人员　→　样本运输　→　运输和交接记录 运输温控记录 接收合格标准 接收的操作流程

图 16－1　干细胞研究采集运输流程图

（参考附件 2）。

　　为了保证干细胞可追溯，供者的性别、种族、病史和筛查信息等应与干细胞的采集、制备、保藏和使用信息一起保存。在人体生物材料采集及干细胞制剂制备和保藏过程中，需要采取恰当措施保护供者的信息和个人隐私，供者的生物材料及基于供者生物材料制成的干细胞系及干细胞制剂应该匿名和采用编码进行标识。采集人员、医务人员、制备质控操作人员和管理人员应当对样本提供者的个人信息采取保密措施，如确需提供信息，须经伦理委员会批准同意方可实施。采集后的组织样本运输至制备中心进行工艺生产以便开展后续研究工作。

　　人类 MSC 库应针对不同样本制定相应标准采集方法和管理制度，并在符合 GMP 的标准上严格执行。以实际应用中脐带采集流程为例（图 16－2），通常在产妇预产期之前进行知情同意讲解，征得产妇知情同意并签署知情同意书之后，对产妇病毒及家族遗传病资料进行初步筛查，填写筛查表。病毒学资料包括乙型肝炎病毒、丙型肝炎病毒、艾滋病病毒、梅毒和巨细胞病毒、人类嗜 T 细胞病毒和 EB 病毒。结合入排标准，若初筛合格待产后进行二次筛查，若不合格则终止退出研究。生产过程中若出现早产、并发症等与入排标准相悖的不予采集样本。二次筛查合格后方可进入脐带采集工作,要求受试者胎儿娩出后,常规结扎处理好脐带,在无菌操作下在脐带组织约 20 cm 长的两端先行一次性无菌脐带夹固定后再截取,随后放入无菌样本保存液中,同时在样本采集±7 天内采集母血用于病毒学结果复核。组织应保存于标准配置的无菌容器内,贴条码标签,做到样本与供者一一对应,防止混淆和差错。记录启运时间和到达时间,低温冷链运输,要求有实时温控记录,运输条件要进行温度模拟及运输时间验证研究,建议运输条件 2~8℃,时间控制在 48 h 内送达制备机构。样本接收人员首先确认运输箱内样本及信息记录表齐全,记录表填写信息的完整、准确。检查样本容器外包装的外观有无破损、标签内容是否完整、其他采集信息是否完整且可追溯及外源病毒因子是否合格等,并记录,确认无误后进行接收。对接收过程中可能出现的异常情况,如污染、超出运输时限等,建立异常情况处置标准操作规程。

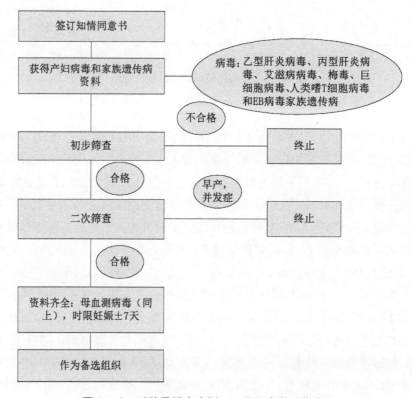

图 16-2 以脐带样本为例——实际应用采集流程

二、细胞的获取分离

干细胞有各种来源,所涉及的获取分离技术也有很多方法,主要有组织贴壁法、酶解法、酶解与机械分离联合、流式分选或免疫磁珠分选等。获取方法的选择主要根据其来源组织的特点等,若建库考虑后面的制药途径,则在分离的方法选择上还需考虑细胞纯化的问题。下面列举了不同组织来源 MSC 的获取方法(表 16 - 1)。

表 16 - 1　不同组织来源 MSC 的获取方法

MSC 的来源	获 取 方 法
骨髓、脐带血、外周血、羊水等	获取样本后,可通过密度梯度离心、贴壁筛选培养、流式或磁珠分选等方法获得 MSC。细胞分选依赖针对各种丰度高的表面蛋白抗体完成
脂肪	获取样本后通过酶解消化和贴壁培养筛选获取 AD - MSC
脐带、胎盘	经机械法剪切所获得的组织,然后进行组织贴壁培养筛选获取 MSC。机械法结合酶解法可提高初期分离效率

三、细胞的培养传代

目前绝大多数干细胞是贴壁生长细胞,使用经 TC 或 cellbind 处理的二维容器进行扩增传代,根据显微镜下细胞融合度,判断是否可以进行传代操作。传代操作在考虑消化酶类型和消化时间对干细胞影响的前提下,应严格执行无菌 GMP 操作,并有严格的质量控制,特别需有明确的细胞鉴别特征及无外源微生物污染。目前,除传统二维静态培养方法外,还有研究采用悬浮培养(iPSC)、基于微载体的三维动态培养(MSC)方法,用于大规模培养扩增干细胞同时提高或维持其干性特征,但三维培养如何获得高活性的干细胞仍是一个挑战。

四、细胞的冻存

细胞冻存是细胞库建立中至关重要的一环,细胞冻存效果的优劣直接影响细胞建库的成败。影响细胞冻存的因素主要有:细胞冻存收获时细胞的状态、活率、冻存液的配方成分及冻存程序。冻存液中的不同成分比例对细胞冻存有着显著的影响,由于细胞治疗按照药品进行管理,全程受控的程控降温方式逐渐取代传统冻存方式。基于笔者对细胞冻存的研究,认为冻存液的配方成分(如用于细胞药物开发的配制成分必须明确且尽量为药用级物料)及冻存程序是影响细胞冻存效果的两个重要因素,特别是在干细胞用于临床研究申报方面,因此冻存工艺需要重点研究。

其中,冻存液配方主要包括渗透性保护剂、非渗透性保护剂、细胞膜保护剂、细胞沉降稳定剂、细胞营养剂等,在众多成分和配比中找到最优配方,使用多因素实验设计(DOE 设计)来确定不同配方成分及其含量对冻存效果的影响。冻存效果的评价指标主要考虑细胞的关键质量属性(CQA),如细胞活率、贴壁能力、生物学效力等。笔者汇总了多款应用于干细胞冻存的冻存液发明专利(见附件 3)。

由于传统的降温方式存在冻存效果不佳、法规符合性差、工业化能力有限及验证困难等缺陷,使用更加优良的设备进行合理冻存程序的开发已是制药行业普遍的认识。曾使用过的一种干细胞冻存程序,细胞复苏活率可达到 90%,冻存程序如下(步骤 1 样本和箱体温度达到设定 4℃等待;步骤 2 样本温度以 1℃/min 下降至-4℃;步骤 3 箱体温度以 25℃/min 下降至-40℃;步骤 4 箱体温度以 10℃/min 上升至-12℃;步骤 5 箱体温度以 1℃/min 下降至-40℃;步骤 6 箱体温度以 10℃/min 下降至-90℃;步骤 7 结束。)

五、细胞库建立

干细胞库的建立可为治疗性干细胞产品的生产提供检定合格、质量均一、稳定的细胞,同时满足分级风险控制的原则。在国内,细胞库一般建议分为三级管理,即初级细胞库、主细胞库和工作细胞库。也可采用细胞种子库和主细胞库二级管理,须得到药监部门批准。

初级细胞库,由一个原始细胞群体发展成为传代稳定的细胞群体,或经过克隆培养形成的均一细胞群体。主细胞库,由原始细胞库细胞传代增殖后均匀混合成一批,定量分装,保存于液氮或-130℃以下。工作细胞库,经主细胞库细胞传代增殖,达到一定代次水平的细胞,合并后制成一批均质细胞悬液,定量分装保存于液氮或-130℃以下备用,即为工作细胞库。工作细胞库的质量标准应在主细胞库的质量标准基础上建立,生产企业的工作细胞库必须限定为一个细胞代次。考虑后续生产、检定需要、保藏年限及检测用数量、复检频率等因素,细胞库建立遵循"够用原则"。

六、干细胞建库质量体系

考虑目前干细胞建库的主要目标是细胞治疗产品成药性的实现,产品实现有关的质量因素包括人(人员)、机(设施设备)、物(物料)、法(方法)、环(环境)、测（检测）等各方面。因此干细胞质量体系建立的重点与 GMP 的内容有对应关系,如表 16‑2 所示。

表 16‑2　产品质量实现要素示意图

质量活动	管 理 内 容	质量目标
机构人员	人员资质、人员培训、职责授权	合格的人员
厂房设施	设计维护、区域功能	确认的厂房设施
环境控制	洁净级别、环境监测	合格的环境
设　　备	生命周期管理、管理要素(用户需求、校准、维护)	确认的设备
物　　料	供应商管理、接收贮存、取样检验、物料放行	合格的物料
生产工艺	技术转移、工艺过程、现场管理、委托生产	验证的工艺
质量控制	质量标准、实验室管理、稳定性考察	符合质量标准
产　　品	产品放行	授权人放行

① 确定产品质量实现过程中所涉及的质量活动范围;② 制定相应的管理程序和标准;③ 使其处于受控状态,最终使生产来的产品质量达到预定的标准

干细胞库质量体系各国也相继出台一些法规政策体系,笔者对各国的法规政策做了对比分析,分析汇总结果详见附件 4。

基于各国法规对细胞库的规定,进行综合梳理总结如下。

（1）每种细胞库应分别建立台账,记录放置位置、容器编号、贮存数量和取用记录。

（2）冻存的细胞活率须在 90% 以上(特殊细胞视具体情况而定)。冻存后的细胞,应至少做一次复苏培养并连续传代至衰老期,检查不同传代水平的细胞生长情况。

（3）主细胞库和工作细胞库贮存条件应当一致,检定和生产用各级细胞库应分不同液氮罐贮藏,且生产用每一个库应在生产设施内至少 2 个不同地点或有明显标志分隔的区域存放。非生产用细胞应与生产用细胞严格分开存放。

（4）贮藏容器应当在适当温度下保存,并有明确标签,冷藏库应有连续温度记录,应定期检查液氮罐内液氮量并及时补加,液氮保藏区温湿度、大气压、氧分压、电力供应这些指标应做好记录,任何偏离贮存条件的情况及纠正措施都应记录。市场上有很多智能化控制的液氮罐,有助于细胞存储环境的实时监控等,提

高工作效率和安全性。

（5）在指定人员的监督下，经批准的人员方可进行细胞库操作，未经批准不得接触细胞库。

（6）贮存期间的主细胞库和工作细胞库中的细胞一旦取出，不得再返回库内贮存。

七、细胞库检定

细胞库检定主要包括以下几个方面：细胞鉴别、外源病毒因子和内源病毒因子的检查、成瘤性/致瘤性检查等。必要时还需进行细胞生长特性、细胞染色体检查、细胞均一性及稳定性检查。这些检测内容对于 MCB 细胞和 WCB 细胞及生产限定代次细胞均适用，基本要求见《中国药典》中"生物制品生产检定用动物细胞基质制备及质量控制"中细胞检定项目的基本要求，如表 16－3 所示。

表 16－3　"生物制品生产检定用动物细胞基质制备及质量控制"中细胞检定项目的基本要求

检 测 项 目		MCB	WCB	生产终末细胞（EOPC）
	细胞鉴别	+	+	(+)
	细菌、真菌检查	+	+	+
	分枝杆菌检查	(+)	(+)	(+)
	支原体检查	+	+	+
细胞内、外源病毒因子检查	细胞形态观察及血吸附试验	+	+	+
	体外不同细胞接种培养法	+	+	+
	动物和鸡胚体内接种法	+	−	+
	逆转录病毒检查	+	−	+
	种属特异性病毒检查	(+)	−	−
	牛源性病毒检查	(+)	(+)	(+)
	猪源性病毒检查	(+)	(+)	(+)
	其他特定病毒检查	(+)	(+)	(+)
	染色体检查	(+)	(+)	(+)
	成瘤性检查	(+)	(+)	−
	致瘤性检查	(+)	(+)	−

引自《中国药典》。

八、干细胞库管理

细胞库的管理主要包括细胞出入库及标识追溯管理。目前市面上已有不少细胞库相关的管理软件,能确保细胞从接收、入库、出库及使用全过程中,来源于不同供者的细胞不会发生混淆、差错,且完全可追溯。同时这些细胞库管理系统一般采用经过验证的计算机化系统,可以实现对细胞全过程完全符合法规要求的管理。笔者简要总结了细胞库管理的关键要素具体见图 16-3。

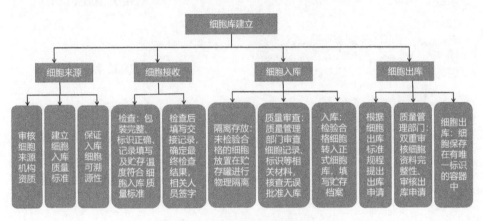

图 16-3　细胞库管理的关键要素

第二节　干细胞制剂的放行

干细胞制剂产品放行是质量管理部门对每一批次成品制剂的原材料(供者材料或细胞来源)、生产制备、包装、检测等环节整体的质量把控,其中涉及的"人机料法环测"均需参照国家 GMP[1],符合药品注册标准。在临床试验阶段,应配备临床试验用药品批放行责任人,保证其符合有关法规和技术要求,并出具放行审核报告[2]。在药品上市阶段,由药品上市许可持有人(marketing authorization holder, MAH)负责药品的上市放行,保证药品研制、生产、销售、使用全过程的安全性、有效性和质量可控性[3]。干细胞制剂成品放行的大体流程是由质量保证部门确认,批生产制备过程合规、成品通过放行检测,生产制备过程中的质量控制和细胞放行检测由质量授权人(QP)承担产品放行职责[4]。通过风险评估后决定产品是否予以放行,确保每批已放行产品的生产制备、检验均符合相关法规、药品注册要求和质量标准,通常而言,企业需根据自身组织架构建立成品放行,示例如图 16-4。

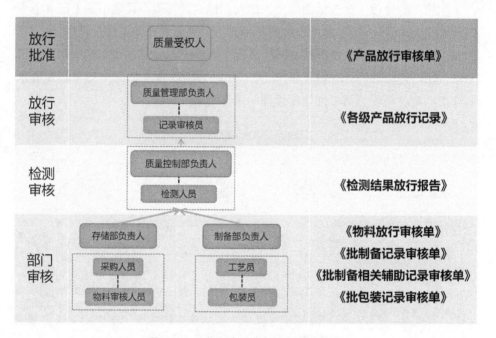

图 16-4 成品放行标准管理程序示例

多级成品放行基本审核流程

(一) 主要部门及相关责任人职责

1. **存储部** 存储部作为原材料、关键物料来源控制的第一道关口,需对照企业内部标准对供者材料和物料对应的品名、规格、批号、数量、效期等进行核对验收。对三类物料:起始原材料(生产用细胞、辅助细胞、体外基因递送及修饰系统)、原材料(对活性成分有影响作用)、辅料进行物料等级划分,并提供评估报告。对经评估过的关键物料开展入厂检验,检验内容需结合供应商现场审计及物料成分分析报告。建议优先选择已批准可用于人类药品的辅料,或对关键物料的选用进行全面的研究和评估,若涉及国外进口来源物料且无法提供远程审计,企业则需在药物注册申报资料中增加对该物料的检验项目[5]。此外,一个更好的选择是在产品 IND 审评过程中对关键辅料进行关联审评审批。对关键物料的放行检验须在临床期间完成,物料检验合格方予以放行;若原辅料等物料放行检验周期较长可先投放使用,待全部检验合格后,成品予以放行。最终由存储部负责人对供应商、物料接收、贮存、发放等过程审核无误后,将审核结果填写在成品放行审核单上并签名,再将成品放行审核单、批生产制备记录与批包装记录交予生产制备管理部负责人。

2. 生产制备部　成品的生产制备应符合 GMP 相关要求。例如,干细胞制剂生产制备应在合规药品生产共线生产策略下进行,以避免共线生产产品间的污染、交叉污染,保证药品安全、有效和质量可控,确保患者用药安全[6,7];干细胞功能性评价的放行指标鉴于组织细胞来源的差异性,成品干细胞制剂的质量连续性和一致性受原材料差异影响较大,可在注册申报时放宽标准范围,但仍需对生产过程的工艺参数进行控制。

在成品制剂生产制备阶段,生产部负责人须确认所用生产制备物料有无合格检验报告单,物料领用数量与领料单是否相符。生产制备工艺须经过工艺验证,审核批生产制备记录,是否符合工艺参数控制标准要求。不同生产制备过程需包括清场记录,中间产品得到控制并有合格检验报告单,批包装记录完整,各工序物料平衡结果符合规定。

3. 质量控制部

(1) 放行检测。质量控制部门可根据干细胞制剂的特性制定不同的放行检测战略:① 干细胞制剂有限的保质期(新鲜干细胞制剂)决定了成品制剂从出库、运输到达临床终端的活性和活力,对于稳定性差的干细胞制剂,为保持干细胞制剂的特性,企业可采用快速放行策略,即对中间产品进行全面的质量控制,简化放行检测项目。成品制剂需要进行留样,供后续可能发生的异常情况调查,样品的留样条件要与成品的储存条件一致,保证留样样本的代表性。② 对于稳定性较好的成品干细胞制剂,细胞产品应按注册标准要求开展检验,检验包括细胞特性分析、生物学安全性、微生物学安全性、生物学活性分析等反映干细胞产品的真实质量,放行前的质量评价应当确认每批产品的信息完整、正确且可追溯,否则不得放行。③ 基因修饰的情况下,应针对每批最终产品基因修饰细胞的百分比、每个细胞的载体/质粒拷贝数进行检测。若从最终产品中去除了外源遗传物质,可在放行时通过相关灵敏检测进行证明。对于使用复制缺陷型病毒转导的细胞,应证明不存在复制型载体(RCV)。对于终产品中有一定残留,且可能影响干细胞产品质量和安全有效性的工艺相关杂质,如 BSA、消化酶、磁珠、微载体等相关杂质(如有害细胞残留),应选择适用的方法进行质量放行控制[8]。放行检验所涉及的检测内容、方法、标准都应与生产制备过程中的质量控制相互结合和互补,以实现对整个过程和产品质量的控制,检验应满足安全性、质量可控性、有效性的基本要求,具体参见表 16-4。

表 16-4　快速检测放行内容、检测方法[9]

检测内容	放行检测方法	结果验证方法
细菌内毒素检测	凝胶法或光度测定法	《中国药典》(四部)通则 1143
细菌检测	荧光定量 PCR 法	《中国药典》(四部)通则 1101
真菌检测	荧光定量 PCR 法	《中国药典》(四部)通则 1101
支原体检测	荧光定量 PCR 法	《中国药典》(四部)通则 3301
细胞数量和活率检测	细胞计数(台盼蓝染色法)	/
细菌涂片	革兰氏染色法	/
其他必要检测	根据检测项目要求	/

非药典规定的检验方法(即替代方法)应按药品微生物替代方法验证指导原则(《中国药典》——指导原则 9201)进行验证

除以上快检方法外,研发者可基于产品与临床治疗相关的生物学效应和作用机制,开发能够代表产品作用机制的定量/半定量生物学活性测定方法[10]。

放行检测中的其他必要检测可根据干细胞制剂的不同剂型,参照《中国药典》剂型通则(0100)中的检测项目增加。例如,生物制品类注射剂(通则 0102)除另有规定外还应进行装量(通则 9042)、装量差异、渗透压摩尔浓度(通则 0632)、可见异物(通则 0904)、不溶物微粒(通则 0903)等检测[11]。

(2) 基本检验过程。检验过程包括:① 检验仪器、试剂、计量器具是否经校验,是否在有效期内,是否有记录;② 检验方法是否经验证;③ 核对批检验记录的记录填写是否标准;④ 数据计算是否准确,是否有复核人并签字;⑤ 检验原始数据的处理是否符合相关规程;⑥ 相关检测项目是否按照 SOP 进行。

质量控制部门负责人审核无误后,可出具放行检测报告(见附件 5)将审核结果填写在成品放行审核单上并签名,将成品放行审核单、批生产制备记录、批包装记录和批检验记录交与质量保证部门。

4. 质量保证部　质量保证部门需对批生产制备记录、清场记录、中间产品检验结果、批包装记录进行核对,对人员及生产制备环境监测结果、监控记录及取样记录审核,对前期产生的偏差与变更进行处理。所有记录审核标准均须确保齐全、书写正确、数据完整且有操作人、复核人签名。对批检验记录、检验报告单、成品检验报告单进行审核,核对原辅料、包材的检验报告单,确保项目、结果已符合内控标准。

质量保证部门负责人审核无误后,将审核结果填写在成品放行审核单上并签名,将成品放行审核单、批生产制备记录、批包装记录和批检验记录交予最终质量授权人。

5. 质量授权人 质量授权人作为成品制剂放行的最终审核人,需要熟悉产品生产制备整个流程和产品检验流程,保持对新颁布的法规、指南、标准的实时性学习。

质量授权人须确保主要生产制备工艺和检验方法已经过验证;已完成所有必需的检查、检验;生产制备、检验部门相关负责人人员已对批记录进行过审核;生产制备所用物料,如原辅料、内包装材料及工艺用水投入使用之前经质量检测和质量保证部门批准,并且在规定的有效期之内使用;所有工艺参数都没有超出工艺规程规定的参数要求的限度范围;物料平衡及产率在可接受范围内;环境、人员监测符合规定的标准;产品已经出具合格的成品检验报告单;对偏差、变更是否执行相应的规程处理;检验偏差是否执行检验结果偏差调查程序,处理结果是否符合要求;质量授权人对成品放行审核单与成品检验报告书进一步审核无误签名,方能放行,同时将成品放行审核交至质量保证部门。

6. 医疗机构 如若干细胞制剂最终输注需经医疗机构进行细胞恢复、产品稀释,企业应当对医疗机构进行质量评估,选择具有合法资质的医疗机构作为供者材料采集和细胞产品使用的机构,建立标准操作程序,并明确双方职责,并对临床研究人员进行良好的培训。质量保证部门同企业有关部门对医疗机构进行现场质量审计,以确保医疗机构供者筛查、供者材料采集及产品的使用等符合相关要求[7]。

7. 放行要点总结 干细胞成品制剂的多级放行是根据药品管理法所执行的分层级质量风险管理办法,保证药品全生命周期的高质量水平一致性。

基于细胞治疗药物的特点,IND阶段企业可以开发新型安全性(无菌、支原体等)及有效性(细胞活率)检项的检测方法进行放行检测,但是检测方法应经过充分验证。未能充分验证新型方法可以完全替代《中国药典》传统检测方法时,建议在使用新型检测方法进行放行检测的同时,应采用《中国药典》传统方法进行平行检测,并在临床试验期间收集不同检测方法的数据,开展完整的方法学研究与验证,在后续申报中提供研究数据。

目前干细胞制剂放行检测的难点在于检测时效性,为了降低风险应对中间控制产品进行全面检测,对成品制剂制备过程进行严格把控,同时制定临床应急预案。

（二）干细胞注射剂放行检项举例

1. 活率放行标准　针对 MSC 在活率放行标准上的差异性,究其原因除考虑供者本身差异性外,还应考虑冻存和复苏对干细胞功能的影响。解决这一挑战的方法是根据质量源于设计(QbD)[16]原则设计细胞制造过程,可通过借助 DOE[17]试验设计软件优化冷冻保护剂配方,或使用培养新鲜的 MSC 生产制备成干细胞注射液,同时在质量工艺研究阶段以合适的评价标准真实反映干细胞制剂的活率。例如,通过观察细胞贴壁率,与实际检测活率做比较。基于国际上市 MSC 产品活率放行标准的讨论具体详见表 16-5。

表 16-5　基于国际上市 MSC 产品活率放行标准

活率标准	MSC 产品
>70%	Prochymal(骨髓 MSC)治疗急性移植物抗宿主病[12,13]
>80%	印度的 Stempeutics Research Pvt 公司生产制备的 BM-MSC[14]
>90%	Katarina Le Blanc 教授团队生产制备的 BM-MSC[15]

2. 注射剂可见异物检查方法　FDA 支持自动化灯检设备、人工智能(AI)灯检技术的应用和实践,同时对已知可见异物下的灯检一致性也具有明显优势。其中,自动化灯检设备的应用需要关注其风险,如注射用混悬液等类型的产品在自动灯检设备检查时易产生假阳性,且自动化设备对新的未知可见异物的判断明显不足[18]。因此,通常可见异物检查更信赖人工目检,需要建立目检操作人员的上岗资质、培训、考核等流程和标准。可见异物的鉴定及根本原因分析至关重要,尤其对于外源性异物的根本原因调查及控制措施的制定,而内源性颗粒和固有颗粒的研究与制剂产品中的杂质研究十分相似,并非因为是内源性颗粒或固有颗粒就可以不进行控制或放松控制标准,仍需要在研发阶段,确定与临床相关且有意义的质量标准。

第三节　干细胞制剂的运输和追溯

一、干细胞制剂的运输

根据 GMP 及《药品经营质量管理规范》(Good Supply Practice, GSP)附录要

求,为保证药品质量对干细胞制剂全生命周期管理可控性要求,干细胞制剂的运输包括物料接收和产品运输。物料接收除核对正常物料标识信息外,对有特殊储存要求(如供者材料)的还需根据《中国药典》、化学品的安全说明书、物料出厂 COA 中对该物料运输条件的规定,查验温控记录、运输时间等,核对运输冷藏记录,并填写验收记录[19]。

成品制剂的运输需根据干细胞制剂稳定性研究及使用要求,选择合适的运输方式和运输条件以保证干细胞生物学特性、安全性、稳定性和有效性。运输过程应考虑但不限于细胞特性、承载细胞制剂的容器(确定包装形式)、运输路线(客户及地址明确)、运输条件、运输方式、设备(冷藏运输车、盛装于特殊干细胞制剂运输箱内借助飞机、火车、汽车或其他运输工具)、运输风险和保障措施等因素。要求对制剂的运输稳定性及实际运输过程中所涉及的冷库(包括常温)、储运温湿度监测系统、冷藏运输等设施设备(冷链车、保温箱)及制剂移动的全过程(备货、搬运、运输、卸货、暂存)进行验证,尽量缩短干细胞制剂从制备机构到应用机构的运输时间,根据实际情况选择适当的运输方式和运输条件。

同时建立发生紧急或意外情况时的运输应急预案,确保干细胞制剂运抵使用时仍在有效期内。制备机构如委托第三方机构运输干细胞制剂,应评估承运机构的资质。承运人应接受制备机构相应的培训确保其可按照细胞制剂运输要求完成运输过程。运输使用的温控设备应具备实时记录,并能将运输过程中时间记录曲线导出功能。

二、干细胞制剂稳定性研究

临床试验申报资料中,细胞制剂的稳定性研究应涵盖样品的保存、运输和使用的各个阶段。建议企业参照 ICH 技术指导原则 Q5C[20] 和《生物制品稳定性研究技术指导原则》[21]《细胞治疗产品研究与评价技术指导原则》[22] 等合理设计稳定性研究方案。建立稳定性 SOP 支撑产品的稳定性研究,运输稳定实验研究包括:运输验证温度、长期稳定性实验、加速试验(支持长期的储存条件,小范围的运输条件下的温度波动)、温湿度偏移研究(支持短期、典型极端条件下的温度波动)可参考 ICH Q1A[23] 中稳定性测试条件进行实验设计,积累大量温度偏移循环实验数据以应对后期出现异常产品运输放行情况。

三、稳定性研究对象

研究对象应包括所有经过储存、使用过程的中间产品,包括制剂、原液及成品。细胞治疗产品的稳定性研究样品建议依据特定细胞的可获性,对代表性样本开展研究,包括采集的组织/细胞样本、生产过程中间样品、细胞终产品、临床使用过程中样品等,研究用样品的细胞密度和体积范围应可代表实际生产和使用条件。细胞治疗产品的稳定性研究还需要结合产品自身的特点设计研究方案。例如,若产品为液体剂型,需要在研究中关注振荡对细胞的影响;若产品为冷冻剂型,需要在研究中关注冻存、复苏对细胞的影响等。

以 MSC 为例,MSC 产品稳定性研究的基本原则,可以根据产品自身特点、临床用药需求及存储、包装和运输的条件,制定合理的研究计划。研究应使用具有代表性的细胞样本和存储条件进行。此外,还应开发和优化最终产品运输方案,并对方案稳定性进行验证,还应验证给药前的产品准备程序以确认最终产品质量合格,以证明最终细胞产品在研究所需时间(从最终放行到给药)内足够稳定。

四、企业运输体系搭建

要求企业制定样本和细胞制剂运输过程 SOP,包括交接、运输、数据记录和紧急事件处理等内容,建立规范性文件如《环境试验设备温度、湿度校准规范》《温度数据采集仪校准规范》;运输过程由专人负责,运输人员须经过培训合格后方可按照 SOP 规定步骤独立进行样本或细胞制剂运输;运输流程需要做到全程可追溯,包括样本或细胞制剂去向、交接人及全程温度记录,运输过程数据记录也是细胞制备过程中的重要数据;选择科学有效的运输方式、温控方式和温度数据记录方式,避免样本和细胞质量在过程中受到高温、震荡及辐照影响,常用的企业产品温控管理设计流程图见图 16-5。

五、运输方式

(一)冷链工具

(1)冷藏箱:适用于装运小剂量制剂,应用于陆运、航运。

冷冻介质:可根据制剂储存温度所需选择,参考见表 16-6。

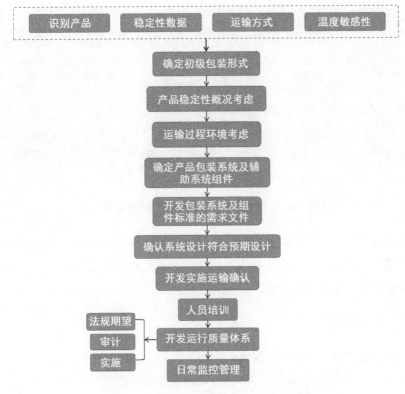

图 16-5　企业产品温控管理设计流程图

表 16-6　不同控温环境冷冻介质选择

冷冻介质	主控温度(℃)	充冷环境(℃)
冷藏冰排/冰盒	2~8	<-10
冷冻冰排/冰盒	-6~12/-18/-22	<-30

（2）航空液氮运输罐：内胆中设置有液氮吸收体，用于吸附和保存液氮，即使容器盛装液氮后在运输中倾倒，也不会有液氮流出。液氮蒸发损耗小、使用更安全，特别适用于容器航空运输环境。

由于干细胞制剂运输需内置温控监测锂电池设备，应符合危险品航空运[24-26]输特定要求，也可以选择属于非危险品的碱性电池供电，航运需获得航空运输条件鉴别书。

常用冷藏车示例及不同类别比较详见图 16-6。

冷藏车类别	制冷设备	优点	缺点	适合场景
机械冷藏车	车内装有压缩式制冷机组	温度可以自动控制	重量大	中短途运输、长途及特殊冷藏货物的运输
液氮冷藏车	液氮	降温速度快，能够较好的保证药品的质量	轻便、装置比较简单	中短途运输、长途运输
冷冻冷藏车	蓄冷能力的冻结板	车内温度稳定，制冷的时候不产生噪声，故障少	制冷时间有限	中短途运输
干冰冷藏车	干冰	设备简单	温度不均匀，冷却速度缓慢，成本相对比较高	短途运输

图 16 - 6　冷藏车示例及不同类别冷藏车应用对比

　　冷藏集装箱：专为运输要求保持一定温度的冷冻或低温产品而设计的集装箱，一般用于远洋运输，它分为带有冷冻机的内藏式机械冷藏集装箱和没有冷冻机的外置式机械冷藏集装箱。

六、验证管理

　　根据《药品经营质量管理规范(卫生部令第 90 号)》及相关附录(附录五：验证管理)[27]中的要求，确认相关设施、设备及监测系统能够符合规定的设计标准和要求，并能安全、有效地正常运行和使用，确保药品在储存过程中的质量安全。以冷藏运输车为例，需考虑最长运输路线、最差季节条件等其他最恶劣条件，同时在可预见范围内对运输期间可能对产品质量造成影响的关键操作、环境进行监控和记录。冷藏车验证内容须包括但不限于 GSP 附录验证管理中的验证项目，其中温度分布验证的测点数量不得少于 9 个，可对部分温度检测不均匀区域(如出风口、出入口)进行定点划分，不设置货位；初次使用前应进行空载及满载验证，年度定期验证时仅须进行满载验证，满载验证须考虑制剂最终包装形式、箱体大小、箱体间距离、堆放高度[28]。

七、运输交接

　　交接过程需要交接人与接收人共同确认，必要时可检查运输箱内货物数量、完整性和温控方式。确认无误后，必须由交接人和接收人共同填写并签署样本交接运输表格，方可完成交接。样本交接双方如有异议，应由接收方质量管理负责人决定是否符合接收要求，并在样本进入 GMP 实验室之前向医疗机构质量管理负责人报告。样本或细胞制剂的运输需严格执行 SOP 中对环境温度、避免辐射等要求,如发生对样本或细胞制剂运输箱造成过热、辐射和剧烈振荡等情况,应向质量管理负责人说明并填写报告。

八、委托第三方运输机构

委托的第三方运输机构需具备以下资质要求,并对设备进行现场审计,需提前掌握：出发地、目的地和整个运输路线的温度条件;季节性气温(冬季与夏季);运输路线和方式(通宵空运、地面运输、国际运输等);运输持续时间;运输路线中各种各样处理/中途停留点的产品处理;处理/中途停留点的持续时间、温度和地点等信息。运输机构的资质要求见表16-7。

表16-7　运输机构的资质要求

运输资质	冷链运输资质 《药品经营质量管理规范》(GSP)(国药上药) 冷库
设　备	冷藏车 保温箱 冷藏箱 冷柜冰箱及温湿度监测系统
检测系统要求	监测系统符合标准 冷链验证 监管部门定期检查及飞行检查

交接运输数据不可随意涂改,若需要修改则应在文件后签署修改人姓名和日期。交接运输数据存档是样本制备和质控的重要部分,不可缺失,应保留并存档至少30年。

九、干细胞制剂的追溯

根据《药品生产质量管理规范-细胞治疗产品附录(征求意见稿)》要求,企业应当建立产品标识和追溯系统,确保在供者材料运输、接收及产品生产和使用全过程中,来源于不同供者的产品不会发生混淆、差错,确保供者材料或细胞与患者之间的匹配性,且可以追溯[7]。

企业应做好上下游材料批号和标识管理,建立完善的可追溯系统,该系统宜采用经过验证的计算机化系统,应当可以实现对产品从供者到患者或从患者到供者的双向追溯,包括从供者材料接收、运输、生产、检验和放行,直至成品运输和使用的全过程。考虑系统设计开发验证周期,临床阶段可使用人工系统,上市后使用电子化。同时关注生产过程中的细胞鉴别检测,对于存在安全隐患决定召回的干细胞制剂,或未使用和使用后剩余的干细胞制剂,应就地封存,由制备机构进行合法和符合伦理要求的处置并记录存档。

干细胞制剂制备的全过程信息应具备可追溯性,通过科学的信息管理系统保证全流程的完整性,并在既定的机制下保证受试者和供者隐私。留档回溯的样本包括部分干细胞制剂和同批次的细胞培养基以供溯源,保存时间不低于6年。

(一)追溯系统

1. 人工书面系统 企业应当对每一个供者编制具有唯一性的编号(或代码),用于标识供者材料和产品,建立书面操作规程,规定供者材料和产品在接收、运输、生产、检验、放行、储存、发放过程中正确标识与核对标识信息的操作和记录,确保可识别供者且具有唯一性的编号(或代码),不会发生标识错误或遗漏,确保供者材料或细胞与患者之间的匹配性,且具有可追溯性。企业应当与医疗机构建立信息交流机制,及时交流供者材料采集、产品使用及与产品质量相关的关键信息等,必要时采取相应的措施。

2. 电子化信息系统 根据机构具体情况与条件建立电子化信息系统,确保在生物样本库监管下的整个生命周期中均可识别其身份,实现采集、运输、制备、质控质检和存储的全方位对接和记录,实现样本和干细胞制剂在各个环节中的唯一标识。应特别关注标识的持久性,如使用外加或预制的方法,包括打印标签、条形码、二维码射频识别技术(radio frequency identification,RFID)、微电子机械系统(micro electro mechanical system,MEMS)。严禁使用信息缺失、无来源信息的干细胞制剂。必要时可采用手写记录信息和电子化录入信息并行的管理系统,避免差错。

(二)国内外药品追溯系统的建立

(1)美国《药品供应链安全法案》(Drug Supply Chain Security Act,DSCSA)(PUBLIC LAW 113-54)已于2018年11月生效,要求药品供应链上的企业(包括药品生产企业、批发企业、零售终端等)对药品进行序列号管理、记录交易历史,对可疑药品进行身份核实,并在2018~2023年逐步建立一个电子化的视频源可供不同系统和组织相互沟通合作的药品供应链新体系。

步骤 1：2018 年 11 月起，药品生产企业在最小销售单元赋码，并保留信息。

步骤 2：2018 年 11 月起，分包商（Re-packer）记录药品赋码信息。

步骤 3：2019 年 11 月起，批发商记录药品赋码信息，对可疑药品进行验证。

步骤 4：2020 年 11 月起，零售端验证药品赋码信息，对退货进行验证。

步骤 5：至 2023 年 11 月，建立全供应链的数据交换系统[29]。

（2）欧盟境内的药品上市许可持有人（MAH）包括：制药企业、药品进口商、批发商等，必须直接或是通过欧洲药品验证组织（EMVO）授权的 19 家数据接口服务商，将药品序列化数据传输给欧盟的药品数据分发平台（EU - HUB）。EU - HUB 根据申报的药品流向，自动分配数据给各个市场国的药房、诊所等销售终端。需要在销售或使用药品时，通过 EMVO 插件扫描 GS1 二维码（DM），向各国的 NMVS 数据库验证药品身份真伪性。

（3）国内追溯体系建设将会成为新产品上市、产品线更新流程的一部分。追溯系统建立不是一次性工作，无论药品生产企业、流通企业都应当尽早启动实施。特别是有代工业务的制药企业和药品进出口业务的经营企业应进行充分的内部评估，找出可能不合规的地方，预留充足时间（至少 1 年），用于设计、建设及测试追溯系统。上游的生产企业，需要与下游的流通企业及医疗机构充分沟通协调，药品信息化追溯体系基本构成见图 16 - 7。

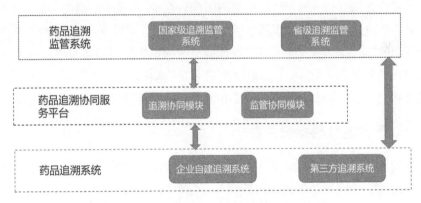

图 16 - 7　药品信息化追溯体系基本构成[30]

（三）干细胞制剂全过程追溯举例

追溯码编码要求在中国境内销售和使用的上市后成品药，其各级销售包装单元的药品追溯码基本要求及过程要求应遵循《药品追溯码编码要求》[31]。建议企业使用 ISO 认可的二维矩阵码 GS1，定义所有包装级别的任何医疗保健品的数据载体应携带数据,是海内外通用的药品追溯编码规则[32]示例见图 16-8 所示。

AI	数据定义
A	全球贸易项目代码
B	批次或批号
C	生产日期(年月日)
D	到期日(年月日)
E	序列号

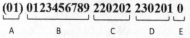

图 16-8 GS1 数据矩阵码 元素字符串

预计到 2023 年底,美国制药公司将完全符合《药品供应链安全法》(DSCSA 序列化)规定,从而可以从最小包装单位关联多级产品,做到制造商到产品的零售伙伴的全链追踪和记录。

第四节 干细胞制剂的标识

根据《干细胞制剂制备质量管理自律规范》[33]对干细胞制剂标识的规定,制备机构应建立并执行完整的干细胞制剂编码标识系统,确保干细胞制剂的唯一性和可追溯性。应建立完善的标识制版、批准、印制、发放、使用、回收销毁的管理规程,确保标识的准确性和唯一性。应明确规定不同标识的使用用途和使用节点,确保在采集物的采集和接收中,干细胞制剂的制备、冻存、贮存和发运时正确使用相应的标识,使用时应确保至少双人或由经验证的机器识别系统进行审核确认。

一、干细胞制剂标识内容

干细胞制剂编码与标识应由采集物的唯一捐献码和制剂识别码及状态标识信息等组成。干细胞制剂标识内容至少应包含以下信息:干细胞制剂唯一性字母或数字识别码、干细胞制剂名称、属性(自体使用或异体使用)、规格、细胞数量、使用方式、制备机构及联系方式、制备日期及时间、失效日期及时间、贮存温度等环境要求、生物危害标识以及其他特殊描述说明(如适用)等。参考全球先进输血和细胞治疗联盟(Advancing Transfusion and Cellular Therapies Worldwide,AABB)发布的《细胞治疗服务标准》(第 9 版)中对细胞治疗产品的标识要求,如图 16-9 所示[34],常用的标识标语见图 16-10。

内容	采集完成	过程标识	处理完成	分发与发放
供者标识号	永久性粘贴	永久性粘贴	永久性粘贴	永久性粘贴
产品和调节剂名称	永久性粘贴	永久性粘贴	永久性粘贴	永久性粘贴
产品属性	贴附	N/A	贴附	贴附
产品描述代码	永久性粘贴	永久性粘贴	永久性粘贴	永久性粘贴
分配码	永久性粘贴	N/A	永久性粘贴	永久性粘贴
供者标识符或姓名	贴附	N/A	与产品粘贴	与产品粘贴
采集日期	随附记录	N/A	随附记录	随附记录
采集完成时间	随附记录	N/A	随附记录	随附记录
采集机构和供者登记处名称	随附记录	N/A	随附记录	随附记录
受者姓名或标识符	随附记录	随附记录	随附记录	与产品粘贴
有效日期及时间	N/A	N/A	贴附	贴附
储存温度	随附记录	N/A	N/A	贴附
机构名称和地址	N/A	N/A	N/A	随附记录
生物危害标识	与产品粘贴	与产品粘贴	与产品粘贴	与产品粘贴

图 16-9　细胞治疗产品的标识要求

标语	采集完成	过程标识	处理完成	分发与发放
请勿辐照	N/A	随附记录	与产品贴附	与产品贴附
未评估传染性物质、警告: 告知患者传染病风险	贴附	与产品贴附	与产品贴附	与产品贴附
警告: 病原体或疾病名称	贴附	与产品贴附	与产品贴附	与产品贴附
仅限被指定受者使用	N/A	与产品贴附	与产品贴附	与产品贴附
受试者和产品的正确标识	N/A	与产品贴附	与产品贴附	与产品贴附
仅限临床/非临床使用	N/A	随附记录	与产品贴附	与产品贴附

图 16-10　标识标语

　　干细胞制剂放行检验标识,应包括细胞制剂名称、细胞制剂编号、终产品生产日期、有效期、规格、细胞数量、装量、保藏温度等详细信息,示例见图 16-11。对每一个样本及追溯的供体编制具有唯一性的标识,避免发生标识错误或遗漏。用于运输、储存包装的标签,应注明样本名称、样本标识、终产品生产日期、有效期、规格、细胞数量、装量、批号、保藏温

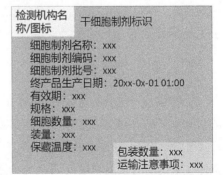

图 16-11　干细胞制剂放行检验标识举例

度、制备可索引信息,也需要注明包装数量、运输注意事项或其他标记等必要内容。对储存有特殊要求的放行检验样本,要在标签的醒目位置注明。放行检验样本标签中的有效期按照年、月、日、时的顺序标注,年份用四位数字表示,月、日用两位数字表示,时用24时制表示,标注格式示例:"有效期至2021-09-22 13:00"。

二、标识材料的选择

考虑干细胞制剂对存储、运输温度的要求,可选用适合的温控标签材料以保证可识别供者且具有唯一性的编号(或代码)不会发生标识错误或遗漏,确保供者材料或细胞与患者之间的匹配性,且具有可追溯性。

举例

1. 耐低温标识 干细胞制剂在存储过程中还应考虑储存温度选用耐低温标识,液氮不干胶低温条码标签贴纸是一种带有永久性丙烯酸压敏胶和适合热转移打印及针打表面涂层的类型标签,此标签可以在-80℃环境下正常使用,-196℃不脱落及起翘。

2. 射频识别技术温度标签 一种采用射频识别技术的无线温度电子标签,可通过射频信号自动识别目标对象并获取相关数据,识别工作无须人工干预。射频识别技术可识别高速运动物体并可同时识别多个标签,操作快捷方便。射频识别技术可作为临床试验、冷链物流中药品最小包装单元的温度监测、药品整个供应链中的稳定性监测,达到对冷链物流供应链进行实时温度监测的目的[35]。

3. 温度热标签 例如,疫苗温度控制标签(vaccine vial monitor,VVM)是一种含有特殊热敏材料的标签,可通过其颜色变化来反映运输过程中成品受热损害的情况。VVM标签中间方形的颜色会随时间和温度而产生变化,时间越长、温度越高,颜色就越深,而外圈圆形作为参照颜色不变。只要方形的颜色比圆形的颜色淡,则表明制剂仍然有效,反之则不能再使用,中国疾控中心在近期会议上也陆续开始推荐此技术[36]。

三、标识的管理

为确保公司所有设备试剂、耗材、产品按规范要求进行标识管理,以便于产品的识别和追溯,企业应建立完善的标识制版、批准、印制、发放、使用、回收销毁的管理规程,确保标识的准确性和唯一性。明确规定不同标识的使用用途和使用节点,确保在采集物的采集和接收,干细胞制剂的制备、冻存、贮存和发运时正确使用相应的标识,使用时应确保至少双人或由经过验证的机器识别系统进行审核确认。

（一）规程举例

由使用部门负责标识的设计起草和粘贴，质量管理部门监督本程序的执行，常用标签分类见图16－12。

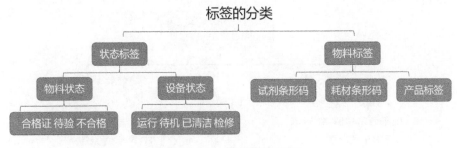

图16－12 常用标签分类

（二）标签的使用

（1）试剂耗材由存储部门人员验收，验收合格后，由质量管理部门在货位卡上粘贴合格证。如需要检验，在未收到质量控制部门检测报告之前，质量管理部门在货位卡上粘贴待验。不合格的试剂耗材，质量管理部门粘贴不合格证，由存储部门转移至隔离区域，等待后续处理。

（2）设备正常使用时，状态标识盘拨到运行，待机时拨到待机，清洁完成时拨到已清洁，故障或维修期间拨到检修。

（3）产品应及时粘贴带有批号的条形码。中间产品标签由细胞制备部门制定和粘贴。确保生产过程中可追溯和不混淆。

（4）产品标签由细胞制备部门制定和粘贴并填写"标签打印和使用记录"，质量管理部门审核。产品标签粘贴时，应确保粘贴场所已清场，粘贴后检查标签外观是否完整，标签信息是否正确，然后由质量管理部门在复核人处复核签字。

第五节　干细胞制剂的记录与档案管理

参照 WTO《数据完整性指南：良好的数据和记录规范》[37] 及《药品生产质量管理规范》[1]，企业应结合公司实际情形，良好运行所要求的记录类及档案类文件的管理规程。规范记录类文件的编制、修订、审核、批准、发放、使用、收回、保存、销毁等的整个生命周期的管理，建立干细胞制剂的记录与档案管理系统，确保干细胞制剂从采集到输入（或植入）受者体内全过程的真实性和完整性，从而保证干细胞制剂的质量。

一、记录管理系统

记录控制范围主要包括产品实现过程记录和管理体系运行记录,具体见图16-13。

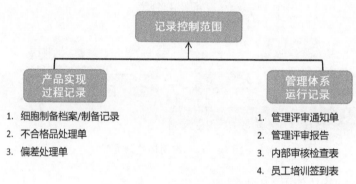

图 16-13　产品记录管理系统

企业应对记录的模板设计、格式、使用及使用后的收集审核进行规定,确保数据和记录是安全的、可追溯的、清晰的、可追踪的、永久的、同步记录的、原始的和准确的。

例如,对记录的使用原则。

(1) 所有的原始数据应在产生后立即记录,不得借助任何形式的中间物。

(2) 在读出或以其他方式确定数据后,应及时将其以一种容易辨认且耐久的方式记录下来,并由操作者本人再次进行检查。

(3) 签名必须签署日期除非记录或报告上已清楚表明了。

(4) 笔、印章、彩色墨水、纸的选择,具体要求见表16-8。

表 16-8　对常用笔、印章、纸的要求

项目	允　许	不　允　许
笔	不褪色蓝色或黑色水笔或钢笔书写	不允许使用铅笔等其他可擦拭笔,避免使用其他颜色的笔,除有特殊需要。例如,验证记录需要,则按相应文件规定执行
印章	不褪色印泥	不允许人工提高不清晰图章的质量
纸	保证其上数据长时间可读,在洁净级别 A/B 使用的纸应消毒,适合其使用环境	不使用易褪色纸张

二、代表性记录范本及举例

（一）质量控制环节

（1）放行审核单。

（2）辅助记录放行单。

（3）辅助记录种类：仪器设备使用记录、试剂配制使用记录、原始图谱电子数据储存及备份记录、微生物计数检查及无菌检查培养观察记录、培养基记录、物料使用记录。

（二）生产环节

（1）领料单。

（2）批生产记录、环境监测记录。

（3）批包装记录。

（4）生产辅助记录：各项目组实验人员进入实验室洁净室（区）时，须填写《洁净室（区）准入登记表》，向洁净区传递样本时，须填写《样本准入洁净室（区）登记表》。

（5）与当批生产有关的设备使用运行记录、新风系统运行记录、洁净区空气消毒记录、主要生产区域洁净度（沉降菌、浮游菌及尘埃粒子）动态监测记录、洁净区洁净度定期清洁记录、水系统运行记录、水质监测记录、所穿洁净服对应的工衣清洁灭菌及发放记录、使用区域消毒记录、设备工艺管道容器与过滤装置等清洁灭菌记录。

（6）运输记录：干细胞制剂的运输应记录，包括但不限于干细胞运输的方式和条件、路径、时间、人员、地址及干细胞等信息。

（7）生产记录的要素应至少包括：细胞制剂编码、关键制备参数、制备工序实施日期和时间、制备操作人员、关键试剂耗材的名称、货号、生产商/供应商、批号和有效期、数量、使用仪器设备的信息、审核人员等（关键记录名称目录见附件6、检验记录模板见附件7）。

（三）记录的保存

干细胞制剂的批记录纸质记录和电子版备份记录应保存至这批干细胞制剂提取使用后的30年，电子影像记录应至少保存3年。同时应确保相关记录内容的受控管理，保证纸质记录和电子版备份记录的真实性、保密性和可追溯性[33]。

档案管理

档案内容：建立档案管理规程，为质量管理提供服务，常用的档案存档流程见图16-14。

体系文件档案	质量手册、质量方针及各部门的管理程序、操作程序、记录表格表单等
设备档案	原始技术资料、图纸、使用过程中形成的记录、影像资料等
供应商档案	资质证书、产品质量文件、审计/评价资料、经营授权书/经销协议等
技术档案	技术转移资料、技术研发资料
生产档案	细胞制备过程资料、细胞制备各阶段的检验记录报告
公共系统监测档案	洁净空气检测记录及报告、纯化水检测记录及报告
工程类档案	工程相关资料
验证类档案	设备、公共系统的验证资料
日常运行台账档案	设备使用台账、设备及环境的巡查记录、洁净环境的清洁消毒记录等

图 16-14　档案存档流程

（1）体系文件生效后,质量保证部人员将文件扫描成 PDF 并上传至公司网盘,将纸质版文件按各部门分类整合存放至档案室。

（2）设备档案收集后,质量保证部人员将设备文件资料扫描成 PDF 及影像资料上传至公司网盘,将纸质版资料分类整合存放至档案室。

（3）供应商档案收集后,质量保证部人员将供应商资料扫描成 PDF 上传至公司网盘,将纸质版资料按一户一档原则整合存放至档案室。

（4）技术档案收集后,质量保证部人员将技术资料扫描成 PDF 上传至公司网盘,将纸质版资料分类整合存放至档案室。

（5）生产档案收集后,质量保证部人员将生产档案按生产步骤及检测步骤整合装订成册,并扫描成 PDF 上传至公司网盘,将纸质版资料分类整合存放至档案室。

（6）公共系统监测档案收集后,质量保证部人员将该类文件扫描成 PDF 上传至公司网盘,将纸质版资料分类整合存放至档案室。日常运行台账档案收集后,质量保证部人员以时间为序按不同运行项分类,将纸质版资料整合存放至档案室。

（7）工程类档案收集后,质量保证部人员将工程资料扫描成 PDF 上传至公司网盘,将纸质版资料整合存放至档案室。

（8）验证类资料档案收集后,质量保证部人员将验证资料扫描成 PDF 上传至公司网盘,将纸质版资料整合存放至档案室。

（9）档案室各存放点必须做好标识,以便于查找。档案室各文件柜各文件盒按统一规则进行编码,例如放置在 1 号柜第一排第一个文件盒编码为 1 - 1 - 1。

（四）档案借阅

档案属于公司机密,未经许可不得外借、外传。外单位人员未经公司领导批准不得借阅。档案借阅必须经过质量保证部人员同意,并填写"档案借阅登记表",借出档案材料的时间不得超过 1 周,必要时可以续借,逾期由档案管理员及时跟踪追回。需要长期借出的,需经分管经理批准。质量保证部人员对归还的借阅材料认真检查,一旦发现档案材料在借阅过程中被拆、涂抹或缺失等销毁现象,要及时向主管领导汇报,并追究有关人员的责任。

（五）档案的销毁

公司任何个人或部门未经许可不得销毁公司档案资料。对于超过保管期限或确已失去价值的档案,质量保证部人员应定期销毁。销毁前,质量保证部人员应提交"档案销毁审批表",经批准后方可执行销毁。档案销毁时应有 2 人以上进行现场监督,严禁私自销毁档案。

（六）档案的存放

档案存放区需做到"八防"即防盗、防光、防高温、防火、防潮、防尘、防鼠、防虫,需定期检查。对重要数据采取分密级控制、数据访问控制、防篡改与窃取控制等措施。及时将数据录入信息系统,指定专人负责保管备份数据,不得随意更改,并定期进行完整性和可恢复性校验。使用通用术语、规范格式和统一编码规则编辑样本信息。对样本信息、个人隐私信息、管理信息等各种数据信息实行分类管理,并按照业务需求对数据添加相应标记。按照统一规则对数据做修改、备份、销毁、更新等操作,并保存操作日志记录。依据规范化日常操作流程执行操作,关键操作建立复核机制。对信息系统的运行环境、运行状况等进行实时监控和事后分析,并提供异常情况信息。构建文档配置、变更程序,确保运行环境的可恢复性。构建自动日志程序,包括详细的运行日志和故障日志,对系统运行故障进行分析,及时修补漏洞,升级系统,并定期进行审核、备份。按照 GB/T 20988 - 2007 中灾难恢复能力等级第 1 级的要求开展灾难备份工作[38]。

参考文献

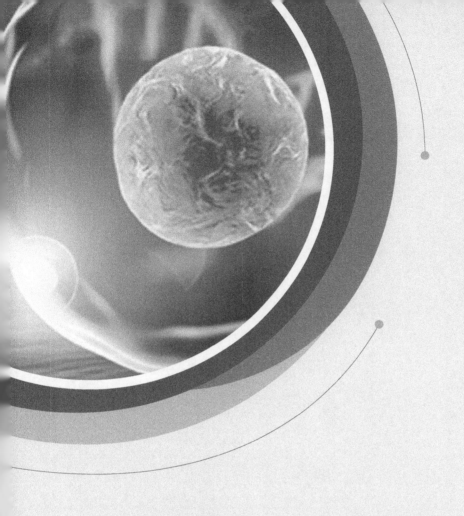

第六篇
干细胞治疗及其制剂的
相关政策法规汇总

中国干细胞基础研究和临床研究已取得了一定的成果,但暂无产品上市。由于该领域的研究兴趣不断增加,国家在政策层面上,对干细胞技术及其治疗的监管正在日渐完善,对干细胞技术及其临床治疗的研究予以鼓励和支持。

2003 年,科学技术部和卫生部颁发了正式的 hESC 研究的道德准则,《人胚胎干细胞研究伦理指导原则》。该法规严禁任何旨在研究人类生殖性克隆,并规定用于干细胞研究的胚胎来源只能从以下途径获得:① 体外受精(IVF)后分离的囊胚细胞;② 意外流产或自愿选择流产的胎儿细胞;③ 通过体细胞核移植技术获得的囊胚或孤雌分裂囊胚细胞;④ 自愿捐献的生殖细胞。

2009 年,卫生部发布《允许临床应用的第三类医疗技术目录》的通知,明确"自体免疫细胞(T 细胞、NK 细胞)治疗技术""细胞移植治疗技术(干细胞除外)""脐带血 HSC 治疗技术""HSC(脐带血干细胞除外)治疗技术""组织工程化组织移植治疗技术"等属于首批允许临床应用的第三类医疗技术,其中前两者由国家卫生部负责审核,后三者由省卫生厅负责审核。

2013 年,卫生部和国家食品药品监督管理总局公布了一系列干细胞临床治疗相关的试行稿,包括《干细胞临床试验研究管理办法(试行)》和《干细胞制剂质量控制及临床前研究指导原则(试行)》,这是第一次从监管层面正式探索干细胞产业的整体系统构建。

2015 年,由国家卫生和计划生育委员会和国家食品药品监督管理总局共同组织指定的《干细胞临床研究管理办法(试行)》问世,这是干细胞行业相关临床研究重要的系统性文件。具体细则将在后文详细罗列。

《国家"十二五"科学和技术发展规划》中将干细胞确定为仅有的 6 个重大科学研究计划之一,是力求未来五年取得重大突破的核心发展领域。《"十三五"国家战略性新兴产业发展规划》中也将干细胞及血管再生技术列于整个生物技术领域最重要的起始位置。

2020 年国家药品监督管理局药品审评中心发布《人源性干细胞及其衍生细胞治疗产品临床试验技术指导原则（征求意见稿）》，其中对干细胞临床试验设计、临床试验结束后研究、干细胞备案临床研究用于药品注册评审的要点提出了针对性的建议和指南。

《干细胞临床研究管理办法（试行）》

《干细胞制剂质量控制及临床前研究指导原则（试行）》

《干细胞制剂制备质量管理自律规范》

《人源性干细胞产品药学研究与评价技术指导原则
（征求意见稿）》

附　件

附件 1　样本捐献供者知情同意书

附件 2　干细胞供者健康信息采集表

附件 3　干细胞注射液专利汇总

附件 4　各国法规对于细胞库质量体系的要求描述

附件 5　放行报告模板

附件 6　关键记录名称目录

附件 7　方法检验记录模板